“十三五”江苏省高等学校重点教材　编号：2018-2-086

综合护理实践
——基于案例的情景模拟

主　编　许　勤　董　玲　朱姝芹

副主编　刘扣英　陈明霞　张　俊

编　者（以姓氏笔画为序）

吕小林（南京医科大学第一附属医院）
朱姝芹（南京医科大学）
刘扣英（南京医科大学）
许　勤（南京医科大学）
孙国珍（南京医科大学）
汪　璐（南京医科大学）
沈　燕（南京医科大学第一附属医院）
张　俊（南京医科大学）
陈明霞（南京医科大学）
林　征（南京医科大学）
夏学周（南京医科大学）
徐晶晶（南京医科大学第一附属医院）
唐慧婷（南京医科大学）
董　玲（南京医科大学）

U0897740

人民卫生出版社

图书在版编目(CIP)数据

综合护理实践：基于案例的情景模拟 / 许勤，董玲，朱姝芹主编. — 北京：人民卫生出版社，2020

ISBN 978-7-117-29494-2

Ⅰ. ①综… Ⅱ. ①许… ②董… ③朱… Ⅲ. ①护理学-医学院校-教材 Ⅳ. ①R47

中国版本图书馆 CIP 数据核字(2020)第 005092 号

人卫智网	**www.ipmph.com**	**医学教育、学术、考试、健康，购书智慧智能综合服务平台**
人卫官网	**www.pmph.com**	**人卫官方资讯发布平台**

版权所有，侵权必究！

综合护理实践——基于案例的情景模拟

主　　编：许　勤　董　玲　朱姝芹
出版发行：人民卫生出版社（中继线 010-59780011）
地　　址：北京市朝阳区潘家园南里 19 号
邮　　编：100021
E - mail：pmph @ pmph.com
购书热线：010-59787592　010-59787584　010-65264830
印　　刷：北京虎彩文化传播有限公司
经　　销：新华书店
开　　本：787×1092　1/16　　**印张**：14
字　　数：341 千字
版　　次：2020 年 3 月第 1 版　2026 年 1 月第 1 版第 7 次印刷
标准书号：ISBN 978-7-117-29494-2
定　　价：40. 00 元
打击盗版举报电话：010-59787491　E-mail：WQ @ pmph. com
质量问题联系电话：010-59787234　E-mail：zhiliang @ pmph. com

前　言

临床实践能力是护理专业学生必须具备的核心能力之一，是在具体真实的临床情境中表现出的知识、技能和态度，一般认为应包括评判性思维、护理操作技能、健康教育、沟通交流、团队协作等方面的能力。但在校阶段实践教学的不足导致学生在初进入临床，面对真实的患者和复杂的环境时，往往出现理论与实践脱节，以及心理准备不足的问题。加强实践教学以提高临床实践能力是关系到护理人才培养质量的重要内容。

我们从 2014 年起开始筹备一门模拟临床工作实况的课程，宗旨是使学生在实习前能预先体验临床、熟悉临床工作流程，我们所设想的课程应具备以下特点：

1. 实现知识的整合，希望能打破内、外、妇产、儿各专科护理课程的独立设置，以合适的形式将知识进行整合，使学生立足于知识应用的层面。

2. 强调实践的训练，要求在相对真实的临床情境中，使学生尽可能多地接触到临床各种场景，在场景中学会将理论知识灵活转化应用。

3. 凸显以学为中心，弱化老师的讲授，而将学习任务交还给学生，促进学生主动学习。

正值情境教学以其生动的案例场景、多样的教学手段、仿真的实践训练、丰富的情感体验等诸多优势为医学、护理实践教学带来变革之际，我们便依托护理实验室良好的硬件资源，开设了综合护理实践课程，立足于临床真实案例，创设情境，以患者入院至出院的全过程为主线，通过小组共同完成一系列任务，有目的地引导学生将理论知识融入实践，并通过场景再现、角色扮演等手段，使学生体验临床实际工作，从而促进其心理和情感领域的成长，为其尽快适应临床实习生活打下良好基础。

历经三届学生的教学摸索，投入了大量的人力和时间，我们逐步完善了综合护理实践教学的模式，也获得了每届学生的喜爱和认可，我们希望能将这一经验与广大从事护理教育的同仁们进行分享。本书作为综合护理实践教学的配套使用教材，所提供的案例均来自于临床，亦历经三年的反复修改，部分案例已经历过多次实际应用的检验，但仍难免有疏漏之处，在此，也恳请广大读者、师生、临床工作者给予批评和指正。

本书的编写得到南京医科大学第一附属医院（江苏省人民医院）护理部的大力支持，从案例的提供、视频的拍摄到附件的参考等无不凝聚了她们的辛劳和汗水，对她们的付出表示衷心的感谢！也对本书编写过程中所有给予我们帮助的各位同仁表示真挚的谢意！

许 勤　董 玲　朱姝芹

2018. 12

目　录

第一章

绪　　论

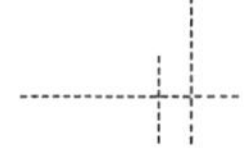

本书主要作为综合护理实践教学的配套教材使用。作为全书纲领性章节，本章重点在于描述综合护理实践教学的目的、适用的学习对象、教学准备、教学组织与实施、教师学生各自的职责、教学评价等共性内容，以帮助使用者更好地理解教材的脉络，更顺利地使用教材。

一、教学目的

（一）知识的巩固和融合

综合护理实践教学基于临床实际案例，设置一系列工作任务，因此需要整合所有已学过的课程知识，包括医学专业基础课，如生理、病理生理、药理学等；护理专业基础课，如护理学基础；护理专业课，如内、外、妇、儿、健康评估等；以及护理人文及其他相关课程，如护理心理、护理伦理、护患沟通等。学生需学会举一反三，在执行工作任务过程中将理论知识综合应用，以完成相应实践护理工作。

（二）技能的训练和应用

包括护理学基础操作和专科操作、沟通交流技巧、人文关怀理念、个性化健康指导等，均自然出现在特定情境中，应训练各项技能，并根据实际情况灵活应用，以达到熟练掌握、运用自如的目的。

（三）习惯的养成与发展

1. 临床思维　破除固定思维、简单思维模式，培养、训练评判性思维和临床推理能力，形成“发现问题-分析问题-寻找策略-制订方案-解决问题”的思维习惯。

2. 自主学习　能主动发现问题，并及时搜集证据、准确评价和应用证据，评判结果，以寻找最佳方案。

3. 团队合作　具有团队精神，遇有个人难以解决的问题时，学会求助，并接纳他人的意见和建议，能借助团队力量更好的促进问题的解决。

4. 专业理念　通过不同角色的扮演，能正确认识护士角色、临床工作、护理学科，树立专业价值观；通过情境的模拟，理解对患者的同理心、爱伤观念和责任感，培养人文情怀和关怀理念。

二、学习对象

综合护理实践为知识的应用过程，因此学习对象需具备大部分医学、护理相关的专业知识，即定位包括但不局限于：①即将临床实习的护生，如五年制护理大四学生/四年制护理大三学生；②低年级护理专业学位硕士研究生；③新入职、接受岗前培训的护士。

三、先备条件

（一）角色转换

综合护理实践打破了传统的理论讲授式教学模式，弱化了“教”的作用，突出以“学”为中心，强调学生自主学习，因此教师和学生的角色均有本质的改变。

1. 学生角色转换　学生应改变主要在传统课堂“接受灌输”的角色，而应将学习贯穿课前、课堂、课后，主动提问，主动思考，主动寻找解决问题的策略，且要有一定的合作精神，找准自己在团队中的位置和责任，与队员协作完成学习任务，共同得到能力提升，并在团队合作中培养感情，获得友谊，体会共同成长的快乐。

2. 教师角色转换　教师不再是课堂主导者，而主要起引导和协调的作用。综合护理实践教学中，问题和任务是原动力，学生是主要完成人、问题解决者，教师则是多重角色的承担者，扮演着教学设计者、课堂组织者、学习引导者、咨询者、辅导者及合作学习者，因此，要求教师应有广博的知识背景、扎实的专业基础、敏捷的课堂应变能力等，对教师的个人素质和专业发展都提出了更高的要求。

（二）学生知识和能力储备

学生需已学习过或正在同步学习内、外、妇、儿、健康评估、护患沟通等护理专业课程，能通过案例明确界定概念和问题，并从护士的角度分析问题产生原因、可能存在的隐患以及可采取的解决方法，此过程中需具备查阅文献获得资料、筛选和整合资料、处理文档等技能，并从资料整理过程中发现新的问题，进入新的循环，直至问题解决。同时，还需具备一定的沟通能力，包括与模拟患者或标准化患者（standard patient，SP）间的沟通、与指导老师的沟通、与团队成员的沟通等；以及一定的组织能力，如作为团队领导者对总体任务的组织、对各组员任务的分配，或作为团队成员对自身角色的组织、与其他成员的配合，也包括资料整理、讨论结果、任务总结的组织和汇报等。

（三）案例编写

案例是综合护理实践教学的载体，案例的设计直接影响到教学的顺利开展，案例质量更与学习效果密切相关。案例编写时应考虑清楚教学目标、学习对象、所需学时等问题，不能直接使用真实案例，而应根据教学目标对情节进行删减和修改，在原始病例中突出教学情境所需的关键事件，以便在短时间内快速触发学生的关注焦点，但也需注意保持案例的真实性，避免过多的设计使案例情境脱离现实，失去案例教学的意义，明显的设计痕迹也会影响学生的学习兴趣。

本教材共编写9个案例，均按照患者从入院至出院的流程编写，每个案例按照统一框架分四小节，分别侧重不同的学习主题，第一节侧重于患者入院，包括转运、交接、入院评估、相应的护理处置、文件记录等；第二节侧重于日常病情观察和病情变化的处理，包括医嘱的处理、用药指导、病情观察、突发状况应对等；第三节侧重于术前护理，包括术前准备、手术前后的交接、心理疏导等；第四节侧重于术后至康复期护理，包括术后常规、引流管护理、康复指导、出院健康教育等。每节均由学习目标、课前学习清单、案例正文（包括案例情境、课堂学习流程、案例学习导引三部分）、课后作业四个模块组成，建议3～4学时完成一个主题，12～

16 学时完成一个案例的学习。

(四) 学习资料准备

综合护理实践属于相对开放的课程,一方面,教师自身需博闻广记,准备资料充实自己,以便加深课堂引导的广度和深度;另一方面,部分实践性较强的资料学生不一定能及时找到并学习,教师可以通过拍摄教学视频、临床实况视频等方法为学生准备这部分学习资料,如患者转运、护理体检、日常宣教等,学生课前有了示范,课上再解决细节和疑难问题,可以提高学习效果。另外,教师还可以给学生提供适当的文献资料,以引导学生了解现状,追踪前沿。学生也需根据案例所学内容自行检索学习资料。

(五) 硬件设施

综合护理实践将运用到角色扮演、小组讨论、实物演示、操作训练、成果汇报等多种形式,需有相应的配套设施,包括小型研讨室(或教室)、多媒体、模拟病房、操作用物等,有条件者可以准备高级模拟人进行仿真操作,使情境更逼真,产生更好的实践效果。

四、教学组织与实施

(一) 课前准备

1. 设定目标　根据学生层次、案例内容设定教学目标,通常可包括理论目标和实践目标,理论目标为学生在学习中巩固原有知识和获得新知识,实践目标为通过案例情境教学获得评判性思维、良好的沟通交流、个性化健康教育、熟练的技能操作等能力。

2. 形成团队　根据师生人数、课程设置等,课前分成多个学习小班,每个小班配备 1~2 名指导老师,有条件的可以配备标准化患者(SP),小班人数 10~15 人,人数太少需要投入更多的师资力量,且影响讨论效果;人数太多则难以保证学生的参与度。根据案例具体情境,每个学习小班可再分若干学习小组,每小组 3~4 人,便于学习过程中进行角色扮演、模拟练习等。

3. 自主学习　教师提前一周左右发放辅助学习资料,学生熟悉学习目标和课堂学习流程,根据案例情境,对照课前学习清单进行自主学习,自主学习的内容包括解决课前学习清单的问题、分析案例情境、根据辅助学习资料进行拓展,以及分小组合作模拟案例中涉及的实践项目。

(二) 课堂教学

课堂可按照“角色扮演+小组讨论+模拟练习+总结反馈”四个环节进行。

1. 角色扮演　根据案例中的场景分别设置患者、家属、护士、医生等角色,由学生自愿报名扮演相应角色,分别模拟相应情境。

2. 小组讨论　师生就角色扮演中出现的不足、较难实施的部分、学生提出的疑问等,共同讨论优化或解决的策略;同时讨论课前学习清单的内容,教师可引导学生将讨论的结果注入案例中进行分析。

3. 模拟练习　学生随机分成 3~4 人一小组,就相应场景,如问诊、护理体检、术前健康教育、人员交接等进行分角色模拟练习,体验不同角色的职责和心路历程。

4. 总结反馈　学生可以就体验角色的感受进行分享,教师就角色扮演、案例分析的思路等进行总结。

全程以学生为主体,但教师需做好引导和全局的把控,在意见产生分歧、主题跑偏及时间分配上及时给予干预。

（三）课后反思

各小组可针对每次课的主题，自行选择合适的学习方式，如可利用思维导图回顾课堂，进行主题内容的巩固和内化。及时完成作业，并通过学习日志（见附录1）完成个性化反思，也可就主题内容进行进一步的深入学习，完成课堂的延伸。

五、教学评价

综合护理实践并非传统课堂讲授式教学，其教学评价方式亦不应采用传统单一的期末考核，而是需有相匹配的评价手段，目前国内外并无统一的评价方法，可根据本课程学习多阶段性（课前、课堂、课后）和多形式化（角色扮演、小组讨论、模拟练习等）的特点，从多主体、多环节、多形式、多层面等方面进行效果的评价。评价内容可以围绕学生的学习态度、认知、行为、情感等方面的改变、教学实施过程、案例质量、教师的引导和驾驭能力等方面进行，如可对学生的参与度、自主学习的积极性、作业完成质量进行记录和打分，对课堂讨论进行即时反馈，对案例学习前后能力是否提升进行考察，对教师行为进行评价，学生和教师共同对案例设计的质量进行评价等，评价方式可采用观察法、问卷调查、学习日志内容分析及终末考核（包括案例综合应用、技能考核、团队协作完成任务等）。

随着医学教育理念的更新与发展，信息技术的不断融合，护理学专业课程教学面临新的挑战。创设逼真的临床案例情境、整合多科的知识与技能于应用、获取信息化教学资源、注重学生为主的学习过程、采用多元的教学评价，希望本教材能为培养胜任护理工作需求的高层次应用型人才做出贡献。

（许 勤）

第二章

妊娠期高血压患者及其新生儿的护理

案例简介

吴女士，29岁，已婚。因“停经40^{+6}周，血压升高1个月，见红1小时”，拟诊“1. 妊娠期高血压；2. G_1P_0，枕左前；3. 孕40^{+6}周”，于2017年12月24日晚间急诊入住产科。入院后予以胎心监护、降压、产前检查及健康教育。12月26日9:00开始缩宫素静脉滴注引产，23:39宫口开1cm，予以人工破膜，羊水Ⅲ度；12月27日00:46行子宫下段剖宫产术取出一女活婴，胎盘、胎膜自娩完整，宫缩欠佳，予按摩子宫、缩宫素宫体注射并行宫腔填塞纱条压迫后好转。术中血压平稳，产后24小时出血1 085ml。2018年1月1日产妇恢复良好，无特殊不适，予以出院。

第一节　入院接诊与护理评估

【学习目标】

1. 识记

(1) 妊娠的分期。

(2) 胎方位的定义。

(3) 先兆临产的定义及症状。

2. 理解

(1) 预产期的推算方法。

(2) 见红、枕左前的临床意义。

(3) 妊娠期高血压疾病的分类及临床表现。

3. 应用

(1) 能根据临床情境妥善接诊并安置孕妇。

(2) 能运用良好沟通技巧对妊娠期高血压疾病患者进行全面的病史采集及身心状况评估。

(3) 能熟练进行四步触诊。

课前学习清单

1. 妊娠的分期及早产、足月产、过期产的定义。
2. 胎产式、胎先露、胎方位的定义及临床意义。
3. 孕龄的确定、预产期的推算及先兆临产的识别。
4. 妊娠期高血压疾病的病因、病理生理变化、分类及临床表现。
5. 妊娠期高血压疾病患者的入院护理评估。
6. 妊娠期高血压疾病患者的入院接诊及护理要点。
7. 模拟孕妇的接诊、入院评估、产科检查等。

一、案例情境

吴女士，29岁，已婚，公司职员，汉族。江苏南京人，大学本科。因“停经40^{+6}周，血压升高1个月，见红1小时”，拟诊“1. 妊娠期高血压；2. G_1P_0，枕左前；3. 孕40^{+6}周”，于2017年12月24日晚间急诊入住产科。

（一）病史评估

吴女士末次月经时间（last menstrual period，LMP）2017-03-13，预产期（expected date of confinement，EDC）2017-12-20，现停经40^{+6}周。2017年11月23日，停经36^{+3}周产检时，测得血压143/95mmHg，尿蛋白（-），门诊建议给予拉贝洛尔100mg，q12h口服。患者未遵医嘱，自诉在家自行监测血压，偶尔高于140/90mmHg，复查尿蛋白（-）。1h前，患者无明显诱因经阴道排出少量血性分泌物，伴下腹坠胀，无阴道流水，遂至急诊就诊。

患者妊娠早期经过顺利，否认毒物、放射线接触史，否认高热、皮疹史。停经4个月余自觉胎动至今。妊娠中期唐氏筛查21-三体风险1∶448，未行进一步遗传学咨询，自诉系统筛查彩超未见异常。建孕产期保健卡，定期产检11次，期间查血型AB（+），乙肝、丙肝、TP、HIV筛查均阴性，75g OGTT正常。妊娠中晚期无头晕、视物模糊，无胸闷、心慌，无皮肤瘙痒。近期精神、饮食、睡眠均可，大小便正常。既往体健，无高血压病史，无外伤史，无药物、食物过敏史，无肝炎、结核等传染病史，无输血史。平素月经规则，14$\frac{5}{30}$天，经量正常，无痛经。孕产史：0-0-0-0。家族史未询及异常。丈夫无烟、酒嗜好，无遗传性疾病。丈夫陪同来院，对患者关心，患者及家属既紧张又兴奋，能配合治疗。

（二）身体评估

T 36.5℃，P 80次/min，R 20次/min，BP 143/106mmHg；身高161cm，体重71kg。患者神志清楚，精神略紧张，查体合作。全身皮肤完整无压疮，头颈部、胸部体检未及异常。脊柱、四肢形态正常，活动自如，双下肢水肿（+）。

产科检查：宫底剑突下三指，未及宫缩，先露头，未衔接，枕左前，胎心 140 次/min，宫口未开，胎膜未破。

（三）实验室及其他检查

B 超（2017-12-21）：双顶径 9.8cm，股骨长 7.7cm，羊水暗区 4.1cm，胎盘后壁、Ⅱ级，提示单胎、头位，估计胎儿大小 3 953g 左右。

二、课堂学习流程

1. 分组汇报　3~4 人一小组，自拟形式汇报讲解产科基础知识：妊娠的分期，早产、足月产、过期产的定义，胎产式、胎先露、胎方位的定义及临床意义，孕龄的确定，预产期的推算，先兆临产的识别，妊娠期高血压疾病的分类及临床表现。

2. 角色扮演　分别设置患者、家属、产科护士等角色，模拟以下场景。

（1）家属携患者入产科，护士接待并予以妥善安置。

（2）护士对患者及家属进行全面的入院护理评估。

3. 小组讨论

（1）讨论角色扮演中出现的不足，明确接诊及安置患者的要点。

（2）梳理护理评估思路，汇报患者病史。

（3）讨论四步触诊及骨盆外测量的步骤、方法及临床意义。

4. 模拟练习　3~4 人一小组，练习产科检查（四步触诊、骨盆外测量）。

5. 总结反馈

（1）学生进行自评和互评。

（2）教师就角色扮演、病史评估思路、身体评估方法等进行反馈。

三、案例学习导引

（一）案例分析思路

1. 根据“LMP 2017-03-13”可推断预产期为 2017 年 12 月 20 日，结合“2017 年 12 月 24 日入院”可进一步推算患者当前孕龄，结合胚胎发育的过程思考预产期推算的原理。

2. 根据“1 小时前无明显诱因经阴道排出少量血性分泌物”，思考见红的定义及临床意义；根据“伴下腹坠胀”，思考如何辨别临产与假临产，进一步引申到腹部检查时需要重点评估子宫收缩的规律及强度、宫口扩张及胎先露下降的情况等，以协助推断患者出现了先兆临产。

3. 根据“停经 36^{+3} 周测得血压 143/95mmHg，尿蛋白（-）”推断患者有妊娠期高血压疾病，应注意在问诊中详细了解其基础血压情况、妊娠过程中血压的变化、有无蛋白尿及抽搐等征象，从而进一步判断疾病的分类并对患者进行相应的入院安置和宣教。

4. 根据“孕产史：0-0-0-0”、“G_1P_0，枕左前”，思考产科病例中孕产史的记录方法及意义，理解枕左前位的临床意义。

（二）案例学习注意事项

1. 产科的病史评估有一定的特殊性，需要着重考虑母、胎两方面的情况，此外还需了解配偶健康状况（有无烟、酒嗜好及遗传性疾病等）。课前应复习产科护理评估的相关内容并提前进行演练，问诊时应着重了解本次妊娠经过、产检情况、有无妊娠合并症或并发症、既往妊娠经历及结局等，必要时应提供私密的环境（如避开配偶、父母等）以获取更准确的孕产史资料。同时，孕产期保健卡可提供孕妇自妊娠以来每次产前检查的结果，在采集病史的过程中应充分查阅，以便更细致地掌握孕期的动态变化。

2. 案例中的吴女士既是孕妇，也是患者，因此在入院评估时，可依循妊娠期管理及妊娠期高血压疾病两条主线展开，在病史资料不断丰富的过程中进一步思考患者身体评估的要点以及护士接诊、安置的要点。同时，孕妇与患者的双重角色也可能让吴女士倍感压力，既可能有将为人母的愉悦和焦虑，也可能担忧疾病对胎儿是否有影响、能否顺利分娩等，因此，在评估时尤应注意吴女士及其配偶的心理-社会评估，并适时给予心理支持和相关宣教。

3. 因该孕妇并发妊娠期高血压疾病，属于高危妊娠的范畴，因此在接诊时应先安置孕妇卧床休息，监测血压、听诊胎心并评估宫缩情况等，确保血压平稳、患者无自觉症状、未临产、胎心正常之后，方可进行全面的病史采集和身体评估，在评估过程中也应时刻关注患者的病情变化，必要时先做相应处理后再行后续评估。

4. 四步触诊法及骨盆外测量实践性很强，课上可先结合图片及示教解析具体步骤及临床意义，模拟练习时可分组配备孕妇模型进行具体练习。已有充分证据表明骨盆外测量并不能预测产时头盆不称，孕期不需常规进行，因此也可将骨盆外测量列为课后自学和练习的项目。

（三）学习清单问题解析

1. 妊娠分期及早产、足月产、过期产

（1）妊娠全过程从末次月经的第 1 天开始计算，孕龄为 280 天，即 40 周。临床上分为 3 个时期：第 12 周末之前称为早期妊娠，第 13～27 周末称为中期妊娠，第 28 周及其后称为晚期妊娠。

（2）妊娠满 28 周及以上，胎儿及其附属物自临产开始到由母体娩出的全过程称为分娩。妊娠满 28 周至不满 37 足周期间分娩者，称为早产；妊娠满 37 周至不满 42 足周期间分娩者，称为足月产；妊娠满 42 周及以上分娩者，称为过期产。

2. 胎产式、胎先露与胎方位　妊娠 28 周以前胎儿小，羊水相对较多，胎儿在子宫内活动范围较大，胎儿位置不固定。妊娠 32 周后，胎儿生长迅速，羊水相对减少，胎儿与子宫壁贴近，胎姿势和位置相对固定。由于胎儿在子宫内位置和姿势的不同，因此有不同的胎产式、胎先露和胎方位。尽早确定胎产式、胎先露和胎方位，对于判断胎儿能否顺利分娩有重要意义。

（1）胎产式：胎儿身体纵轴与母体纵轴之间的关系称胎产式。

（2）胎先露：最先进入骨盆入口的胎儿部分称为胎先露。

(3)胎方位:简称胎位,即胎儿先露部指示点与母体骨盆的关系。

枕左前(left occiput anterior,LOA)是常见的一种胎方位,是指胎儿枕骨在母亲骨盆的左前方。产前检查时可通过四步触诊法判断胎位,胎位的确定有助于快速找寻胎心的听诊部位,一般胎心音在靠近胎背侧上方的孕妇腹壁听得最清楚。需要注意的是,有时孕妇腹壁紧、子宫较敏感、确定胎背方向有困难,可借助胎心音及胎先露综合分析判断胎位。

3. 孕龄及预产期的推算　按整个妊娠期 280 天进行推算。由于每位女性月经周期长短不一,所以推测的预产期与实际预产期有 1~2 周的出入是正常的。临床常以 4 周(一个妊娠月)为一孕龄单位,描述胚胎及胎儿发育特征。

(1)按阳历计算:预产期月份=末次月经第 1 天的月份+9 或-3,预产期日期=末次月经第 1 天的日期+7。

(2)按农历计算:预产期月份=末次月经第 1 天的月份+9 或-3,预产期日期=末次月经第 1 天的日期+15。

(3)若孕妇记不清末次月经日期,则可根据早孕反应出现时间、胎动开始时间、子宫高度及 B 超等加以估计。如今还有各种预产期推算小程序可方便应用。

4. 识别先兆临产　先兆临产是指分娩发动前出现的预示孕妇不久即将临产的症状,包括假临产、胎儿下降感及见红。

(1)假临产:其特点为宫缩持续时间短(<30 秒)且不恒定,间歇时间长而不规则;宫缩的强度不加强;不伴随出现宫颈管消失和宫颈口扩张;常在夜间出现,白天消失;给予强镇静剂可以抑制。注意与临产相辨别,临产的标志为有规律且逐渐增强的子宫收缩,持续 30 秒或以上,间歇 5~6 分钟,同时伴随进行性子宫颈管消失、宫颈口扩张和胎先露下降,应用强镇静剂也不能抑制宫缩。

(2)胎儿下降感:随着胎先露下降入骨盆,多数孕妇会感觉上腹部较前舒适,进食增加,呼吸轻快。因胎先露入盆压迫了膀胱,孕妇常出现尿频。

(3)见红:是指在分娩发动前 24~48 小时,宫颈内口附近的胎膜与该处的子宫壁分离,毛细血管破裂,血液与宫颈管内的黏液相混经阴道排出,称为见红。需要注意的是若出血量超过月经量,不应认为是见红,而可能是妊娠晚期出血性疾病。

5. 妊娠期高血压疾病的病因及病理生理变化

(1)发病原因至今未明,可能与以下因素有关:①初产妇;②年轻孕产妇(年龄≤18 岁)或高龄孕产妇者(年龄≥35 岁);③精神过度紧张或受刺激致使中枢神经系统功能紊乱者;④寒冷季节或气温变化过大;⑤有慢性高血压、慢性肾炎、糖尿病等病史的孕妇;⑥营养不良;⑦BMI>24;⑧子宫张力过高;⑨家族中有高血压史。

(2)基本病理生理改变:全身小动脉痉挛,致使周围血管阻力增大,内皮细胞损伤,通透性增加,体液和蛋白质渗漏,表现为血压上升、蛋白尿、水肿和血液浓缩等。

6. 妊娠期高血压疾病的分类及临床表现

(1)妊娠期高血压(gestational hypertension):妊娠 20 周后首次出现高血压,收缩压≥140mmHg 和(或)舒张压≥90mmHg,于产后 12 周内恢复正常,尿蛋白检测阴性。收缩压≥

160mmHg 和(或)舒张压≥110mmHg 为重度妊娠期高血压。

(2)子痫前期-子痫(preeclampsia-eclampsia)

1)子痫前期(preeclampsia):妊娠 20 周后出现收缩压≥140mmHg 和(或)舒张压≥90mmHg,且伴有下列任一项:尿蛋白≥0.3g/24h,或尿蛋白/肌酐比值≥0.3,或随机尿蛋白≥(+)(无法进行尿蛋白定量时的检查方法);无蛋白尿但伴有以下任何一种器官或系统受累:心、肺、肝、肾等重要器官,或血液系统、消化系统、神经系统的异常改变,胎盘-胎儿受到累及等。

子痫前期孕妇出现下述任一表现可诊断为重度子痫前期(severe preeclampsia):①血压持续升高,收缩压≥160mmHg 和(或)舒张压≥110mmHg;②持续性头痛、视觉障碍或其他中枢神经系统异常表现;③持续性上腹部疼痛及肝包膜下血肿或肝破裂表现;④肝酶异常;⑤肾功能受损:尿蛋白>2.0g/24h,少尿或血肌酐>106μmol/L;⑥低蛋白血症伴腹水、胸水或心包积液;⑦血液系统异常,血小板计数呈持续性下降并低于 100×10^9/L,微血管内溶血;⑧心功能衰竭;⑨肺水肿;⑩胎儿生长受限或羊水过少、胎死宫内、胎盘早剥等。

2)子痫(eclampsia):子痫前期基础上发生不能用其他原因解释的抽搐。

(3)妊娠合并慢性高血压:既往存在的高血压或在妊娠 20 周前发现收缩压≥140mmHg 和(或)舒张压≥90mmHg,妊娠期无明显加重;或妊娠 20 周后首次诊断高血压并持续到产后 12 周以后。

(4)慢性高血压并发子痫前期(chronic hypertension with superimposed preeclampsia):慢性高血压孕妇,孕 20 周前无蛋白尿,孕 20 周后出现尿蛋白≥0.3g/24h 或随机尿蛋白≥(+);或孕 20 周前有蛋白尿,孕 20 周后尿蛋白定量明显增加;或出现血压进一步升高等上述重度子痫前期的任何一项表现。

7. 妊娠期高血压疾病患者入院接诊及护理要点

(1)备好床单元(包括孕妇住院服、中单等),急救监护器械与物品(如吸氧装置、输液用品、心电监护仪、多普勒胎心听诊仪或电子胎儿监护仪等)。

(2)妥善安置孕妇:嘱孕妇左侧卧位,安静休息,拉起床栏,测量生命体征(尤其注意血压的变化),听胎心或上电子胎儿监护仪。

(3)通知医生接诊。

8. 妊娠期高血压疾病患者的入院评估

(1)病史评估:结合产科入院护理评估单(见附录 2),重点评估孕妇本次妊娠经过、产检情况、既往妊娠经历及结局等,可从孕产期保健卡(见附录 3)上获取每次产前检查的记录资料。该孕妇主诉之一是血压升高,为判断其所属类型,应详细询问孕前及妊娠 20 周前有无高血压、蛋白尿、抽搐等征象,发现血压升高的过程及诊疗经过,尤应注意患者有无头痛、视力改变、上腹不适等自觉症状,这些症状的出现提示病情发展到子痫前期,护士应高度重视;既往病史中有无原发性高血压、慢性肾炎及糖尿病等;有无家族史。孕妇及家属的心理状态与病情轻重、病程长短、疾病认知情况、自身性格特点及社会支持系统有关,在评估时可适时恰当地给予心理支持和相关宣教。

(2)身体评估:可从孕妇、胎儿及临产征兆三方面综合考虑。孕妇方面需重点评估血压升高的程度和发展趋势、水肿情况、饮食、睡眠及精神状态;胎儿宫内状况可通过胎心听诊、电子胎儿监护、胎动计数等予以评估;产科检查时应密切观察宫底高度、宫缩及宫口扩张情况、胎方位及先露是否衔接、有无阴道流血、流液等情况,以识别临产征象,随时做好终止妊娠的准备。

(3)实验室及其他检查:肝肾功能测定、尿常规及尿蛋白定量检查可协助确定病情的严重程度,判断肝肾功能受损情况;超声检查可以观察胎儿生长发育情况、羊水量、胎位、胎盘位置及成熟度等,也应重点关注。

9. 四步触诊法

四步触诊流程

【操作目的】

检查子宫大小、胎产式、胎先露、胎方位,判断胎先露是否衔接。

【适应证】

妊娠 24 周以后。

【操作前准备】

检查者关闭门窗,遮挡屏风,手要温暖;孕妇排尿后,仰卧于检查床上,暴露腹部,双腿略屈外展,腹肌放松。

【触诊要点】

检查者位于孕妇右侧,前三步触诊时面对孕妇头部,第四步触诊时面对孕妇足部,动作要轻柔。

1. 第一步　检查者双手置于子宫底部,先确定子宫底高度,估计宫底高度与孕周是否相符。再以双手指腹交替轻推,分辨宫底处是胎体的哪一部分,圆而硬、有浮球感的为胎头,宽而软、不规则的为胎臀。

2. 第二步　检查者双手置于子宫两侧,一手固定,另一手深按,两手交替进行,分辨胎背及胎儿四肢各在母体腹壁的哪一侧,平坦饱满者为胎背,高低不平、有结节者为胎儿肢体。

3. 第三步　检查者右手拇指与其余四指分开,置于耻骨联合上方,握住先露部,按第一步特点判断先露是头还是臀;再左右推动先露部,以确定是否入盆,能被推动提示未入盆,反之提示入盆。

4. 第四步　两手分别插入先露部两侧,向骨盆入口深按,再一次核对先露部的诊断是否正确,并确定先露部入盆程度。

(四)入院护理评估的思维导图

妊娠期高血压患者入院护理评估的思维导图见图 2-1。

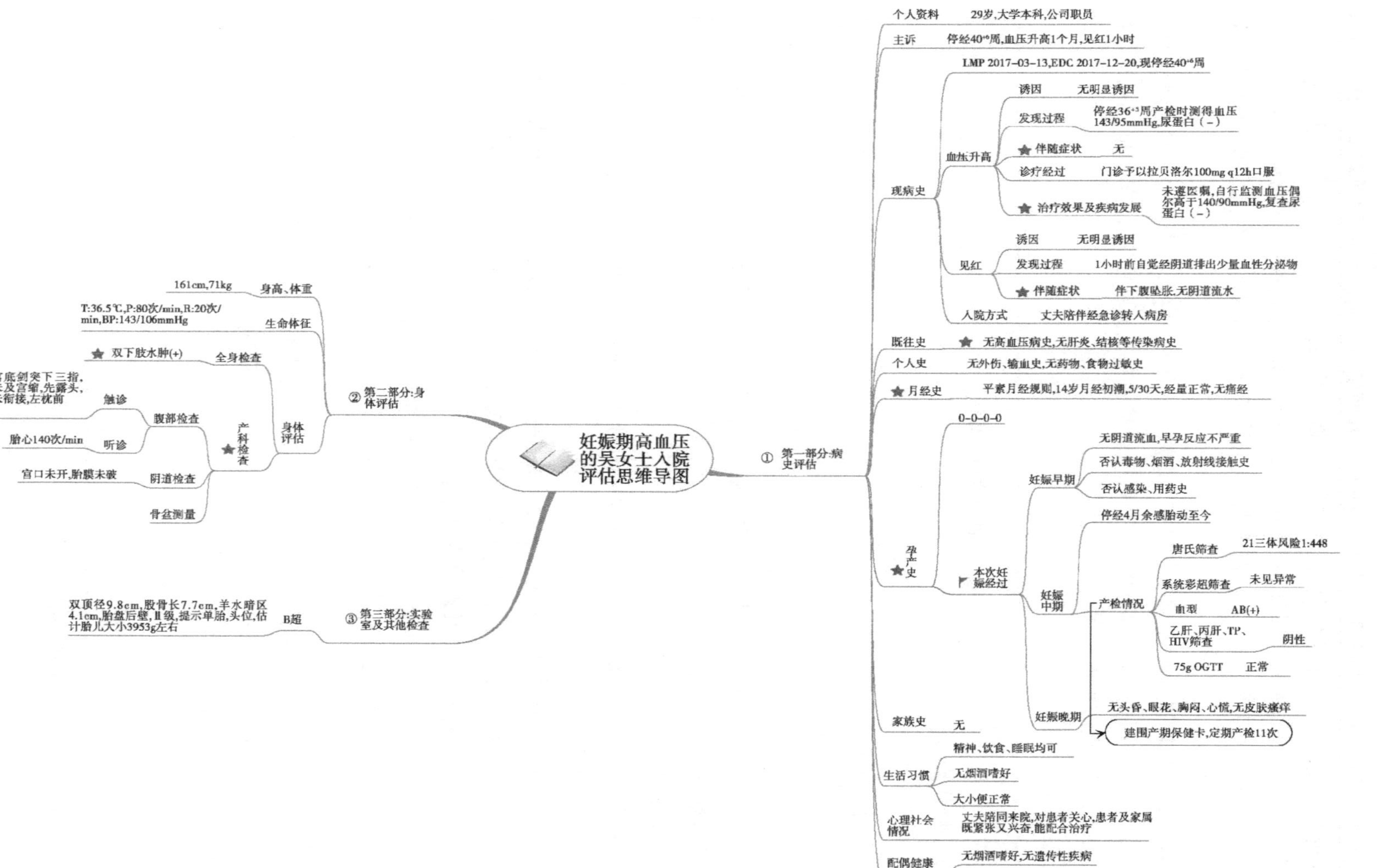

图 2-1 吴女士入院护理评估的思维导图

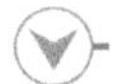

【课后作业】

根据收集到的资料，分析该患者目前存在的主要护理问题，并制订针对性的护理计划。

第二节　病情观察与护理

【学习目标】

1. 识记

(1)胎心、胎动的定义及正常范围。

(2)血、尿标本采集的注意事项。

2. 理解

(1)胎心率基线变异及一过性变化的临床意义。

(2)无应激试验、缩宫素激惹试验的目的、原理及方法。

3. 应用

(1)能使用多普勒胎心听诊仪进行胎心听诊。

(2)能正确应用电子胎儿监护仪，并能分析胎心率与胎动、宫缩之间的关系，预测胎儿宫内储备能力。

(3)能结合患者病情进行重点观察、针对性护理和宣教。

课前学习清单

1. 胎心听诊及胎动计数方法。
2. 电子胎儿监护的目的及原理。
3. 无应激试验、缩宫素激惹试验的目的、原理及方法。
4. 硝苯地平应用于妊娠期高血压疾病患者的目的及用法。
5. 妊娠期高血压疾病患者血液、尿液检查的目的及注意事项。
6. 妊娠期高血压疾病患者的护理要点。
7. 模拟电子胎儿监护、标本留取指导、健康教育等场景。

一、案例情境

医生接诊后，开立长期医嘱：二级护理、妊娠期高血压疾病护理常规、低盐饮食、产前检查 qd、听胎心和数胎动 qd、测血压和脉搏 q4h；临时医嘱：硝苯地平缓释片 20mg 口服 st、电子胎儿监护、宫颈成熟度评分、血常规、凝血四项、生化全套、尿液定量分析、产前健康教育。

二、课堂学习流程

1. 前情回顾　反馈第一节课后作业的情况，结合护理评估思维导图汇报患者病史、身心评估及辅助检查资料，为本次案例情境的学习做良好导引和铺垫。

2. 分组汇报　3~4 人一小组，自拟形式汇报讲解产科基础知识：胎心、胎动、电子胎儿监护、无应激试验、缩宫素激惹试验。

3. 角色扮演　分别设置患者、家属、产科护士等角色，模拟以下场景。

(1)为患者进行胎心听诊和电子胎儿监护，并指导其自行计数胎动。

(2)进行日常巡视，结合患者目前情况做必要的健康教育。

(3)向患者及家属进行血、尿标本留取指导。

4. 小组讨论

(1)讨论课前学习清单的内容，并将其注入案例中进行分析。

(2)讨论角色扮演中出现的不足，解决产生的疑问。

(3)分析该患者目前病情观察的要点及护理措施落实重点。

5. 模拟练习　3~4 人一小组，练习胎心听诊和电子胎儿监护。

6. 总结反馈

(1)学生进行自评和互评。

(2)教师就角色扮演、课前学习的效果、模拟练习等进行反馈。

三、案例学习导引

(一) 案例分析思路

1. 根据“硝苯地平缓释片 20mg 口服 st”，思考硝苯地平用于治疗妊娠期高血压疾病患者的药理作用及具体用法，并由此延伸梳理出妊娠期高血压疾病的治疗原则。

2. 根据“电子胎儿监护、宫颈成熟度评分”，思考电子胎儿监护的目的、原理及方法，并进一步思考如何通过无应激试验和缩宫素激惹试验来预测胎儿宫内储备能力；宫颈成熟度评分多由医生进行，可简单探讨评分的目的，具体评分方法可通过课后查阅文献了解。

3. 根据“血常规、凝血四项、生化全套、尿液定量分析”，可以思考血常规、凝血四项、生化全套、尿液定量分析的具体内容，为妊娠期高血压疾病患者进行血液、尿液检查应重点关注哪些方面，以及如何指导患者正确留取标本。

4. 根据“产前健康教育”，思考妊娠期高血压疾病患者产前健康教育的要点。

5. 通过回顾第一节的护理评估资料，结合本节案例情境“二级护理、妊娠期高血压疾病护理常规”，引导思考该患者目前病情观察的要点，讨论护理措施落实重点。

(二) 案例学习注意事项

1. 完整清晰的前情回顾有助于更好地过渡到本节的学习，有助于进一步发现患者现存或潜在的护理诊断/问题，开展后续护理。分组汇报的形式则有助于主动梳理护理评估资料，凝练关键信息。

2. 本节侧重于妊娠期高血压疾病患者入院后的病情观察和常规护理，应分析、识别各项医嘱的目的和执行要点，熟悉药物的药理作用及产科常用仪器的操作方法，并能够对应妊娠期高血压疾病的处理原则，理论联系实际，对各条“处理原则”的认知落实到具体的“用药护理”“仪器监护”和“健康教育”上,明确各操作的目的有助于更好地为患者解释并取得配合。其中,“血、尿标本留取指导”需要结合《基础护理学》中学到的标本采集相关内容进行准备。

3. 胎心率基线变异及一过性变化的临床意义,以及无应激试验、缩宫素激惹试验的目的、原理及方法是本节学习的难点,可在汇报讲解的基础上结合多份不同的胎心监护记录图纸进行讨论分析、交流解惑。

(三)学习清单问题解析

1. 胎心听诊及胎动计数方法

(1)胎心监测:胎心是产程中极为重要的观察指标,听到胎心音能够确诊为妊娠且为活胎。妊娠 12 周用多普勒胎心听诊仪可以探测到胎心音,妊娠 18~20 周用一般听诊器经孕妇腹壁能够听到胎心音,一般在靠近胎背侧上方的孕妇腹壁听得最清楚,正常每分钟 110~160 次,注意与子宫杂音、腹主动脉音、脐带杂音相鉴别。临床监测胎心的方法有听诊器和电子胎儿监护仪两种。

1)听诊器:有普通听诊器、木制胎心听诊器和电子胎心听诊器 3 种,现常使用电子胎心听诊器。如孕妇进入产程,胎心听取应在宫缩间歇期。潜伏期应每隔 1~2 小时听胎心一次,活跃期宫缩较频时,应每 15~30 分钟听胎心一次,每次听诊 1 分钟。此法能获得每分钟胎心率,但不能分辨胎心率变异及其与宫缩、胎动的关系。

2)电子胎儿监护仪:可通过外监护描记胎心曲线,观察胎心率变异及其与宫缩、胎动的关系,观察时应每隔 15 分钟对胎心监护曲线进行评估,宫缩频繁时每隔 5 分钟评估 1 次。此法能较客观地判断胎儿在宫内的状态。

(2)胎动:指胎儿的躯体活动。孕妇于妊娠 18~20 周开始自觉有胎动,有时在腹部检查可以看到或触到胎动。随着孕周增加,胎动逐渐增强,至妊娠 32~34 周达高峰,妊娠 38 周后又因羊水量减少和空间减小而逐渐减少。胎动监测是通过孕妇自测评价胎儿宫内情况最简便有效的方法之一,可教会孕妇每天早、中、晚各记 1 次,每次记 1 小时,将 3 次记录的胎动次数相加再乘以 4,就等于 12 小时的胎动次数,胎动计数≥30 次/12h 为正常,<10 次/12h 或减少 50%者提示胎儿缺氧可能,应及时就诊。计数时可用牙签、扣子、豆或花生类作为计数工具,胎儿每动一下,就放入杯中一颗。也有研究者对胎动监测方法进行了改进,提出“数十法”,即记录达到 10 次胎动所需时间。

2. 电子胎儿监护的目的及原理　电子胎儿监护(electronic fetal monitoring,EFM)作为一种评估胎儿宫内状态的手段,不仅可以连续观察并记录胎心率的动态变化,还可以了解胎动、宫缩与胎心的关系,从而客观预测胎儿宫内储备能力,及时发现胎儿宫内缺氧。对 EFM 图形的完整描述应包括 5 个方面,即胎心率基线、基线变异、加速、减速及宫缩压力变化。

3. 无应激试验与缩宫素激惹试验的目的、原理及方法

(1)无应激试验(non-stresstest,NST):指在无宫缩、无外界负荷刺激下,用电子胎儿监护仪进行胎心率与胎动的观察和记录,以了解胎儿储备能力。其原理是在胎儿不存在酸中毒或神经系统发育不完善的情况下,胎动时会出现胎心率的短暂上升,预示着正常的自主神经功能。孕妇取坐位或侧卧位,一般监护 20 分钟。由于胎儿存在睡眠周期,NST 可能需要监护 40 分钟或更长时间。

(2)缩宫素激惹试验(oxytocin challenge test,OCT):又称为宫缩应激试验(contraction stress test,CST),目的是观察和记录宫缩后胎心率的变化,了解宫缩时胎盘一过性缺氧的负荷变化,评估胎儿的宫内储备能力。其原理是在宫缩的应激下,子宫动脉血流减少,可促发胎儿一过性缺氧表现。对已处于亚缺氧状态的胎儿,在宫缩的刺激下缺氧逐渐加重将诱导出现晚期减速。宫缩的刺激还可引起脐带受压,从而出现变异减速。足够的宫缩定义为至少3次/10min,每次持续至少40秒。如果产妇自发的宫缩满足上述要求,无需诱导宫缩,否则可通过刺激乳头或静脉滴注缩宫素诱导宫缩。

4. 硝苯地平应用于妊娠期高血压疾病患者的目的及用法

(1)目的:硝苯地平为二氢吡啶类钙离子通道阻滞剂降压药,应用于妊娠期高血压疾病患者的主要目的是降压治疗,预防心脑血管意外和胎盘早剥等严重母胎并发症。降压过程力求血压下降平稳,不可波动过大,且血压不可低于130/80mmHg,以保证子宫-胎盘血流灌注。

(2)用法:5~10mg口服,3~4次/d,24小时总量不超过60mg。紧急时舌下含服10mg,起效快,但不推荐常规使用。缓释片20mg口服,1~2次/d。

5. 妊娠期高血压疾病患者血液、尿液检查的目的及注意事项

(1)目的:血常规及凝血四项检查可协助判断患者的血液浓缩程度、有无低蛋白血症、凝血功能异常等情况;生化全套、尿液定量分析可了解患者有无肝、肾等重要脏器的损害,从而判断疾病分类及严重程度,为治疗及后期产程处理提供依据。

(2)注意事项:血液标本中生化全套需要清晨空腹采集,应提前一天向患者及家属交代清楚;尿常规及微量蛋白测定检查应选用中段尿;24小时尿标本留取方法:嘱患者留尿之日晨7点排尿一次(无论有无尿意),将尿全部弃去,之后所有排出的尿液均留在贴好条码带盖的小桶中,留尿至次日晨7时排最后一次尿(无论有无尿意),将尿液留在小桶内,将24小时尿液混匀后量尿量,留取5~10ml于清洁标本瓶中送检,送检单注明24小时总尿量。为防止尿液变质,必须在患者排第一次小便后,在小桶内加入适量防腐剂如甲苯10ml(每100ml尿液加入甲苯0.5ml)。

6. 妊娠期高血压疾病患者的护理要点

(1)病情观察:①生命体征,尤其是血压的动态观察;②体重、水肿情况;③饮食及睡眠情况;④临产征象,胎心、胎动、宫缩情况、阴道出血及阴道流水情况等;⑤有无病情发展的主诉,如头晕、头痛、视力改变、胸闷、喘憋、右上腹部不适或疼痛等自觉症状;⑥重要辅助检查(凝血功能、肝肾功能、尿蛋白、电解质、眼底检查等)的结果。

(2)健康教育:①预防孕妇跌倒;②活动指导:卧床休息,以左侧卧位为宜,保证充足睡眠;③饮食指导,保证足量蛋白质(大于100g/d)及新鲜蔬果的摄入,补充维生素、铁和钙剂,食盐不必过度限制,否则会影响食欲,导致蛋白质摄入不足,对母儿不利。

(3)解释各项检查及治疗措施的目的和意义,关心、安慰患者。

(4)遵医嘱应用药物,关注疗效及不良反应。

(5)准备好急救用物及药品,并做好终止妊娠的准备。

【课后作业】

1. 拓展阅读《妊娠期高血压疾病诊治指南(2015)》。

2. 查阅文献,解读宫颈成熟度评分的目的,试列举临床常用的具体评分方法。

第三节　分娩期护理

【学习目标】

1. 识记

(1)临产的标志。

(2)产程分期。

2. 理解

(1)缩宫素引产的目的及应用时的注意事项。

(2)骨盆内测量的常用径线及其临床意义。

3. 应用

(1)能进行产程进展评估,绘制产程图,分析可能影响分娩的因素。

(2)能结合患者临床表现及心理状况,有针对性地进行宣教和有效安抚。

(3)能结合产程评估资料做出恰当的护理诊断,并给予有效护理。

课前学习清单

1. 临产的标志、12 月 25 日夜间产妇的疼痛护理(含地西泮的药理作用)。
2. 缩宫素引产的目的及应用时的注意事项。
3. 产程的分期、该产妇产程进展的评估与分析。
4. 骨盆内测量的常用径线及其临床意义。
5. 人工破膜的注意事项及羊水的观察。
6. 该患者目前主要的护理诊断/问题及护理措施。
7. 模拟疼痛护理、心理护理、产程评估等场景。

一、案例情境

12 月 25 日夜间产妇诉不规则腹痛,无法安睡,深感疲劳又紧张,产前检查示宫缩不规则,宫口未开,未破水,遵医嘱静脉注射地西泮 10mg。12 月 26 日 9:00 予以小剂量缩宫素 2.5U 静滴引产,诱发出规律宫缩约 25s/3min。18:30 产妇血压 138/92mmHg,无头晕、视物模糊,无胸闷、心悸,宫口容一指,胎膜未破,胎心 140 次/min,先露“-0.5”,宫缩 25s/4min。23:39 宫口开 1cm,予以骨盆内测量、人工破膜,羊水Ⅲ度,先露“-0.5”,宫缩 30s/3~4min,尿液定量分析示尿蛋白(±)。

二、课堂学习流程

1. 角色扮演　根据场景可分别设置产妇、家属、责任护士、医生等角色,模拟以下场景。

(1)以 12 月 25 日夜间产妇的情境为背景,4 人一组,分别扮演医生、护士、产妇及家属,对产妇进行疼痛及心理护理。

(2)以12月26日待产室为背景,3~4人一小组,分别扮演护士、产妇及家属,对产妇进行心理护理;复习胎心听诊及电子胎儿监护仪的使用,进行子宫收缩触诊、宫口扩张和胎先露下降检查,并绘制产程图。

2. 小组讨论

(1)讨论课前学习清单的内容,并将其注入案例中进行分析。

(2)讨论角色扮演中出现的不足,解决产生的疑问。

(3)分析该患者目前病情观察的要点及护理措施落实重点。

3. 模拟练习 3~4人一小组,练习缩宫素静脉滴注、骨盆内测量等。

4. 总结反馈

(1)学生进行自评和互评。

(2)教师就角色扮演、课前学习的效果、模拟练习等进行反馈。

三、案例学习导引

(一)案例分析思路

1. 根据"12月25日夜间产妇诉不规则腹痛",思考该产妇是否已临产,可以通过哪些检查协助诊断;进而结合产前检查的结果"宫缩不规则,宫口未开,未破水",推断该产妇暂未临产;再结合"遵医嘱静脉注射地西泮10mg"思考地西泮的药理作用、用药护理,以及如何向产妇解释和宣教等。

2. 根据"小剂量缩宫素2.5U静滴引产",思考缩宫素引产的目的,以及应用时的观察、评估及护理。

3. 根据"宫口容一指,胎膜未破,胎心140次/min,先露'-0.5',宫缩25s/4min",思考当产妇进入分娩期,应把护理评估的重点放在产程进展评估上,主要包括子宫收缩情况、胎心、宫口扩张和胎头下降程度、胎膜是否破裂四方面,同时需注重产妇对于疼痛和情绪的表达。

4. 依循时间线梳理患者产程进展 9:00"规律宫缩约25s/3min"→18:30"宫口容一指,胎膜未破"、"先露-0.5,宫缩25s/4min"→23:39"宫口开1cm"、"先露-0.5,宫缩30s/3~4min",推断该产妇目前仍处于第一产程的潜伏期,已持续14小时有余,应积极实施干预,并结合患者病史及目前产程情况思考其产程进展缓慢的原因。

5. 根据"18:30产妇血压138/92mmHg,无头晕、视物模糊,无胸闷、心悸",23:39"尿液定量分析示尿蛋白(±)",提示产妇在进入分娩期后其病情暂无显著变化,但护士仍应密切关注并做好母儿监护。

6. 根据"骨盆内测量、人工破膜,羊水Ⅲ度",思考为该产妇进行骨盆内测量是在从骨产道的角度分析影响产程进展的原因;人工破膜是促进产程进展的有效干预措施,破膜后应注意观察羊水的性状、颜色和量;Ⅲ度提示发生胎儿宫内窘迫,结合患者目前情况需要转剖宫产,护理要点中应考虑剖宫产术前准备。

(二)案例学习注意事项

1. 本节学习前建议再次回顾患者病史、入院评估资料及入院后处置,对掌握患者的产程进展并实施有效干预大有裨益。经分析护理评估资料,发现吴女士是初产妇、妊娠期高血压患者,B超显示胎儿双顶径9.8cm,体重3 953g,估计胎儿可能偏大,患者进入第一产程已经14小时有余，容易疲劳、精神紧张和焦虑，这些都有可能成为影响产程进展的重要因素。

2. 吴女士有产妇和妊娠期高血压疾病患者双重身份，因此，在经阴道分娩的过程中，护理人员除需密切关注产程进展外，还需密切关注妊娠期高血压疾病的病情发展和变化，以稳定控制血压，保证母儿安全。

3. 分娩过程中产妇心理易有较大波动，应积极关注、及时交流安抚，加强心理支持，条件允许者可让家属（尤其是丈夫）陪伴分娩，同时还应注重分娩期疼痛的评估及护理。

4. 产程图通过描记宫口扩张及胎头下降的情况，可形象反映产程的进展并指导处理，在临床应用广泛。本节学习时可准备临床用空白产程图，按照案例情境提供的资料自行描绘吴女士的产程图，并依图分析其产程进展，加深对于产程观察要点的理解，提升准确识别异常分娩的能力，课堂时间不足者可留作课后作业。

（三）学习清单问题解析

1. 临产的标志、12月25日夜间产妇的疼痛护理（含地西泮的药理作用）

（1）临产（inlabor）的标志：规律且逐渐增强的子宫收缩，持续30秒或以上，间歇5~6分钟，同时伴随进行性子宫颈管消失、宫颈口扩张和胎先露下降。

（2）12月25日夜间产妇的疼痛护理

1）解释由于分娩发动前子宫肌层的敏感性增强，会出现不规律宫缩，并非已临产，此为正常的生理过程，应注意放松身心，尽量休息保存体力，增强对自然分娩的信心。

2）指导产妇通过腹式呼吸、拉玛泽呼吸法减轻不适，允许家属陪伴和安慰。

3）遵医嘱静脉注射地西泮10mg，并做好护理记录（见附录4）。地西泮属于苯二氮䓬类镇静剂，可引起中枢神经系统不同部位的抑制，达到镇静、安眠、抗惊厥及麻醉作用，可用于精神紧张、焦虑不安、抑郁、恐惧、失眠等神经官能症、肌肉痉挛及顽固性癫痫等。此处使用有抑制假临产、促进产妇休息及安睡的作用。

2. 缩宫素引产的目的及应用时的注意事项　妊娠晚期引产是在自然临产前通过药物等手段使产程发动，达到分娩的目的，是产科处理高危妊娠常用的手段之一。小剂量静脉滴注缩宫素为安全、常用的引产方法，其优点是可随时调整用药剂量，保持生理水平的有效宫缩，一旦发生异常可随时停药。应用方法如下：

（1）缩宫素作用时间短，半衰期为5~12分钟，推荐使用低剂量，最好使用输液泵。

（2）配制方法：先用乳酸钠林格注射液500ml，用7号针头行静脉滴注，按8滴/min调好滴速，然后再向输液瓶中加入2.5U缩宫素，将其摇匀后继续滴入。切忌先将2.5U缩宫素溶于乳酸钠林格注射液中直接穿刺行静脉滴注，因此法初调时不易掌握滴速，可能在短时间内使过多的缩宫素进入体内，不够安全。

（3）合适的浓度与滴速：因缩宫素个体敏感度差异极大，静脉滴注缩宫素应从小剂量开始循序增量，起始剂量为2.5U缩宫素溶于乳酸钠林格注射液500ml中即0.5%缩宫素浓度，以15滴/ml计算相当于每滴液体中含缩宫素0.33mU。从8滴/min开始，根据宫缩、胎心情况调整滴速，一般每隔20分钟调整1次。应用等差法，即从每分钟8滴（2.7mU/min）调整至16滴（5.4mU/min），再增至24滴（8.4mU/min）；为安全起见也可从8滴/min开始，每次增加4滴，直至出现有效宫缩，最大滴速不得超过每分钟40滴即13.2mU/min。如达到最大滴速,仍不出现有效宫缩时可增加缩宫素浓度,但缩宫素的应用量不变。增加浓度的方法是以乳酸钠林格注射液500ml中加5U缩宫素变成1%缩宫素浓度,先将滴速减半,再根据宫缩情况进行调整。增加浓度后,最大增至每分钟40滴(26.4mU/min),原则上不再增加滴数和缩宫素浓度。

(4)有效宫缩的判定标准:10分钟内出现3次宫缩,每次宫缩持续30~60秒,伴有宫颈的缩短和宫口扩张。

(5)注意事项

1)要有专人观察宫缩强度、频率、持续时间及胎心率变化并及时记录(见附录5),调好宫缩后行胎心监护,破膜后要观察羊水量、有无胎粪污染及污染程度。

2)警惕变态反应。

3)禁止肌内、皮下、穴位注射及鼻黏膜用药。

4)液量不宜过大,以防止发生水中毒。

5)宫缩过强应及时停用缩宫素,必要时使用宫缩抑制剂。

6)引产失败:缩宫素引产成功率与宫颈成熟度、孕周、胎先露高低有关,如连续使用2~3天仍无明显进展,应改用其他引产方法。

3. 产程的分期、该产妇产程进展的评估与分析

(1)产程的分期

1)第一产程:自规律宫缩开始至宫口开全(10cm)。由于整个妊娠期有间歇性和不规则的正常子宫收缩,而产程初期规律宫缩较轻微、稀发,故确定规律宫缩起始的准确时间非常困难,即临产的时间很难确定。第一产程包括潜伏期和活跃期。潜伏期以宫口缓慢开张为特征,而活跃期以宫口快速开大为特征(每小时至少扩张1cm)。

2)第二产程:宫口开全后至胎儿娩出。

3)第三产程:胎儿娩出后至胎盘娩出。

(2)该产妇产程进展的评估与分析

1)一般情况:生命体征(血压在宫缩间歇期测量),评估双下肢水肿情况。

2)胎儿宫内情况:胎心听诊及电子胎儿监护。

3)子宫收缩:可通过触诊法或胎儿监护仪监测。①触诊法:助产人员将手掌放于产妇腹壁上,宫缩时宫体部隆起变硬,间歇期松弛变软;②电子监测:将胎儿监护仪的宫缩压力探头固定在孕妇宫体部腹壁,描记宫缩曲线,可看出每次宫缩持续时间、强度和频率。

4)宫口扩张和胎先露下降:可通过肛门检查或阴道检查了解,后者应在严密消毒后进行。胎头下降的程度以颅骨最低点与坐骨棘平面的关系为标志,棘上用负数表示,棘下以正数表示。

5)胎膜是否破裂,及破裂后羊水颜色、性状和量的观察。

6)心理状况及疼痛评估。

该产妇9:00开始出现规律宫缩,进入第一产程;至23:39宫口开1cm,显示产妇仍处于第一产程的潜伏期,已持续14h有余(绘制产程进展图,见附录6)。

4. 骨盆内测量的常用径线及其临床意义

(1)对角径:自耻骨联合下缘至骶岬上缘中点的距离。正常值为12.5~13cm,此值减去1.5~2.0cm,即为真结合径,后者是判断骨盆入口平面的重要径线,其长短与胎先露衔接关系密切。

(2)坐骨棘间径:两坐骨棘间的距离,正常值平均约10cm,其长短与胎先露内旋转关系密切。

(3)坐骨切迹宽度:坐骨棘与骶骨下部间的距离,正常可容纳3横指(5.5~6.0cm),否则属中骨盆狭窄。

该患者骨盆内测量结果:骶岬未触及,骶尾关节活动好,尾骨尖不翘,坐骨棘不内突,坐骨棘间径约10cm,坐骨切迹可容三横指,耻骨弓角度>85°。

5. 人工破膜的注意事项及羊水的观察

(1)人工破膜术:妊娠晚期常规引产方法之一,是用人工方法使胎膜破裂,刺激内源性前列腺素和缩宫素释放,诱发宫缩。本方法应对宫颈条件理想者实施,适用于头先露并已衔接的孕妇。术前要排除阴道感染,并应在宫缩间歇期破膜,破口要小并控制羊水的流出速度,以避免羊水急速流出引起脐带脱垂、胎盘早剥甚至羊水栓塞的发生。人工破膜前、后要听胎心,破膜后观察羊水性状、颜色、量和胎心率变化。

(2)羊水胎粪污染可分为3度:Ⅰ度为浅绿色,Ⅱ度为黄绿色并浑浊,Ⅲ度为棕黄色、稠厚。羊水胎粪污染Ⅲ度提示胎儿窘迫存在。

6. 该患者目前主要的护理诊断/问题及护理措施

(1)主要护理诊断/问题

1)疼痛　与规律出现且逐渐加强的宫缩有关。

2)疲乏　与产程延长、产妇体力消耗有关。

(2)措施落实要点:①心理护理,促进舒适;②保持膀胱及直肠的空虚状态;③生命体征(尤其血压)及胎儿宫内情况监测;④剖宫产术前准备:告知手术、备皮、禁食禁饮等。

【课后作业】

1. 依据案例情境中提供的资料,完成吴女士的产程进展图绘制。

2. 拓展阅读《新产程标准及处理的专家共识(2014)》《妊娠晚期促子宫颈成熟与引产指南(2014)》。

第四节　剖宫产术后母婴护理

【学习目标】

1. 识记

(1)Apgar评分的内容。

(2)新生儿分类。

(3)产后出血的定义。

2. 理解

(1)剖宫产常见术式及硬膜外麻醉。

(2)产后出血的病因。

3. 应用

(1)能安全、节力地将患者从平车转移至病床,并与手术室送诊人员做好患者和新生儿的交接与安置

(2)能有计划、有效果地为剖宫产术后产妇及新生儿进行护理和健康教育

课前学习清单

1. 剖宫产常见术式及硬膜外麻醉。
2. 产时新生儿评估及处理(Apgar 评分的意义)。
3. 结合产后出血的定义、原因及处理分析该产妇的情况。
4. 剖宫产术后护理交接与安置的要点。
5. 根据新生儿分类为该女婴做出相应诊断,分析其护理措施落实要点。
6. 剖宫产术后产妇的护理及健康教育。
7. 模拟搬运患者、床边交接、新生儿护理等场景

一、案例情境

12 月 27 日 00:46 产妇于硬膜外麻醉下行子宫下段剖宫产术。术中见羊水Ⅲ度,以枕左前位取出一女活婴,重 4 170g,Apgar 评分 10-10 分;胎盘、胎膜自娩完整,宫缩欠佳,予按摩子宫、巧特欣 100μg 静脉滴注,缩宫素 10U 宫体注射并行宫腔填塞纱条压迫后宫缩好转,逐层缝合手术切口。手术过程顺利,术中血压平稳,出血 850ml,尿量 200ml,补液 1 000ml,术后母女均转入母婴同室病房。术后第 2 天产妇肛门已排气,小便自解,产后 24 小时出血 1 085ml,血压 125/85mmHg。术后第 5 天产妇恢复良好,无特殊不适,予以出院。

二、课堂学习流程

1. 角色扮演 根据场景可分别设置产妇、家属、责任护士、手术室人员等角色,模拟以下场景。

(1)产妇以平车运送回室,新生儿以婴儿床推入病房。

(2)责任护士接诊产妇,协助将产妇由平车搬运至病床,并与手术室送诊人员进行交接,完成手术交接记录单、新生儿入室交接单。

(3)责任护士对产妇及家属进行健康教育。

2. 小组讨论

(1)讨论角色扮演中出现的不足,解决产生的疑问。

(2)讨论课前学习清单的内容,并将其注入案例中进行分析。

(3)分析产妇及新生儿的主要护理措施落实重点。

3. 模拟练习 3~4 人一小组,练习产妇搬运、交接、健康教育、新生儿护理等。

4. 总结反馈

(1)学生进行自评和互评。

(2)教师就角色扮演、课前学习的效果、模拟练习等进行反馈。

三、案例学习导引

(一) 案例分析思路

1. 根据“00:46产妇于硬膜外麻醉下行子宫下段剖宫产术”,思考剖宫产术的常用术式及硬膜外麻醉的相关知识。

2. 根据“取出一女活婴,重4 170g,Apgar评分10-10分”,推断新生儿为巨大儿、大于胎龄儿,回顾思考上一节关于影响产程进展因素的讨论中,应加入胎儿因素,进一步延伸到巨大儿的护理中应注意血糖的监测并尽早开奶。

3. 根据术中发现“宫缩欠佳”、“出血850ml”、“产后24小时出血1 085ml”,推断患者发生产后出血,其病因可能是子宫收缩乏力,再联系第一至第三节中患者的入院评估资料及产程进展变化,进一步思考引起宫缩乏力的原因。

4. 根据“予按摩子宫、巧特欣100μg静脉滴注,缩宫素10U宫体注射并行宫腔填塞纱条压迫后宫缩好转”,思考子宫收缩乏力所致产后出血的止血方法。

5. 根据“术后母女均转入母婴同室病房”,思考回病房后如何确保产妇搬运的安全,以及母、婴床边交接的要点。

6. 根据案例中描述的术中情况,思考该患者术后护理要点及产褥期的宣教重点。

(二) 案例学习注意事项

1. 学至本节,该病例相关的信息资料均已获取完整,建议先以时间为轴,总结前三节信息中的关键点(尤其是上一节案例情境中的产程进展过程),与本节结合,分两条主线梳理患者病情变化及妊娠、分娩的过程,便于把控整个案例,培养全局观、整体思维和演绎推理能力,本节课前学习清单的问题更是迎刃而解。

2. 产科的护理交接较为特殊,涉及母、婴两方面。产妇术后搬运时应注意安全、平稳、节力,可参考手术交接单的内容进行交接。注意各交接项目不能仅停留在口头,交接双方应配合完成各交接项目的检查落实,如生命体征应实际测出,各管道及手术切口情况应实际观察评估等;新生儿交接可参考新生儿入室交接单进行,交接时应注意核对、保暖及细致全面的体格检查等。

3. 可将产后出血相关知识与临床实践密切联系起来进行系统的复习和深化:从产后出血的定义出发,结合本节案例中患者术中的情况推断出血的主要病因为子宫收缩乏力,再回顾前三节的案例资料,进一步分析引起子宫收缩乏力的可能原因有:产程长体力消耗大、巨大儿、妊娠期高血压疾病等,这样一步一步不断深入,将案例完全串联起来,疾病被赋予了时间属性,变成了在患者身上不断发展变化的灵活知识,患者也因此变得更加立体。

4. 产后产妇的心理常处于脆弱和不稳定状态,面临着潜意识的内在冲突及初为人母的情绪调整,因此产褥期心理调适和支持非常重要。专业的指导和健康教育可帮助产妇适应母亲的角色,更多参与照顾新生儿,培养自信心。在进行宣教时应考虑产妇及家属的专业背景、对语言的理解和接受程度,尽量使用通俗易懂的语言,且应确认所指导的内容被产妇及家属准确接受并能重复实践。

(三) 学习清单问题解析

1. 剖宫产常见术式及硬膜外麻醉

(1)剖宫产(caesareansection):是指通过剖腹切开子宫、取出胎儿及其附属物的手术,是解决异常分娩和挽救母胎的重要手段。其术式包括子宫下段剖宫产术、子宫体部剖宫产术、腹膜外剖宫产术、经腹腹膜外剖宫产术、新式剖宫产术等。目前临床广泛使用的是子宫下段剖宫产术,多选择子宫下段中上1/3处的横切口,长约10cm。横切口与纵切口相比,孕产妇切口不适感的发生率更低,外观比较美观;纵切口优点是盆腔暴露良好,易掌握与操作,手术时间短。

(2)硬膜外麻醉:是椎管内麻醉的一种,将局麻药注入到硬脊膜外腔产生节段性脊神经阻滞,使其支配的相应区域产生麻醉作用的方法。理论上讲,硬膜外阻滞可用于除头部以外的任何手术。但从安全角度考虑,硬膜外阻滞主要用于腹部及以下的手术,包括泌尿、妇产及下肢手术。在剖宫产手术使用硬膜外麻醉,相较于腰麻而言麻醉平面较易于控制,危险性小。

2. 产时新生儿评估及护理

(1)产时新生儿评估的主要项目包括:全身体格检查、Apgar评分(1分钟、5分钟)(见附录7)。其中,Apgar评分包括心率、呼吸、对刺激的反应、肌张力和皮肤颜色5项,对出生后Apgar评分<7分的新生儿,5分钟再评估1次,直至20分钟。以往把Apgar评分作为判断窒息的标准,即8~10分为正常,4~7分为轻度窒息,0~3分为重度窒息。但随后大量研究证实,单独的Apgar评分不应作为评估低氧或产时窒息以及神经系统预后的唯一指标,尤其是早产儿或存在其他严重疾病时。因此,美国儿科学会(American Academy of Pediatrics,AAP)和妇产科学会(American College of Obstetricians and Gynecologists,ACOG)1996年共同制订了以下窒息诊断标准:①脐动脉血显示严重代谢性或混合性酸中毒,pH<7;②Apgar评分0~3分,并且持续时间>5分钟;③有神经系统表现,如惊厥、昏迷或肌张力低;④多脏器受损。2015年10月AAP/ACOG再次更新《Apgar评分》的政策声明,指出Apgar评分可作为标准的评估工具,描述新生儿出生时的即刻状态,记录从胎儿到新生儿的转变过程;不宜单独使用Apgar评分诊断窒息;Apgar评分不能预测个体的病死率和神经系统不良结果;鼓励使用扩展的Apgar评分表,以便解释同期复苏的干预效果。

(2)新生儿处理重点:①断脐(脐夹或脐圈),可取脐血测血糖;②放至远红外辐射台保暖,清理呼吸道;③消毒脐带断面并妥善包扎,仔细体格检查;④采集足印,在新生儿手、足系信息识别带等。

3. 结合产后出血的定义、原因及处理分析该产妇的情况

(1)依据产后出血的定义:胎儿娩出后24小时内,阴道分娩者出血量≥500ml,剖宫产分娩者出血量≥1 000ml,推断该产妇发生了产后出血。

(2)导致该产妇产后出血的主要原因是子宫收缩乏力,而引起其子宫收缩乏力的可能因素有:①全身因素,产程长体力消耗大、产妇精神过度紧张;②局部因素,巨大儿致子宫肌纤维过度伸展、妊娠期高血压疾病可能引起子宫肌水肿或渗血等。

(3)加强宫缩是子宫收缩乏力所致出血的最迅速、有效的止血方法,包括按摩子宫、应用宫缩剂和宫腔纱布填塞,经上述积极处理无效时,可考虑结扎盆腔血管、髂内动脉或子宫动脉栓塞或切除子宫。

4. 剖宫产术后护理交接与安置要点

(1)产妇交接及安置要点:①手术室护士报告手术名称、术中生命体征及最近一次血压的情况,输血/输液量、尿量及尿色,术后各引流管、输液管、尿管、氧气管、镇痛泵是否通畅、标识及管理要求;②病房护士监测患者的血压、脉搏、呼吸、神志、伤口敷料、各管道情况、皮

肤完整性，填写手术患者核对、交接记录单(见附录8)；③确保产妇安全搬运至病床；④给予心电监护、吸氧，安置好体位、引流管、导尿管及输液管道，观察患者的意识、生命体征、血氧饱和度，患者切口、敷料，引流液的量、色、质，输液是否通畅等。

(2)新生儿交接及安置要点：①将新生儿置于远红外辐射台保暖；②与产房护士共同核对腕带(母亲姓名、住院号、新生儿性别、出生体重等)及出生记录；③进行全身体格检查(尤其脐带、外生殖器、肛门、锁骨、头颅等)，并与产房护士确认，填写新生儿入室交接单(见附录9)；④测量体温与血糖值。

5. 根据新生儿分类为该女婴做出相应诊断，并分析其护理措施落实要点

(1)新生儿分类及诊断：①根据胎龄分类，该女婴于2017年12月27日出生，胎龄41^{+2}周，满37周且未满42周，属于足月儿；②根据出生体重分类，该女婴出生体重>4 000g，属于巨大儿；③根据出生体重和胎龄的关系分类，该女婴出生体重在同胎龄儿平均体重的第90百分位以上，属于大于胎龄儿；④该女婴母亲患有妊娠期高血压疾病，且女婴为巨大儿，因此属于有可能发生危重情况需要密切观察的新生儿，即高危儿。

(2)护理措施落实要点(见附录10)：①保暖，保持呼吸道通畅；②测量血糖，低血糖者可给予10%葡萄糖，常规注射Vit K_1；③皮肤护理(沐浴、脐部护理、臀部皮肤护理)；④监测体重、大小便及黄疸情况；⑤早吸吮、早哺乳，提倡母乳喂养、按需哺乳；⑥新生儿疾病筛查(听力、遗传代谢病等)；⑦接种乙肝疫苗及卡介苗；⑧确保新生儿安全，促进母婴感情建立。

6. 剖宫产术后产妇的护理及健康教育

(1)常规监测：生命体征(尤其血压、体温)、宫缩情况及宫底高度、阴道出血情况(宫腔填塞纱布条24小时内取出，注意抗感染)、腹壁切口及恶露观察(见附录11)。

(2)运动指导，预防血栓形成：鼓励产妇尽早下床活动，可根据其有无血栓形成的高危因素，个体化选择穿戴弹力袜、预防性应用间歇充气装置、补充水分以及皮下注射低分子肝素等措施。

(3)监测入量、尿量及水肿情况，术后次日遵医嘱拔除导尿管，指导产妇自行排尿。

(4)切口疼痛的管理(镇痛泵使用指导)。

(5)会阴护理。

(6)乳房护理及乳汁分泌的观察，母乳喂养指导。

(7)根据术后血压变化情况进行相应饮食指导。

(8)心理护理。

【课后作业】

1. 以小组为单位，根据临床需求设计术后母、婴护理交接记录单，并上传至课程网络平台论坛版块，由学生最终投票选出最全面、合适的护理交接单。

2. 查阅相关文献，思考新生儿何时断脐最为合适？试对原因做简要陈述。

(唐慧婷)

第三章

急性白血病患儿的护理

案例简介

乐乐,女,3岁。因"间断发热1个月余,血常规显示血小板、血红蛋白低,白细胞、淋巴细胞高,幼稚淋巴细胞多"收入院。入院第2天行骨髓穿刺,确诊为急性淋巴细胞白血病。医嘱予VDLD方案(泼尼松、长春地辛、柔红霉素、天冬酰胺酶)诱导化疗,腰椎穿刺鞘内注射(甲氨蝶呤、地塞米松和阿糖胞苷)预防中枢神经系统白血病,保肝护胃止吐(谷胱甘肽、奥美拉唑、昂丹司琼)及水化碱化等对症处理,定期复查血常规、凝血功能、血淀粉酶等。化疗期间,患儿有明显恶心、呕吐,出现口腔溃疡,血小板、血红蛋白减少,医嘱予止吐、抗感染、输注单采血小板及悬浮红细胞等处理。

患儿行2005-ALL诊断治疗方案序贯治疗八个月余。近日,患儿主诉腰痛,复查骨髓涂片示骨髓增生活跃,以淋巴细胞系统异常增生为主,原幼淋占72.8%,ALL(复发),医生建议行造血干细胞移植治疗。患儿父亲与患儿配型成功,医嘱予BUCY(白消安+环磷酰胺)、环孢素、甲氨蝶呤、左氧氟沙星、前列地尔等移植前预处理;营养、电解质平衡等对症支持。移植手术顺利,出院随访。

第一节 入院接诊与护理评估

【学习目标】

1. 识记 白血病的概念、分类。
2. 理解 急性白血病的可能病因及发病机制、临床表现、辅助检查。
3. 应用

(1)根据患儿具体情况进行入院处置,注意人文关怀。

(2)运用良好沟通交流技巧正确评估患儿病情并完成身体评估。

(3)完成相关护理记录单的填写。

(4)根据收集到的资料,分析患儿目前存在的主要护理问题,并制订针对性的护理计划。

课前学习清单

1. 白血病的概念、分类。
2. 急性白血病的主要临床表现。
3. 急性白血病的确诊依据。
4. 急性白血病患儿入院接待和处置要点。
5. 急性白血病患儿入院评估要点。
6. 进行患儿接诊、问诊、体格检查等练习。

一、案例情境

患儿,乐乐,女,3岁。因“间断发热1个月余,血常规显示血小板、血红蛋白低,白细胞、淋巴细胞高,幼稚淋巴细胞多”收入院。

(一)病史评估

患儿一个月前无明显诱因出现间断发热,体温最高39℃。地方诊所予以药物退热治疗,具体不详。体温可降至正常,1~2天后体温又有反复,热起时偶诉“腿痛”。一周前,当地医院查血常规,显示血小板、血红蛋白低,白细胞、淋巴细胞高,幼稚淋巴细胞多,予以“头孢丙烯、地塞米松”治疗,体温未降。现为进一步诊治收住入院。病程中患儿食欲一般,睡眠、大小便正常。既往体健。无过敏史及家族史。该患儿 G_1P_1,足月顺产,母孕期无异常。出生体重2 500g,身长50cm。母乳喂养至1周岁,6月始添加辅食。身高、体重、运动、语言等发育正常,按时预防接种,睡眠、排泄、卫生等习惯良好。因为当地医生推测患儿可能是白血病,父母非常担心。患儿有医保。

(二)身体评估

T 37.5℃,P 112次/min,R 25次/min,BP 90/60mmHg,身高100cm,体重15kg。患儿精神欠佳,营养中等,面色苍白,步入病房,查体合作。颈部有数个出血点,浅表淋巴结未及肿大;双肺呼吸音粗,未及干湿啰音;肝肋下5cm,质中等;脾脏肋下10cm,质中等。

(三)实验室及其他检查

血常规:C反应蛋白42.00mg/L,白细胞计数 21.29×10^9/L,中性粒细胞12.10%,中性粒细胞计数 2.58×10^9/L,血红蛋白74g/L,血小板计数 38×10^9/L。

生化:电解质正常,肝肾功能正常,乳酸脱氢酶4 818U/L。

凝血五项:凝血酶原时间13.60秒,部分凝血活酶活化时间31.40秒,纤维蛋白原3.86g/L,凝血酶时间18.00秒,D-二聚体0.27mg/L。

二、课堂学习流程

1. 角色扮演　根据场景分别设置患儿、父母、办公护士、责任护士等角色,模拟以下场景。

(1)办公护士接到新患儿入院电话通知后,根据患儿情况通知相关人员;责任护士根据患儿情况做好迎接新患儿入院的准备。

(2)办公护士和责任护士接诊并安置患儿。

(3)责任护士对患儿进行病史资料采集。

2. 小组讨论

(1)讨论角色扮演中出现的不足,解决产生的疑问。

(2)讨论课前学习清单第1~3点的内容,并将其注入案例中进行分析。

(3)汇报病史采集的资料,整理护理评估的思路。

3. 模拟练习 分小组进行练习患儿接诊、病史评估、身体评估等内容。

4. 总结反馈

(1)学生进行自评和互评。

(2)教师就接诊过程和内容、病史汇报、护理评估的思路等进行反馈。

三、案例学习导引

(一)案例分析思路

1. 根据“患儿,乐乐,女,3岁。因间断发热1个月余,血常规显示血小板、血红蛋白低,白细胞、淋巴细胞高,幼稚淋巴细胞多收入院”,及“当地医生推测患儿可能是白血病”可以思考白血病患儿接诊有什么特殊之处,以及急性白血病的概念、临床表现和确诊依据。

2. 根据“患儿 G_1P_1,足月顺产,母孕期无异常。出生体重2 500g,身长50cm。母乳喂养至1周岁,6月始添加辅食。身高、体重、运动、语言等发育正常,按时预防接种,睡眠、排泄、卫生等习惯良好”,可以思考不同年龄阶段的儿童病史问诊与成人有什么不同。

3. 根据“T 37.5℃,P 112次/min,R 25次/min,BP 90/60mmHg,身高100cm,体重15kg”,可以思考不同年龄阶段的儿童生命体征及身高体重的测量方法与正常值,并与成人进行比较,引申思考患儿的身体评估与成人比较有什么不同。

(二)案例学习注意事项

1. 这是一个关于儿童的护理案例,所以在学习的过程中,要始终关注到儿童的特点,且不同年龄有其各自的特点,在沟通能力、配合程度、体格测量指标上都可能会有差异。多数患儿不能清楚地描述自己的不适,需要耐心询问,仔细观察;如果家长代述,在患儿能够理解的范围内应进行确认。如果患儿不能配合,首先要消除其紧张心理,尽量让患儿家长陪在其身边。婴幼儿体检时,可以由父母抱着进行,不强求躺在床上,且体检顺序根据患儿配合程度灵活掌握。患儿的隐私也需要保护。

2. 在儿科,护士更多的是跟家长进行沟通交流,只有建立良好的护患关系,才能更好地收集患儿资料,进行疾病知识的宣教,从而提高护理质量;家长的不良情绪如焦虑、恐惧等,也会影响患儿。所以,做好家长的心理护理非常重要。

3. 入院接诊与护理评估是护理专业学生的基本功,需要反复多次练习方能熟练运用。课前主动学习和模拟,带着问题进课堂,可以提高课堂效率和学习效果。

(三)学习清单问题解析

1. 白血病的概念、分类

(1)概念:白血病(leukemia)是造血组织中某一血细胞系统过度增生,浸润到各组织和器官,从而引起一系列临床表现的恶性血液病。白血病是儿童时期最常见的恶性肿瘤。

(2)分类:根据白血病细胞的成熟程度和自然病程,将白血病分为急性和慢性两大类。

急性白血病的细胞分化停滞在较早阶段，多为原始细胞及早期幼稚细胞，病情发展迅速，自然病程仅几个月。慢性白血病的细胞分化停滞在较晚的阶段，多为较成熟幼稚细胞和成熟细胞，病情发展缓慢，自然病程为数年。儿童以急性白血病多见，占 90%～95%。

根据增生的白细胞种类可将急性白血病分为急性淋巴细胞白血病和急性非淋巴细胞白血病或急性髓细胞白血病两大类。慢性白血病则分为慢性髓细胞白血病、慢性淋巴细胞白血病及不常见类型白血病，如毛细胞白血病、幼淋巴细胞白血病等。儿童以急性淋巴细胞白血病（acute lymphoblastic leukemia，ALL，简称急淋）发病率最高，占 70%～85%。

2. 急性白血病的主要临床表现

(1)起病情况：大多患儿起病较急。多数患儿早期可有面色苍白、精神不振、乏力、食欲低下、鼻出血和（或）牙龈出血等症状；少数患儿以发热和类似风湿热的骨、关节疼痛为首发症状。

(2)主要临床表现

1)发热：多数患儿起病时即有发热，热型不定，一般不伴寒战，抗生素治疗无效。

2)贫血：出现较早，并随病情发展进行性加重，表现为苍白、乏力、活动后气促等。

3)出血：以皮肤、黏膜出血多见，表现为紫癜、瘀斑、鼻出血、牙龈出血、消化道出血和血尿。偶有颅内出血，是引起死亡的重要原因之一。

4)白血病细胞浸润引起的症状和体征：肝、脾、淋巴结大，可有压痛；纵隔淋巴结肿大时可出现呛咳、呼吸困难和静脉回流受阻等压迫症状。骨、关节疼痛多见于急淋患儿，约 25%患儿为首发症状。白血病细胞侵犯脑实质和（或）脑膜时即导致中枢神经系统白血病（central nervous system leukemia，CNSL），出现头痛、呕吐、嗜睡、视盘水肿、惊厥甚至昏迷、脑膜刺激征等表现；浸润脊髓可致截瘫，脑脊液中可发现白血病细胞；浸润眶骨、颅骨、胸骨、肋骨或肝、肾、肌肉等组织出现肿块，因肿块颜色淡绿，呈圆形隆起似瘤，由此命名为“绿色瘤”；也可浸润皮肤、睾丸、心脏等组织器官而出现相应的症状、体征。

该患儿有发热，且抗生素治疗无效；有贫血，面色苍白，血红蛋白 74g/L；有出血，颈部有数个出血点，血小板计数 38×10^9/L，凝血五项异常；有白血病细胞浸润引起的体征，肝肋下 5cm，质中等；脾脏肋下 10cm，质中等。

3. 急性白血病的确诊依据　骨髓检查是确立诊断和判定疗效的重要根据。典型的骨髓象为白血病原始和幼稚细胞极度增生，幼红细胞及巨核细胞减少，少数患儿表现为骨髓增生低下。

4. 急性白血病患儿入院接待和处置要点

(1)患儿入院流程（见附录 12）。

(2)入院接待和处置要点

1)办公护士接到患儿入院通知的电话时，问清初步诊断及病情严重程度。如果是儿童专科医院，则根据患儿具体情况，安排白血病患儿住在血液科的重症监护病房或普通病房；如果是综合性医院的儿科，则安排在重症监护病房或非感染病房。本案例患儿可安排在普通病房或非感染病房。接电话后，准备床头卡或维护电子显示屏信息、新病历，通知责任护士准备迎接患儿。患儿来科室后，打印并帮助其佩戴腕带，通知责任护士和管床医生接诊，测量其身高和体重，通知工人送开水。

2)责任护士根据情况准备床单元和病员服。妥善安置患儿，核对床头卡信息，进行入院宣教和护理评估,填写儿童入院护理评估单儿科(见附录13)、跌倒/坠床、压疮评估表(见附录14)、健康教育记录单(见附录15)、患者营养异常评估记录单(见附录16)等。本案例患儿3岁,目前病情平稳,无需准备特殊物品。需要注意的是,护士应立即教会家长床栏的使用,预防患儿坠床。

5. 急性白血病患儿入院评估要点 入院评估可通过询问患儿、家属或陪同人员(主观资料),查阅以往的检查资料(客观资料)或以往病历/门诊病历来获取患儿病情相关的信息。

(1)病史评估:除了询问患儿的现病史、既往史、过敏史、家族史以外,还需要询问个人史,包括:出生史(<3岁者)、喂养史(有无营养障碍、消化系统疾病)、生长发育史、免疫接种史、生活史等。根据不同年龄及健康问题各有侧重。本案例患儿3岁,个人史方面应详细询问,以了解患儿有无先天不足或家长育儿方面有无缺陷。患儿及家长的心理状态也需密切关注,应了解其对疾病的认识和对护理的要求,以及家庭经济状况等。

(2)身体评估:除生命体征外,评估重点有面色(有无贫血貌)、皮肤、黏膜(有无出血)、肝、脾、淋巴结(有无浸润)等。

儿童的一些测量指标会随着年龄增长而变化,如呼吸、脉搏、血压、体重、身高(长)等;根据患儿病情、年龄不同,还可能需要测量头围、胸围、前囟、坐高等。

1)体温:根据患儿的年龄和病情选择测温方法。能配合的年长儿可测口温,37.5℃以下为正常;腋温也可测量,36~37℃为正常;肛温较准确,但对患儿刺激大,36.5~37.5℃为正常,但不适合腹泻患儿;用耳温计在外耳道内测温,20秒左右可显示体温,较准确,适用范围广,但仪器较贵。

2)呼吸和脉搏:应在患儿安静时测量。年幼儿以腹式呼吸为主,可观察腹部起伏计数。呼吸过快不易看清者可用听诊器听呼吸音计数,还可用少量棉花纤维贴近鼻孔边缘,观察棉花纤维摆动计数。除呼吸频率外,还应注意呼吸的节律及深浅。年幼儿腕部脉搏不易扪及,可计数颈动脉或股动脉搏动,也可通过心脏听诊测得。各年龄阶段呼吸和脉搏正常值见表3-1。

表3-1 各年龄阶段呼吸和脉搏正常值

年龄	呼吸(次/min)	脉搏(次/min)	呼吸:脉搏
新生儿	40~45	120~140	1:3
1岁以下	30~40	110~130	1:3~1:4
1~3岁	25~30	100~120	1:3~1:4
4~7岁	20~25	80~100	1:4
8~14岁	18~20	70~90	1:4

3)血压:根据患儿不同年龄选择不同宽度的袖带,宽度应为上臂长度的1/2~2/3。年幼儿血压不易测准确。新生儿及小婴儿可用心电监护仪或简易潮红法测定。不同年龄的血压正常值可用公式推算:收缩压(mmHg)=80+(年龄×2),舒张压为收缩压的2/3。

4)体重:1~12岁体重(kg)=年龄(岁)×2+8

身高:2~12岁身高(cm)=年龄(岁)×7+75

(3)实验室及其他检查:需要关注的有血常规、骨髓象及凝血功能等。

(四)入院护理评估的思维导图

急性白血病患儿入院护理评估的思维导图见图3-1。

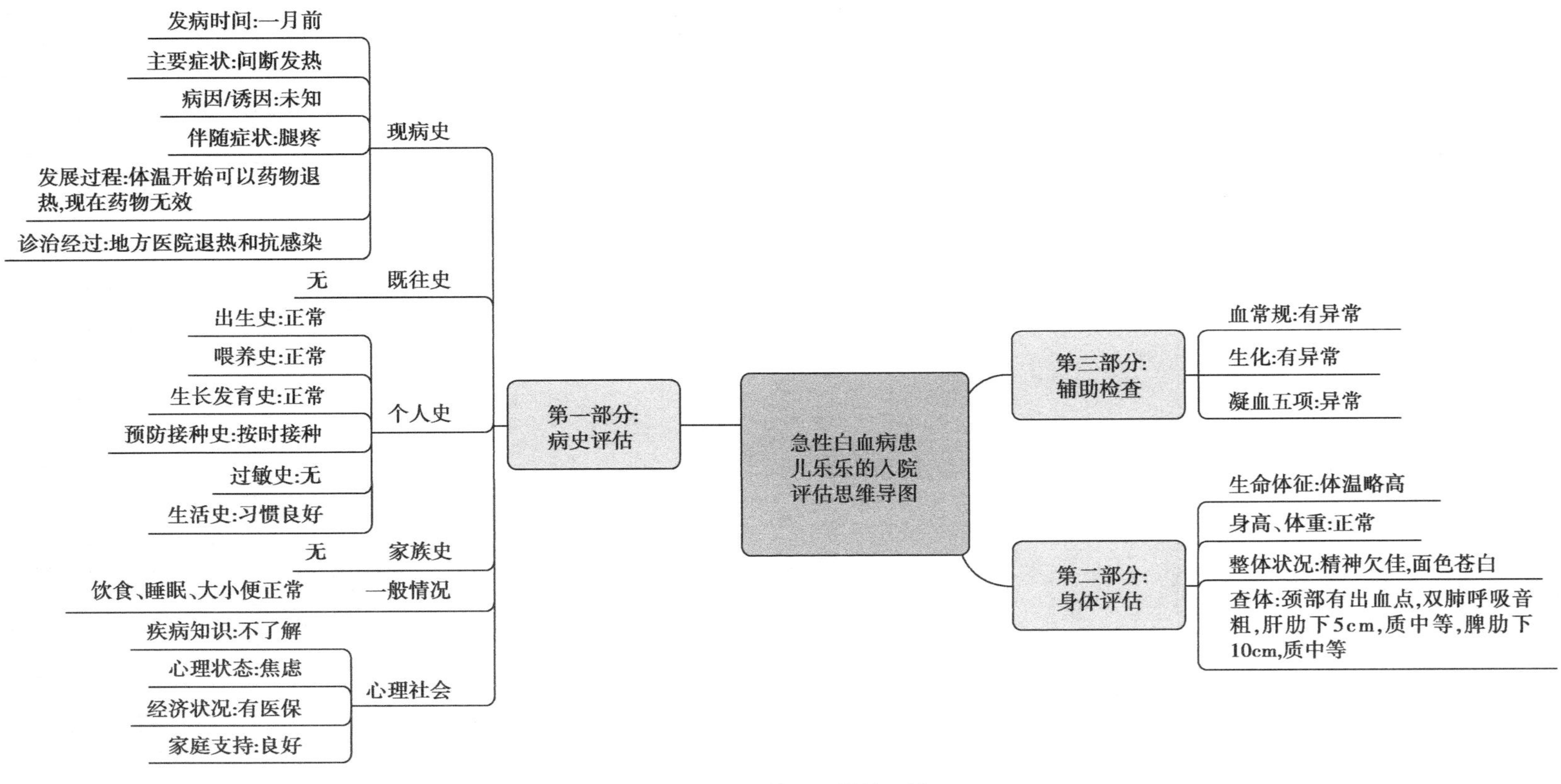

图 3-1　乐乐入院护理评估的思维导图

【课后作业】

根据收集到的资料,制订患儿的护理计划。

第二节 病情观察与护理

【学习目标】

1. 识记

(1)白血病的分型依据。

(2)骨髓穿刺和腰椎穿刺的部位。

2. 理解

(1)白血病分型的意义。

(2)急性白血病患儿的治疗方案。

3. 应用

(1)及时、准确地执行医嘱,正确给药。

(2)骨髓穿刺和腰椎穿刺的术前指导和心理护理。

(3)根据病情观察,采取正确有效的护理措施。

课前学习清单

1. 白血病的分型依据及其意义。
2. 血型和输血前检查的目的。
3. 患儿骨髓穿刺的常见部位、穿刺的术前及术后指导。
4. 患儿腰椎穿刺的部位、穿刺的术前及术后指导。
5. 该患儿低脂饮食的原因。
6. 各药物使用的目的及常见副作用。
7. PICC 的中文全称及置管后的护理要点。
8. 该患儿的病情观察要点。
9. 练习运用沟通技巧,向患儿及家长介绍骨髓穿刺及腰椎穿刺的配合及术后注意事项。

一、案例情境

入院第 2 天行骨髓穿刺,骨髓涂片示 ALL(原幼淋 93.6%),流式免疫分型示 B-ALL。结合病史及临床表现,诊断为急性淋巴细胞白血病(B 细胞性)。患儿血型为 B 型 RH(+)、输血前检查示乙型肝炎表面抗体(+)。医嘱予:Ⅰ级护理、卧床、低脂饮食、PICC 置管;VDLD

方案诱导化疗，患儿体表面积 0.6m^2，泼尼松 40mg/m^2（用 24mg），d1~8；泼尼松 45mg/m^2（用 27mg），d8~29；长春地辛 3mg/m^2（用 1.8mg），d8、d15、d22、d29；柔红霉素 25mg/m^2（15mg），d8、d15；天冬酰胺酶 6 000U/m^2（用 3 600U），d8、d10、d12、d14、d16、d18、d20、d22；予腰穿鞘注（甲氨蝶呤 9mg+地塞米松 2.5mg+阿糖胞苷 25mg+生理盐水 6ml）预防中枢神经系统白血病，给予谷胱甘肽、奥美拉唑、儿童维 D 钙咀嚼片、昂丹司琼、水化碱化等对症处理。定期复查血常规、凝血功能、血淀粉酶等。

二、课堂学习流程

1. 角色扮演　根据场景可分别设置患儿、家长、责任护士等角色，模拟以下场景。

（1）向患儿及家长介绍骨髓穿刺的配合及术后注意事项。

（2）向患儿及家长介绍腰椎穿刺的配合及术后注意事项。

2. 小组讨论

（1）讨论角色扮演中出现的不足，解决产生的疑问。

（2）讨论课前学习清单第 1~2 及第 5~8 点的内容，并将其注入案例中进行分析。

3. 模拟练习　练习 PICC 的日常维护。

4. 总结反馈

（1）学生进行自评和互评。

（2）教师就角色扮演、课前学习的效果、模拟练习等进行反馈。

三、案例学习导引

（一）案例分析思路

1. 根据“入院第 2 天行骨髓穿刺”，思考骨髓穿刺的部位、术前及术后指导。

2. 根据“骨髓涂片示 ALL（原幼淋 93.6%），流式免疫分型示 B-ALL”，思考分型的依据及意义。

3. 根据“患儿血型为 B 型 RH（+）、输血前检查示乙型肝炎表面抗体（+）”，思考这些检查的目的及意义。

4. 根据“低脂饮食”，思考低脂饮食的原因。

5. 根据“PICC 置管”，思考 PICC 是什么以及置管后的护理。

6. 根据医嘱中的药物，思考这些药物的作用及副作用，使用过程中的护理措施有哪些。

7. 根据“腰穿鞘注”，思考腰椎穿刺的部位、术前及术后指导。

（二）案例学习注意事项

1. 本节侧重在医嘱的执行上，应了解所有医嘱的目的及意义，所用药物的作用及常见副作用，以及用药过程中的注意事项，及时、准确地执行医嘱。

2. 本节角色扮演重点是介绍腰穿及骨穿的配合及术后注意事项，目的是学生们在掌握腰穿及骨穿操作流程的前提下，锻炼其与患儿、家长沟通交流的能力。

3. 只要求学生们掌握 PICC 置管后住院期间的日常护理，不要求掌握置管方法。置管方法待其在熟练掌握静脉输液后再做要求。

4. 在执行医嘱的同时，应注意病情观察，应结合第一节的病史回顾以及制订的护理计划对患儿进行护理。

（三）学习清单问题解析

1. 白血病的分型依据及其意义　目前，常采用形态学（M）、免疫学（I）、细胞遗传学（C）、分子生物学（M），即MICM综合分型，更有利于指导治疗和判断预后。

2. 血型和输血前检查的目的　白血病患儿因为有贫血、出血等倾向，需要输注血制品的概率较高，所以要提前准备。输血前检查便于确认或排查输血相关感染，包括乙肝表面抗原（HBsAg）、表面抗体（抗-HBs）、e抗原（HBeAg）、e抗体（抗-HBe）、核心抗体（抗-HBc），丙型肝炎病毒抗体（抗-HCV），人类免疫缺陷病毒HIV1+2型抗体（抗-HIV）及梅毒螺旋体抗体（抗-TP）等检测。

3. 患儿骨髓穿刺的常见部位、穿刺的术前及术后指导

（1）患儿骨髓穿刺的常见部位：根据患儿年龄、病情及合作程度，常用部位有髂后上棘、胸骨、胫骨、腰椎棘突。

【知识拓展】

髂后上棘骨穿流程

患儿俯卧于操作台上，腰腹部垫一软枕，头偏向一侧，双上肢平放于头的两侧，双腿自然伸直，脚尖相对。以右侧髂后上棘为穿刺点，常规消毒、戴手套、铺巾，2%利多卡因局部浸润麻醉，左手固定局部皮肤，右手持穿刺针垂直进针，抽取0.1ml骨髓涂片送检，另取外周血涂片对照送检，局部消毒，纱布覆盖。

资料来源：

陈红.中国医学生临床技能操作指南[M].2版.北京：人民卫生出版社，2014.

（2）术前指导：①简单介绍骨穿流程和目的（可从白血病确诊依据、治疗方案制订及调整的依据、骨髓造血功能状况的观察、疾病预后判断等方面展开），解答患儿及家长的疑惑；②帮助患儿掌握正确的体位；③告知疼痛的程度，消除紧张心理；④必要时，给患儿及家长观看骨穿视频和图片，参观骨穿检查室（熟悉环境），家长术中陪伴等。

（3）术后指导：①至少卧床休息30分钟；②24小时内避免淋浴，3天内穿刺部位不接触水，保持局部皮肤清洁干燥，以免感染。

4. 患儿腰椎穿刺的部位、穿刺的术前及术后指导

（1）患儿腰椎穿刺的部位：腰椎4~5椎间隙。

【知识拓展】

腰穿及鞘注流程

患儿左侧卧位于操作台上，双手抱膝呈弓状，以腰椎4~5椎间隙为穿刺点，常规消毒、戴手套、铺巾。局麻后，左手固定局部皮肤，右手持穿刺针垂直进针，两层突破感后拔出针芯，见较清亮脑脊液流出，计1分钟滴数，留取脑脊液常规、生化及膜式病变送检，经穿刺针注入化疗药物。拔出穿刺针，局部消毒，纱布覆盖。

资料来源：

陈红.中国医学生临床技能操作指南[M].2版.北京：人民卫生出版社，2014.

(2)术前指导:①简单介绍腰穿流程和目的(是诊断中枢神经系统白血病的依据;对于无明显中枢神经系统白血病表现的患儿,仍需按治疗方案预防性地给予鞘内注射化疗药物;对于明显合并中枢神经系统白血病的患儿,更应定期腰穿并鞘内化疗。这是因为在血管与脑脊液膜间存在着一种天然的组织屏障——血-脑屏障,致使大多数经血管内给予的全身性化疗药物,难以自由通过此屏障并在脑脊液中达到有效的治疗浓度,从而使中枢神经系统成为白血病细胞的"庇护所"及复发根源)。②帮助患儿掌握正确的体位。③告知疼痛的程度,消除紧张心理。④必要时家长术中陪伴。

(3)术后指导:①去枕卧床休息 4~6 小时,不可坐起或抱起,防止因颅内压力变化引起头痛、恶心、呕吐等不适;必要时,头部及腰部同时垫薄枕(3~5cm),以增加舒适感。②多饮水。③保持穿刺局部皮肤清洁、干燥。

5. 该患儿低脂饮食的原因　该患儿在诱导缓解期使用了左旋天冬酰胺酶(L-ASP)。L-ASP 可直接损害胰腺腺泡,使得胰酶逸出、激活,引起胰腺组织分解破坏及自身消化,从而导致胰腺炎发生;而进食高蛋白、高脂肪食物或暴饮暴食可以诱发胰腺炎。故用药期间,应严格低脂饮食,保持饮食量及质的稳定,少量多餐,避免暴饮暴食,监测血淀粉酶。

6. 各药物使用的目的及常见副作用　见表 3-2。

表 3-2　患儿所使用药物的主要作用及常见副作用

药物	主要作用	常见副作用
泼尼松	溶解淋巴细胞	高血压、库欣综合征、骨质疏松、感染等
长春地辛	微管蛋白抑制药,阻滞细胞分裂,干扰蛋白质合成	神经毒性、骨髓抑制、胃肠道反应、局部刺激等
柔红霉素	与 DNA 形成复合物,抑制 DNA 和 RNA 合成,特别是 mRNA 合成	骨髓抑制、心脏毒性、胃肠道反应等
天冬酰胺酶	分解门冬酰胺,抑制淋巴细胞白血病细胞生长	超敏反应、胰腺炎、氮质血症、出血、低蛋白血症、肝损害等
甲氨蝶呤	叶酸拮抗药,阻止四氢叶酸生成,抑制 DNA、RNA 和蛋白质合成	骨髓抑制、胃肠道毒性(口腔炎、胃炎、腹泻等)、肝损害、脱发、皮疹和红斑等
地塞米松	溶解淋巴细胞	高血压、库欣综合征、骨质疏松、感染等
阿糖胞苷	嘧啶拮抗药,抑制 DNA 合成	骨髓抑制、胃肠道反应等
还原型谷胱甘肽	护肝药,解毒,参与多个代谢活动,促进胆酸代谢,抗氧化	不良反应少,偶有突发性皮疹
奥美拉唑	抑制胃酸分泌	胃肠道反应、头痛、口干等
儿童维 D 钙咀嚼片	钙补充剂	便秘,服用过量可致高血钙、碱中毒及肾功能不全等
昂丹司琼	止吐药,选择性阻断 5-羟色胺 3(5-HT3)受体	头痛、头晕、便秘、腹泻等

7. PICC 的中文全称及住院期间置管后的护理要点 PICC 中文全称：经外周静脉穿刺置入中心静脉导管（peripherally inserted central catheters，PICC）。是由外周静脉（贵要静脉、肘正中静脉或头静脉）穿刺插入，其尖端定位于上腔静脉或锁骨下静脉的导管，用于为患者提供中期至长期的静脉输液（7 天～1 年）。住院期间的日常护理：

（1）置管后 24 小时需更换一次敷贴，以后每周更换一次敷贴、肝素帽，如有潮湿或敷贴卷边应及时更换。换药时观察并记录体外导管的刻度，顺静脉回流方向除去旧有贴膜，导管蓝色部分不能使用乙醇或含乙醇消毒液消毒，选择碘伏消毒，妥善固定导管。禁止将导管体外部分人为地移入体内。

（2）输液前先抽回血确认导管位于静脉内，再予生理盐水 10ml 或 20ml 脉冲式冲管。禁止使用小于 10ml 的注射器冲管。

（3）每次输液后用 10ml 或 20ml 生理盐水连续脉冲冲管并正压封管，禁止用静脉点滴或普通静脉推注的方式冲管和封管。

（4）输血、输脂肪乳等黏滞性药物后应立即用 20ml 生理盐水脉冲冲管，再接其他输液。

（5）经常观察输液速度，若发现流速明显降低时应及时查明原因并妥善处理。

8. 该患儿的病情观察要点

（1）化疗反应，有无恶心、呕吐、脱发、骨髓抑制等。

（2）注意化疗药物是否正确配制和给药，静脉用药者注意有无外渗。

（3）感染征象，如体温、口腔及皮肤情况。

（4）其他，定期监测血压、血常规、生化、凝血功能、血淀粉酶等，观察有无出血倾向、贫血等表现。

【课后作业】

思考题：腰穿后是否需要去枕平卧 4~6 小时？

第三节 化疗不良反应的观察和护理

【学习目标】

1. 理解

（1）成分输血在化疗患儿支持治疗中的作用。

（2）化疗药物与呕吐风险评估。

2. 应用

（1）正确判断口腔黏膜炎的分级，给予对症处理。

（2）根据血常规的报告，判断给予患儿的输血类型。

（3）在学习输血操作流程后能够正确完整地演示其临床技能。

(4)能判断患儿恶心、呕吐分级,在止吐药物控制的基础上联合使用非药物干预措施,正确处理呕吐物。

(5)能有计划、有效果地为家属提供造血干细胞移植的健康宣教。

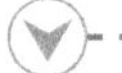

课前学习清单

1. 输血查对制度,输注多种血制品的顺序。
2. 成分输血,白血病骨髓移植期输血指征。
3. 口腔黏膜炎的评估分级及日常护理。
4. 根据化疗药物的致吐风险,评估一个特定方案的潜在致吐程度。
5. 根据患儿化疗后恶心、呕吐的分级,采取协同管理预防恶心、呕吐。
6. 不同年龄段患儿的疼痛评估量表。
7. 诱导缓解化疗结束后出院指导的内容。
8. 造血干细胞移植的健康宣教。

一、案例情境

患儿化疗期间,恶心、呕吐明显,化疗第 5 天口腔上颚黏膜出现溃疡,患儿主诉疼痛,进食减少,医嘱予银尔通、制霉菌素漱口及抗感染等治疗。化疗期间每天复查血常规,血常规示血小板 24×10^9/L,血红蛋白 65g/L,医嘱予输注 B^+单采血小板 10U,B^+悬浮红细胞 1U。第一个诱导化疗结束时,予骨髓穿刺检查,骨髓报告示完全缓解(complete remission,CR),予以出院。

患儿行 2005-ALL 诊断治疗方案有序化疗八个月余。近日,患儿主诉腰痛,复查血常规示 C 反应蛋白(CRP)40mg/L,白细胞计数 6.65×10^9/L,中性粒细胞百分比 25.5%,血红蛋白 119g/L,血小板 45×10^9/L。骨髓涂片示:骨髓增生活跃,以淋巴细胞系统异常增生为主,原幼淋占 72.8%,急性淋巴细胞性白血病(acute lymphoblastic leukemia,ALL)复发。医生建议行造血干细胞移植治疗。患儿家属询问什么是造血干细胞移植?预后怎样?

二、课堂学习流程

1. 角色扮演

(1)根据场景分别设置责任护士、治疗护士,患儿、家属等角色,模拟以下场景。

1)输血科电话通知取血,立即去输血科核对取血。

2)血袋入室,双人核对,准备用物去患儿床边。

3)患儿床边输血过程。

4)输血完成后的用物处理,并完成记录。

(2)根据场景分别设置责任护士、医生、家属等角色,模拟以下场景。

1)患儿骨髓报告示白血病复发,医生告诉患儿家属,家属痛哭流涕。

2)责任护士巡视病房发现家属的情绪变化,对家属的悲伤、绝望情绪给予安抚。

3）责任护士与医生沟通，了解下一步的治疗方案，并和医生一起将治疗方案告知家属。

4）对家属进行造血干细胞移植的健康宣教。

2. 小组讨论

（1）讨论角色扮演中出现的不足，解决产生的疑问。

（2）讨论课前学习清单第1、2、8内容，并将其注入案例中进行讨论。

3. 模拟练习 3~4人一组，练习输血过程，健康宣教。

4. 总结回馈

（1）学生进行自评和互评。

（2）教师就角色扮演、课前学习的效果、模拟练习等进行反馈。

三、案例学习导引

（一）案例分析思路

1. 根据案例中提供的患儿“恶心、呕吐”，由此考虑患儿发生了化疗药物的不良反应，应结合第二节化疗药物的不良反应对药物的副作用有更进一步的了解，并引申出化疗药物致吐风险分级、恶心呕吐分级及协同管理方法。

2. 根据案例中提供的“患儿口腔上腭黏膜出现溃疡，主诉疼痛”，由此可以思考“化疗导致口腔黏膜炎的主要原因，病史评估中疼痛是否影响食欲，口腔黏膜炎的分级和对症处理”。

3. 根据案例中提供的“患儿血常规提示血小板 24×10^9/L，血红蛋白65g/L”，患儿处于化疗后骨髓抑制期，由此思考“输血指征和成分输血对白血病患儿的意义”。

4. 患儿主诉口腔溃疡处疼痛，由此考虑儿童疼痛评分的特点，和成人有什么不同。

5. 急性淋巴细胞白血病复发，医生建议行造血干细胞移植。移植的建议对家属产生什么样的心理反应，对于家属的焦虑心理，护士应该如何换位思考，有效沟通。

（二）案例学习注意事项

1. 结合第二节化疗药物的副作用，本节重点关注化疗所致恶心、呕吐（chemotherapy-induced nausea and vomiting，CINV），它是儿童肿瘤治疗过程中常见的不良反应。CINV的发生主要取决于所使用抗肿瘤药物的致吐潜能，包括高度、中度、低度和轻微四个致吐风险等级。对化疗药物致吐等级的掌握，可使护士预见性采取护理措施，预防和缓解恶心、呕吐的发生。

2. 化疗对造血功能的影响会导致贫血、血小板的减少，此时可通过输血给予支持治疗。成分输血针对性地输入患儿所需成分，其临床操作流程的正确性决定了输血支持治疗的安全性和有效性。

3. 接受化疗后患儿出现骨髓抑制，同时细胞毒性药物治疗使患儿口腔黏膜受到损害，导致口腔黏膜炎，影响口腔功能，使患儿说话、进食受限，甚至出现严重疼痛。由此衍生出患儿口腔黏膜炎的评估、疼痛的评估及护理。

4. 角色扮演中，家属的扮演者可表现出焦虑、烦躁、接受过程。通过换位思考家属的心理改变，洞察家属的心理需求，灌输移植知识和过程，给予有效的护理支持。

（三）学习清单问题解析

1. 输血查对制度，输注多种血制品的顺序

（1）输血查对制度

1）在血库核对：①输血记录单与临床用血取血单核对，就诊卡号、住院号、病区、床号、姓

名、年龄、性别、血型、Rh 血型、血型复核结果、血液类型、血量;②输血记录单与血袋标签核对,病区、床号、姓名、年龄、性别、住院号、血袋号、产品码、血型、Rh 血型、血液类型、血量、交叉配血结果;③检查血液的有效期、血液的外观质量、配血条是否完整。

2)回科室核对:①护士或医生双人核对,晚夜间可请值班护士长核对;一人朗读输血记录单的相关内容,一人核对血袋标签(病历)上相应内容。②检查血液外观质量、血袋上采血日期和配血条是否完整。③输血记录单与血袋标签核对:病区、床号、姓名、年龄、性别、住院号、血袋号、产品码、血型、Rh 血型、血液类型、血量、交叉配血结果。④输血记录单与病历核对:床号、姓名、住院号。⑤核对后两人签署全名于输血记录单;原则上,血液出库后应立即输注。

3)输血前核对:①双人携带输血记录单、输血用物至患儿床边核对;一人朗读血袋的相关内容,一人核对患者、腕带上相应内容、床头牌。②血袋与患者核对。床号、姓名、血型;核对姓名时由患儿或家属说。③血袋与腕带核对。床号、姓名、住院号;无腕带者核对床头牌。④无法沟通的患儿由护士核对腕带、床头牌或与家属核对。⑤核对后两人签署全名于输血记录单上该袋血的相应位置,记录输血时间每袋血都必须有双核对签名和输血时间。

(2)血制品输注顺序:同时输注多种血液成分时,应先输注血小板、冷沉淀,然后输红细胞、血浆,如果必须同时输注,需选择不同的静脉通路。

2. 成分输血及白血病化疗后骨髓抑制期输血指征

(1)成分输血:是指将献血者所献的全血按各种有效成分分开,制成各种高纯度、高浓度的制品;根据患儿的需要,有针对性地输入所需成分,如血红蛋白低就输红细胞,血小板引起出血就输血小板等;一血多用可节约血源,便于保存、运输。

(2)白血病化疗后骨髓抑制期输血指征:当血红蛋白下降到 60~70g/L 时,输注红细胞将改善全身缺氧状态,并可作为低血小板所致的鼻腔、消化道出血的血源储备;血小板<(15~20)$\times 10^9$/L 是输注血小板的指征,伴有活动性出血时,更应及时输注血小板。

3. 口腔黏膜炎的评估分级及日常护理

(1)口腔黏膜炎的评估分级:见表 3-3。

表 3-3 口腔黏膜炎分级

分度	口腔黏膜
0 度	正常的口腔黏膜及牙龈,口腔黏膜粉红色且湿润,无破损、无痂皮、无牙垢。牙龈呈粉红色且质地平滑
Ⅰ度	口腔黏膜及牙龈是红色且发亮的,并可能有白色的斑点存在。牙龈可能表现为红肿。此期有无痛性的溃疡存在,舌表现为红肿、干燥、并有舌苔
Ⅱ度	口腔黏膜及牙龈的表现同Ⅰ度的描述,但此期有痛性溃疡存在。患儿在此期能够进食,但已受到疼痛的影响
Ⅲ度	严重的溃疡或严重的白色斑点存在
Ⅳ度	患儿主诉有严重的疼痛且不能进食,极重度口腔溃疡,需要肠道外营养或肠道营养支持

(2)口腔黏膜炎的日常护理。

1)保持口腔清洁,进食后以银尔通、制霉菌素漱口液漱口,交替使用。

2)用软毛牙刷或海绵清洁牙齿,以免损伤口腔黏膜及牙龈,导致出血和继发感染;避免刺激性牙膏,可使用盐水混合物(1/2 茶匙盐∶4 杯水)代替牙膏。

3)根据致病菌,遵医嘱口腔用药(表 3-4)。

表 3-4　口腔用药的选择

致病菌	临床表现	口腔护理液
真菌感染	口腔黏膜表面出现白色或灰白色乳凝块样点或片状物,不易拭去	制霉菌素
单纯疱疹病毒Ⅰ	口腔黏膜单个或成簇的小疱疹,破溃后形成浅表溃疡,有黄白色纤维性分泌物	阿昔洛韦
细菌性溃疡	口腔黏膜充血水肿,随后形成大小不等的糜烂或溃疡,上有纤维素性分泌物形成的假膜	金霉素鱼肝油

4)每天监测口腔外观及舒适度,进行口腔黏膜分级评估,见表 3-3。

5)口腔护理后局部可涂抹地塞米松、思密达等混合粉剂控制黏膜进一步损伤,并适当选用生长因子等促进黏膜愈合。

6)局部疼痛时,可用利多卡因或普鲁卡因稀释液直接涂敷、喷雾或含漱。

7)鼓励患儿进食高蛋白、高热量的温或凉的味淡软食(例如马铃薯泥、鸡蛋、瘦肉、面包等),避免热烫、酸辣咸和粗糙、干硬的食物。

4. 根据化疗药物的致吐风险,评估该患儿诱导缓解期 VDLP 化疗方案的潜在致吐程度。

(1)急性淋巴细胞白血病常用化疗药物潜在致吐等级:见表 3-5。

表 3-5　急性淋巴细胞白血病常用化疗药物潜在致吐等级

发生率	级别	药物	出现时间(h)	持续时间(h)
极高度(>90%)	5	阿糖胞苷:大剂量(>1g/m^2)	1~4	12~48
高度(60%~90%)	4	环磷酰胺(600mg/m^2)	4~12	12~24
		甲氨蝶呤:大剂量	1~12	24~72
		阿糖胞苷:(500mg/m^2)	1~12	24~48
		表柔比星	6~12	24+
中度(30%~60%)	3	多柔比星(>50~75mg/m^2)	4~6	6+
		米托蒽醌	4~6	6+
		柔红霉素(<50mg/m^2)	2~6	24
		左旋天冬酰胺酶	1~4	2~12
低度(10%~30%)	2	阿糖胞苷(20mg/m^2)	6~12	3~12
		6-巯嘌呤	4~8	-
		甲氨蝶呤(<100mg/m^2)	4~12	3~12
		长春碱	4~8	-
极低度(<10%)	1	长春地辛	4~8	-

(2)患儿确诊急性淋巴细胞白血病 VDLP(长春地辛+柔红霉素+左旋天冬酰胺酶+泼尼松)方案诱导缓解治疗。该方案中包含了 2 个中度(3 级)致吐级别药物:柔红霉素、左旋天冬酰胺酶,1 个极低度(1 级)致吐级别药物:长春地辛。一般来说,致吐程度 1 级的药物不计入整个方案的致吐程度中;每种致吐程度 3 级或 4 级的药物均使整个方案的致吐程度增加一个级别。结合以上的评估标准,诱导缓解期的用药其致吐等级为高度致吐等级,根据评估等级给予最佳的预见性护理。

5. 根据患儿化疗后恶心、呕吐的分级,采取协同管理预防恶心、呕吐

(1)评估患儿化疗后恶心、呕吐的分级:见表 3-6 和表 3-7。

表 3-6　恶心的分级

分级	恶心
1	未改变饮食习惯,但出现食欲差
2	进食量减少,但没有明显的体重减轻、脱水或营养不良;静脉补液指征<24h
3	进食热量或液体不足;静脉补液、鼻饲喂食或全胃肠外营养指征≥24h
4	出现危及生命的严重症状
5	死亡

表 3-7　呕吐的分级

分级	呕吐
1	24h 内出现一次
2	24h 内出现 2~5 次,静脉补液指征<24h
3	24h 内出现≥6 次,静脉补液或全胃肠外营养指征≥24h
4	出现危及生命的严重症状
5	死亡

(2)实施协同管理,预防恶心、呕吐的发生。协同管理是指在止吐药物控制基础上,联合使用非药物干预措施。具体包括以下方法:

1)音乐疗法:控制性使用音乐进而对患者的生理、心理和情感反应产生影响,通常与其他措施联合使用。

2)有氧运动:适度的有氧运动可能会缓解恶心的感觉。

3)按摩:通过对局部进行加压的按摩手法按压手腕可减轻恶心和呕吐的症状。

4)针灸和电针灸。

5)行为干预疗法:如自我催眠法、渐进性肌肉放松、生理反馈、引导想象、分散注意力和系统性脱敏,可以单独或联合应用。

6)饮食干预:鼓励患儿少量多餐;在用餐前给予止吐药物;指导患儿避免进食油腻、辛辣、高盐和口味重的食物;确定并再次使用该患儿以前有效控制恶心和呕吐的方法;鼓励患儿进食凉的和室温状态的食物;建议患儿在不感到恶心和呕吐的时候进食喜欢的食物,以避免对这些食物产生永久的厌恶。

6. 不同年龄段患儿的疼痛评估量表

(1)FLACC(face leg activity cry consolability):适用于<3 岁儿童(表 3-8)。

表 3-8 FLACC

项目	评分		
	0	1	2
面部	表情自然或者微笑	偶然扮鬼脸或者皱眉	经常甚至持续颤动下颌,咬紧下颌
肢体	自然体位,放松	不自然,不停地动,表情淡漠	踢腿或者腿部僵直不动
活动	静卧,体位自然,活动自由	局促不安,来回移动,紧张	呈弓形或者痉挛状
哭闹	不哭(清醒或者嗜睡)	呻吟或者呜咽,偶尔抱怨	连续哭闹、尖叫或者抽泣,经常抱怨
安抚	舒适,放松	偶尔需抚摸、搂抱或对话,分散注意力可得到安慰	很难安慰或者可使其舒适

各项评分为 0~2,总评分为五项相加 0~10

(2) 脸谱疼痛评估量表(face pain scale):适用 3~8 岁儿童(图 3-2)。

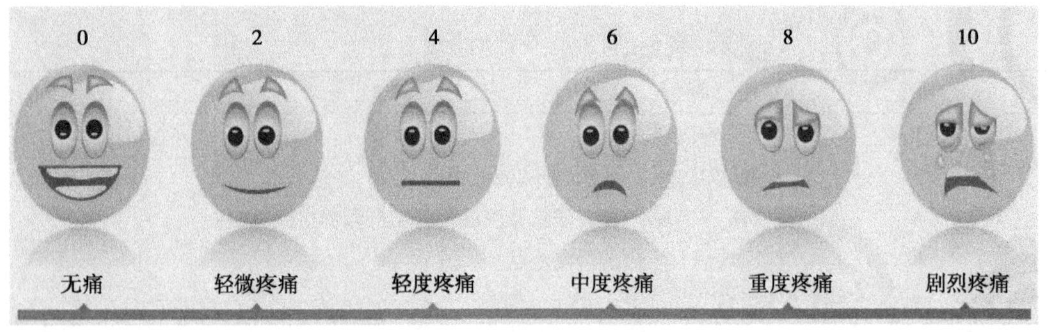

图 3-2 脸谱疼痛评估量表

(3)视觉类比疼痛评估量表(visual analogue scale):适用于>8 岁儿童(表 3-9)。

表 3-9 视觉类比疼痛评估量表

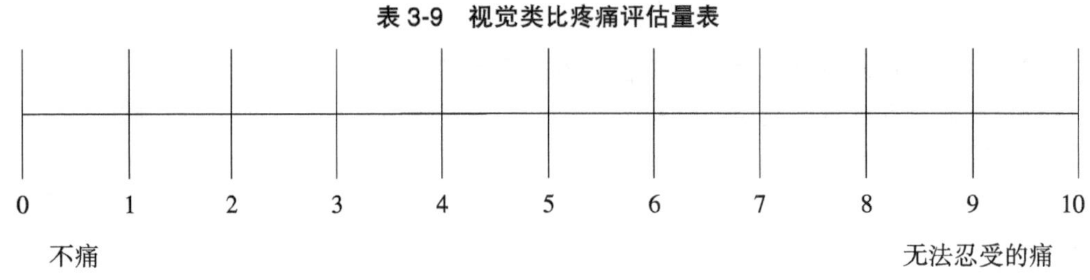

7. 诱导缓解期化疗结束后出院指导的内容

(1)一般内容

1)避免感染,保持大便通畅,保持皮肤、口腔清洁。

2)增加营养,给予高蛋白、高热量、丰富维生素及含钙的饮食,避免刺激性的粗糙食物。有口腔溃疡者,食物宜清淡,予易消化的流质或半流质饮食。

3)注意休息,适当活动,以活动后无不适为宜。

4)不适随诊。

(2)特殊内容

1)每周复查血常规2~3次、血生化1次。若中性粒细胞小于$1.5 \times 10^9/L$,给予提高白细胞数治疗。

2)按时按量服用口服化疗药。

3)保证经外周穿刺的中心静脉导管(peripherally inserted central catheter,PICC)在位通畅,按时换膜并记录。

4)监测生命体征尤其是体温变化,观察热型和热度;一旦出现体温升高,立即就医。

5)观察皮肤黏膜有无瘀点、瘀斑,牙龈、鼻腔有无出血及出血量。

8. 造血干细胞移植的健康教育

(1)向患儿家属详细介绍造血干细胞移植(hematopoietic stem cell transplantation,HSCT)目的和方法,使其了解HSCT治疗必要性及重要性。造血干细胞移植是将正常的造血干细胞移植到患儿骨髓内使其增殖、分化,以取代有缺陷的造血干细胞,重建其造血和免疫功能,从而达到治疗目的。

(2)针对患儿家属提出的问题,积极耐心解答,消除恐惧感和陌生感。造血干细胞可从骨髓、外周血和脐带血中获得。因此,造血干细胞移植又分别称为骨髓移植(bone marrow transplantation,BMT)、外周血造血干细胞移植(peripheral blood stem cell transplantation,PBSCT)和脐带血造血干细胞移植(umbilical cord blood transplantation,UCBT)。根据造血干细胞的基因来源分为同基因造血干细胞移植(syngeneic HSCT)、异基因造血干细胞移植(allogeneic HSCT)和自体干细胞移植(autologous HSCT)。

(3)告知患儿家属造血干细胞移植的步骤:移植前要进行人类白细胞抗原(human leukocyte antigen,HLA)配型,选择供者,首选HLA配型完全相合且有血缘相关者,其次是有血缘关系的HLA不完全相合者。随着移植技术的提高,无血缘供者的移植成功率不断提高,应用越来越多。在移植前进行全环境保护、清除感染灶和肠道准备,检查患儿的心、肺和肝肾功能等;进行预处理,即以强化疗和放疗摧毁患儿的免疫功能并腾空骨髓细胞龛,以利于输入干细胞的植入。干细胞的移植方式是静脉输入。造血干细胞移植常见的并发症有感染、移植物抗宿主病(graft versus host disease,GVHD)以及各系统并发症,如肝脏、泌尿系统、消化系统和中枢神经系统并发症,也可发生移植后继发性恶性肿瘤。对患儿应严密观察和防治感染,予以营养支持,输注血制品,观察并处理各系统并发症,积极预防和治疗GVHD。

【课后作业】

拓展阅读:

1. 吴敏媛,李志刚. 儿童急性淋巴细胞白血病诊疗建议(第四次修订)解读[J]. 中华儿科杂志,2014,52(9):645-648.

2. 贾灵芝,李小丽,王凤然. 2015版"MASCC/ISOO/EBMT放化疗及造血干细胞移植者口腔护理专家共识"解读[J]. 护理研究,2018,32(2):167-168.

第四节　造血干细胞移植护理

【学习目标】

1. 理解

(1)造血干细胞移植的分类和适应证。

(2)造血干细胞移植治疗原理及过程。

2. 应用

(1)能掌握患儿造血干细胞移植过程,预见性采取护理措施。

(2)能对进行造血干细胞移植患儿入住层流病房前进行有效评估。

(3)能有效应对患儿造血干细胞移植中出现的不良反应。

(4)能在不同移植过程与家属进行有效沟通和健康宣教。

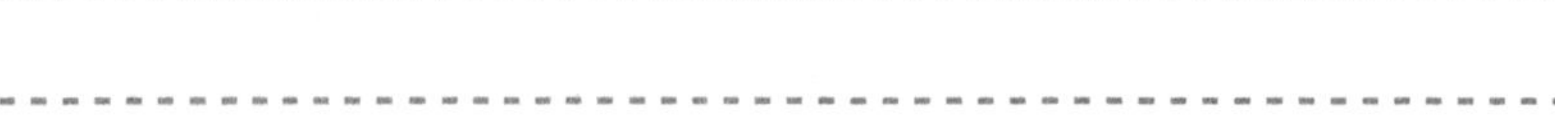

课前学习清单

1. 患儿入住层流无菌病房的准备。
2. 患儿造血干细胞移植前的预处理。
3. 造血干细胞移植患儿的饮食护理。
4. 造血干细胞移植术后常见并发症。
5. 行造血干细胞移植的患儿出院后的注意事项。

一、案例情境

患儿目前预后分型为高危,家属同意进行造血干细胞移植。患儿父亲与患儿配型成功(5/10),为亲缘半相合供者,已反复告知患儿及家属移植的成功率及预后问题,家属表示理解。患儿入住层流病房,医嘱予 BUCY(白消安+环磷酰胺)、环孢素、甲氨蝶呤移植前预处理;左氧氟沙星肠道预处理;前列地尔改善微循环,预防肝静脉阻塞综合征(hepatic veno-occlusive disease,HVOD);补充维生素;维持营养、电解质平衡等对症支持治疗;密切关注患儿病情变化。移植过程顺利,出院按时随访。

二、课堂学习流程

1. 角色扮演　根据场景分别设置患儿、家属、责任护士等角色,模拟以下场景。

(1)患儿入层流病房前准备和护士评估。

(2)向家属进行出仓前健康宣教。

2. 小组讨论

(1)讨论角色扮演中出现的不足,解决产生的疑问。

(2)讨论课前学习清单第 1、5 点内容,并将其注入案例中进行分析。

3. 模拟练习 3~4人一组,练习入层流病房的准备、患儿出仓前健康宣教。

4. 总结反馈

(1)学生进行自评和互评。

(2)教师就角色扮演、课前学习的效果、模拟练习等进行反馈。

三、案例学习导引

(一)案例分析思路

1. 化疗后高危患儿若复发,存活率低,异体造血干细胞移植会提高治愈率,应尽快寻找合适的捐献者。同学们看到亲缘半相合供者,由此可以思考异体干细胞移植供者的选择,除亲缘半相合外,还有哪几种供者类型。

2. 患儿入住层流病房,由此思考什么是层流病房,它是怎样的标准,患儿入住前需要哪些准备,责任护士给予哪些评估。

3. 预处理方案中出现白消安和环磷酰胺等药物,结合第二节内容,知晓化疗药物的副作用,对于移植早期毒性反应,掌握出血性膀胱炎等并发症的预防和护理。

4. 肝静脉阻塞综合征(HVOD)是一种有特异性临床表现和一系列体征的病理综合征,常见原因为移植前患儿肝功能异常。环孢素和甲氨蝶呤的应用、预处理方案的增加等都大大增加了HVOD的发病率,在异体造血干细胞移植中,责任护士应关注患儿哪些临床表现,及时发现该并发症的发生,如何护理。

(二)案例学习注意事项

1. 异体造血干细胞移植是系统、规范的治疗过程,其包括预处理、干细胞输注、并发症的预防和治疗,移植后的监测、支持治疗。护士对每一个过程、每一个环节的理论基础和实践指南,需要连续和交叉学习,前后贯通。

2. 异体造血干细胞移植并发症需要同学们课前预先进行学习,以便对其深入掌握。在出现并发症前,预见性地给予关注和护理。

3. 异体造血干细胞移植过程中,因层流病房的封闭、患儿临床表现的危重、各种并发症的出现,家属易形成焦虑、无助的复杂心理,给家属进行情绪安抚需要一定的技巧,换位思考,同理安抚,学会在家属和护士的角色中互换,从而达到有效沟通。

(三)学习清单问题解析

1. 患儿入住层流无菌病房的准备

(1)入室评估

1)通过交谈和体格检查对患儿及家属进行全面评估,2小时内完成住院评估并记录。

2)做好入院宣教包括环境、制度、无菌室内各种设备的使用方法、呼叫系统使用。

(2)入室处置

1)护士从静脉中抽取血液并留取身体各部位体液做实验室检查。

2)药浴:①将浴室用消毒液擦拭干净,包括浴缸、墙壁及地板,整个环境待干。②入室当天用1∶5 000氯己定液对全身皮肤进行药浴,强化五官护理,使用3%过氧化氢溶液消毒外耳道及双鼻腔,使用泰利必妥滴眼液滴眼,复方卡那霉素或复方薄荷脑滴鼻液滴鼻,氧氟沙星滴耳液滴耳,并指导家属完成。

3)药浴完毕,患儿戴帽子、口罩、穿上脚套、隔离衣到无菌室门口,脱去上述防护物品进入百级层流病房。

4)患儿的活动范围在百级层流病房,医疗、护理、饮食、排泄不许超越该范围。

5)如患儿有中央静脉导管,需即刻更换贴膜。

6)测量生命体征、腹围及体重并在护理记录单与体温单上记录。

7)为患儿准备饮水用具及漱口物品(入层流室开始每天用生理盐水漱口)。

(3)健康宣教:向患儿及家属解释有关造血干细胞移植过程中的注意事项,如环境、设备使用、移植仓生活、个人卫生、无菌饮食、药物及出入量记录等,听取反馈并评价效果,在健康宣教单上记录。

2. 患儿造血干细胞移植前的预处理

造血干细胞移植前所有患儿均须接受预处理,其目的是清除体内的恶性细胞和骨髓中的异常细胞群;抑制或摧毁受者的免疫系统,便于干细胞植活。经典的预处理包含全身放疗及化疗。

(1)化疗:熟悉常用药物的作用、副作用、剂量、用法及配伍,使用前执行双人核对制度。常用药物包括:白消安、环磷酰胺、抗胸腺细胞球蛋白(anti-thymocyte globulin,ATG)、氟达拉滨、依托泊苷、卡铂。①白消安口服数量多,应严格按时按量给药,服药时间避开进餐时间,以免引起呕吐;患儿觉恶心时指导其深呼吸,或转移其注意力,如听音乐、唱歌等;服药后呕吐,按规定补服,确保准确的量。②出血性膀胱炎是大剂量环磷酰胺最常见的副作用,美司钠与大剂量水化、碱化是预防的主要措施,每2小时排尿一次,并且尿量达到3ml/(kg·h),用药期间使用利尿剂,准确记录出入量。③大剂量环磷酰胺会导致抗利尿激素的持续性释放,引起低钠血症、血浆渗透压下降、水潴留,使用期间要监测电解质,及时补钠并准确记录出入量。④卡铂易引起肾毒性、耳毒性与周围神经毒性;使用之前最好检测肾小球滤过率和听力,及时识别周围神经毒性并注意安全。⑤抗胸腺细胞球蛋白(ATG):使用ATG时,必须严格监护,注意观察患儿生命体征及过敏情况,必要时遵医嘱予以抗组胺药或暂停输液。⑥化疗药物最常见的副作用是骨髓抑制和恶心、呕吐,在骨髓抑制期间要注意给予支持性的治疗与舒适护理,必要时输注红细胞与血小板,严格执行各项无菌技术与感染控制措施,使用化疗药物之前遵医嘱积极使用止吐剂。

(2)全身放射治疗(total body irradiation,TBI):杀灭机体内残存的恶性肿瘤细胞,抑制机体的免疫应答,破坏受体骨髓细胞,利于移植的造血干细胞植入和生长。①所有患儿在TBI期间都会发生恶心与呕吐,在TBI之前给予止吐剂是非常必要的。②TBI会刺激皮肤,引起皮肤发红与色素沉着,通常肥胖的患儿更易发生。这些皮肤改变一般在TBI后的2周内自然消退,这期间需要严密观察患儿皮肤皱褶处、肛周黏膜、中央静脉穿刺处皮肤状况,照射期间禁用乳液及粉剂等化妆品,去除钻孔性的首饰如耳环、唇环。③TBI会引起强烈的骨髓抑制,及时给予支持性的治疗,如输注红细胞与血小板。④TBI会引起腮腺炎并出现强烈的不适感,腮腺炎出现在照射的起初与开始照射后的12~24小时内,严密监测并对症处理。⑤大部分患儿出现能量丧失与疲乏感,需创造一个安静舒适的环境,以利于休息与睡眠。⑥患儿在TBI后会出现口干与口腔炎,严重的口腔炎在TBI后的两周内,口腔护理尤其值得关注。⑦在TBI后的第2天可能发生腹泻,排除感染引起的腹泻可给予止泻剂或抗痉挛药;期间要注意观察大便的量、性质,做好皮肤黏膜护理,维持电解质、体液的平衡。

3. 行造血干细胞移植患儿的饮食护理

(1)造血干细胞移植患儿食物必须经过加热,杀灭食物中的微生物才能被食用,饮食必须是无菌饮食。一般采用微波加热3~5分钟,对于饼干等易焦食物可采用隔水蒸。

(2)造血干细胞移植患儿处于高分解代谢状态,对能量和蛋白质的需求增加,能量需求是基础能量的130%~150%,蛋白质需求在标准氨基酸需要量的基础上增加1.5~2.0g/(kg·d)。

(3)预处理开始后大剂量的放化疗会使患儿出现恶心、呕吐、腹泻等消化道症状。此时患儿应食用易消化、清淡的半流质、少渣饮食,采用少量多餐的进食方法以增加营养。

(4)造血功能重建后,消化道的消化吸收功能亦逐渐恢复,此时加强蛋白质、叶酸、维生素 B_{12} 的摄入对于造血重建非常重要。

(5)若发生肠道GVHD,严重时要禁食,病情好转后进食少渣、低乳糖流质饮食,随着症状的缓解,可逐渐进食无刺激、少渣、低乳糖、低脂的固体饮食,并逐渐过渡到正常饮食。

4. 造血干细胞移植术后常见并发症

(1)呕吐、腹泻:几乎每一个造血干细胞移植的患儿都会有呕吐及腹泻的经历,严重的程度因人而异,是预处理强烈的化疗及放疗所致;用止吐药物、肠道黏膜保护剂、肠道抗生素来预防或减轻这些不适;通常在预处理后2~3周这些症状便会消失。

(2)口腔黏膜炎

1)对口腔黏膜、牙龈及舌苔进行评估。

2)鼓励患儿漱口,根据口腔情况选择合适的漱口液和药物,参照第三节。

3)疼痛者需做疼痛评估,疼痛4分以上者,可先给予局部止痛剂,待起效后再进行口腔护理。

4)每次擦洗须用血管钳夹紧棉球,防止棉球遗留在口腔内,特别是昏迷患儿,生理盐水棉球不可过湿,以防患儿将溶液吸入呼吸道,痰多时及时吸出。

(3)感染:造血干细胞移植患儿经过多次的放疗、化疗以及预处理,其免疫功能受到严重影响,移植过程中强烈的抗排异药物使免疫功能进一步下降。除一般感染外,常发生机会感染,如巨细胞病毒,肺卡氏囊虫感染及全身真菌感染等。感染最常见的表现为发热,此时患儿需使用抗生素,但在很多时候,血液及其他样本的检查并不能发现病原菌。大部分的患儿白细胞升高后,感染的情况会逐渐好转。致病菌一般来源于患儿的口腔、肠胃、皮肤或上呼吸道;也可能来自医护人员和家属,以及患儿所接触的物品。感染有时会危及到生命。

(4)肝静脉阻塞综合征:肝静脉阻塞综合征(HVOD)是以肝内小静脉纤维性闭塞为主要病理性改变的疾病。其主要原因为移植前超大剂量的化疗或放疗,使肝静脉的内皮细胞受损,移植后一些凝血因子的改变更促成了肝静脉闭塞的发生。常表现为肝大、肝区疼痛、体重增加、腹腔积水和黄疸。因此,在治疗过程中,护理人员要仔细观察患儿有无出现典型症状如黄疸、腹痛和腹水等,每天早晚定时测体重和腹围,并做相应的记录,对患儿是否发生肝静脉阻塞综合征予以判定。这种情况常在移植后1~3周出现,大部分在2~3周后自行康复,情况严重者有生命危险。

(5)出血性膀胱炎:这与造血干细胞输注前预处理用药环磷酰胺有关。患儿需要进行大剂量的水化、碱化,并用美司钠进行解救。

(6)移植物抗宿主病(GVHD):移植物抗宿主病主要由供者来源的T淋巴细胞攻击受者

组织而引起的。按 GVHD 发生的时间及其表现，可分为急性及慢性两大类。急性 GVHD 的靶器官主要为皮肤、肝及胃肠道，表现为皮肤麻疹样斑丘疹、黄疸、不同程度的腹泻。此外，GVHD 时常伴有体温升高，一般为低热。

5. 行造血干细胞移植的患儿出院后的注意事项

(1)患儿造血干细胞移植后，其免疫系统需要六个月、一年甚至更长时间恢复。患儿遵医嘱出院，仍需要遵守预防感染的措施，如保持个人卫生，特别要注意手卫生；食物必须煮熟；避免去人多的公共场所，外出应戴口罩；保持居住环境清洁，与患儿接触的家庭成员也应注意清洁卫生，以减少感染的机会。

(2)出院后患儿避免接触刚接受预防接种的人群，如需重新预防接种，死疫苗在停免疫抑制剂后一年方可接种，减毒活疫苗在移植后两年遵医嘱接种。避免接触动物，如猫、狗等。

(3)避免暴露在阳光下，穿长袖衣服，戴帽子或太阳眼镜，也可在身体暴露的部分涂上防晒油，以减少阳光的刺激，因为阳光可能会使皮肤产生抗宿主反应。

(4)出院后必须按照指定的时间服药；遵医嘱服用免疫抑制药物及预防感染的药物，不能自行停药或减药；按时医院复诊，并进行相关检查；患儿如需输血仍需进行血制品的照射(一般自体移植三个月内输血；异体移植一年内输血)；保持适当的运动、足够的睡眠和均衡的饮食；一年后复查正常，患儿逐步恢复正常生活。

【课后作业】

1. 思考题：患儿行造血干细胞移植后的护理要点有哪些？

2. 拓展阅读：黄科，方建培，周敦华，等. 造血干细胞移植治疗儿童高危及复发急性淋巴细胞白血病的临床研究[J/CD]. 中华妇幼临床医学杂志，电子版，2015，11(4)：485-491.

(董 玲　沈 燕)

第四章

肺癌患者的护理

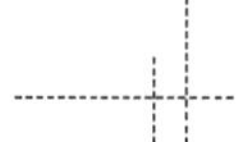

案例简介

倪先生,68 岁。因“咯血 3 小时”,拟诊“咯血原因待查”入院。入院后给予止血等治疗,组织病理检查示腺癌。转入胸外科,在全麻下行“胸腔镜下肺癌根治术(右下肺切除+淋巴结清扫+右上肺楔形切除术)”,手术顺利,术后给予补液、止血、抗感染、营养、对症支持等治疗,术后恢复良好,经过健康宣教,患者康复出院。

第一节　入院接诊与护理评估

【学习目标】

1. 识记

(1)肺部的解剖结构。

(2)咯血、窒息。

(3)贫血以及分类。

2. 理解

(1)咯血与呕血鉴别。

(2)咯血分类、治疗和护理。

3. 应用

(1)能根据患者情况接诊、有重点的交接、妥善安置患者。

(2)能运用良好沟通交流技巧和身体评估的方法收集患者疾病相关资料。

课前学习清单

1. 呼吸道的解剖结构。
2. 咯血分类、原因。
3. 正确区分咯血和呕血。
4. 咯血的治疗。

5. 大咯血的护理。

6. 肺咯血患者入院交接和入院评估的注意点。

7. 模拟迎接新患者、送诊、接诊、问诊、体格检查等。

一、案例情境

患者，男性，68 岁，已婚，汉族，江苏南京人，工人，大专。因“咯血 3 小时”，拟诊“咯血原因待查”入院。办公室护士接到急诊室电话，急诊工作人员将用轮椅将大咯血患者推送至呼吸科病房。

（一）病史评估

患者 3h 前不明原因出现咯血，咯血约 500ml，鲜红色，满口血液，间断咯血 6 次。近两个月体重减轻 3kg，无发热、盗汗，无胸痛，无进食呛咳。患者既往有糖尿病病史 2 年，服用二甲双胍 1g bid 治疗，血糖控制在正常范围之内。否认“高血压、低血压”病史。否认有“肝炎、结核、伤寒”等传染病史。否认食物、药物过敏史。有肺癌家族史。平素以清淡饮食为主，食欲缺乏约两周，食量约为正常时的 2/3，咀嚼和吞咽功能正常。夜间入睡 8 小时，大小便正常。平素饭后散步半小时左右；吸烟 30 年，每天 2 包，不饮酒。咯血后很紧张，害怕得了肺癌，有医保，能配合治疗。老伴和女儿陪同来院，对患者关心。

（二）身体评估

T 36.6℃，P 68 次/min，R 18 次/min，BP 90/55mmHg，SPO_2 95%（吸氧 2L/min）。神志清，自主体位，查体合作。全身皮肤黏膜无黄染、皮疹、出血点、瘀斑，右锁骨上浅表淋巴结肿大。口唇苍白，口咽无充血，扁桃体无肿大。胸廓对称，呼吸节律规则，无肋间隙增宽和变窄；两肺语颤正常，两肺叩诊清音，左上肺少许湿啰音和呼吸音减弱，心脏听诊未闻及异常。肠鸣音正常。双下肢无水肿，无明显静脉曲张。生理反射存在，病理反射未引出，全身皮肤完整无压疮。

（三）实验室及其他检查

血常规：RBC 4.2×10^{12}/L，Hb 88g/L，WBC 6.0×10^{9}/L，生化：K^+ 3.98mmol/L，CRP：14.4mg/L，ESR：65.0mm/H，凝血：FIB 4.97g/L，肿瘤标记物：CEA 11.1ng/ml，CA72-4 3.9U/ml。心电图：窦性心律；查胸部 CT 示：右肺下叶占位性病变，考虑中央型肺癌伴阻塞性炎症。

二、课堂学习流程

1. 角色扮演　根据场景分别设置患者、办公护士、接诊护士、送诊人员等角色，模拟以下场景。

（1）办公护士接到新患者入院电话通知后根据患者情况通知相关人员；责任护士根据患者情况做好迎接急诊患者入院的准备。

（2）急诊工作人员将患者运送至病房，与病房护士进行交接；病房责任护士安置患者。

（3）病房责任护士对新患者进行入院介绍，并采集病史资料。

2. 小组讨论

（1）讨论角色扮演中出现的不足，解决产生的疑问。

(2)讨论课前学习清单的内容,并将其注入案例中进行分析。

(3)汇报病史评估的资料,整理护理评估的思路。

3. 模拟练习 3~4 人一小组,练习患者病情交接、入院介绍、病史评估、身体评估等内容。

4. 总结反馈

(1)学生进行自评和互评。

(2)教师就角色扮演、病史汇报、护理评估的思路等进行反馈。

三、案例学习导引

(一) 案例分析思路

1. 根据患者“咯血”,“两个月体重减轻 3kg”,胸部 CT 检查结果“右肺下叶占位性病变,中央型肺癌伴阻塞性炎症”以及有肺癌家族史,可进一步推断患者咯血最可能的病因是肺癌,由此可以思考引起咯血的病因。

2. 根据“咯血约 500ml,鲜红色,满口血液”,结合听诊“左上肺少许湿啰音和呼吸音减弱”初步推断该患者发生了咯血,可进一步思考咯血分类和咯血与呕血的区别。

3. 根据“咯血约 500ml”,视诊“口唇苍白”,结合实验室及其他检查“血常规结果示 RBC $4.2\times10^{12}/L$,Hb 88g/L”初步推断该患者可能发生了贫血,可进一步思考贫血的分类。

4. 根据患者发生“大咯血”,推断该患者会接受咯血有关的治疗,可进一步思考咯血的治疗方案。

5. 根据“咯血量 500ml”,需思考患者可能会出现的并发症。

6. 根据该患者目前的情况,思考病房护士在接诊大咯血患者时应做好哪些准备?责任护士如何通过病史评估、身体评估收集资料;如何通过对资料的分析判断该患者目前存在的问题,可通过哪些措施帮助患者解决问题。

(二) 案例学习注意事项

1. 咯血和呕血的鉴别。

2. 患者转运、交接、病史评估、身体评估等实践性较强,需要反复多次练习方能熟悉,学生课前应预先进行学习和模拟,以便能针对问题重点进行讨论和解决;课上应充分利用模拟训练的时间进行练习,以便课堂角色扮演环节能较熟练地进行实践。

3. 该患者为大咯血患者,由于出血量较大容易发生咯血窒息,从而危及患者生命,因此护理评估的时间不宜过长,评估过程中需密切关注患者的病情变化,根据咯血量、形状、颜色以及自主咳嗽能力,必要时先做好抢救的准备,再进行评估。另外该患者咯血量较大,问病史时应重点询问家属,有不清晰的地方再与患者确认。

(三) 学习清单问题解析

1. 呼吸道的解剖结构 呼吸道以环状软骨为界分为上呼吸道和下呼吸道,上呼吸道包含鼻、咽和喉;下呼吸道包含气管、支气管、终末呼吸单元。

2. 简述咯血分类以及引起咯血的常见的病因 咯血分为痰中带血、少量咯血(咯血量少于 100ml/d)、中等量咯血(咯血量介于 100~500ml/d)和大量咯血(咯血量大于 500ml/d 或一次咯血量大于 300ml/d)。

引起咯血的病因有呼吸系统疾病(常见的有肺结核、支气管扩张、肺脓肿、肺癌、肺炎等)、循环系统疾病(常见的有风湿性心脏病二尖瓣狭窄、高血压性心脏病、肺动脉高压、主动脉瘤、肺梗死及肺动静脉瘘等)、出血倾向性疾病(常见的有白血病、血友病、再生障碍性贫血、流行性出血热、血小板减少性紫癜、弥散性血管内凝血、慢性肾衰竭等)以及肺出血肾炎综合征。引起咯血的病因并非只局限于呼吸系统疾病,但咯血以呼吸系统疾病为多见。

3. 咯血和呕血的鉴别　咯血是喉及喉以下呼吸道任何部位出血并经口腔排出者,包括大量咯血、血痰或痰中带血。呕血是上消化道疾病(指屈氏韧带以上的消化器官,包括食管、胃、十二指肠、肝、胆、胰的疾病)或全身疾病导致的上消化道出血,血液经口腔呕出的现象。咯血和呕血的鉴别见表 4-1。

表 4-1　咯血与呕血的鉴别

类别	咯血	呕血
病因	肺结核、支气管扩张、肺癌、肺炎、心脏病等	消化性溃疡、肝硬化、急性糜烂性出血性胃炎
出血前症状	喉部痒感、胸闷、咳嗽等	上腹不适、恶心、呕吐等
出血方式	咯出	呕出、可为喷射状
血色	鲜红色	棕色、暗红色、有时鲜红
血中混有物	痰液、泡沫	食物残渣、胃液
pH	碱性	酸性
黑便	无(咽下时可有)	有,可呈柏油样,持续数天
出血后痰的性状	常有血痰数日	无痰

4. 咯血的治疗

(1)咯血较少,嘱卧床休息;中等或大量咯血时应严格卧床休息。

(2)患侧卧位;如不清楚病变部位,取平卧位,头偏向一侧。

(3)消除紧张情绪,必要时给予镇静。

(4)口服止血药。

(5)使用神经垂体素或酚妥拉明注射液时,静脉缓慢静滴。

(6)支气管镜局部止血或插入球囊导管,压迫止血。

(7)支气管动脉栓塞术。

(8)手术。

5. 大咯血的护理

(1)休息与卧床:绝对卧床,取患侧卧位。

(2)饮食护理:大咯血者禁食;咯血量减少者宜进少量温、凉流质饮食。多饮水,多食富含纤维素饮食。

(3)对症护理:安排专人护理并安慰患者,避免因精神过度紧张而加重病情。

(4)保持呼吸道通畅:嘱其不要屏气,指导并协助患者将气管内痰液和积血轻轻咯出。

（5）用药护理：①神经垂体素可收缩小动脉，减少肺血流量，从而减轻咯血。冠心病、高血压患者以及孕妇忌用。②年老体弱、肺功能不全在应用镇静药和镇咳药后，应注意观察呼吸中枢和咳嗽反射受抑制情况，以早期发现因呼吸抑制导致的呼吸衰竭和不能咯出血块而发生窒息。

（6）窒息的抢救：立即给予头低脚高俯卧位，轻拍、刺激咽部或用吸痰管吸引以排出血块；给予吸氧，必要时行气管插管或气管切开。

（7）病情观察：密切观察患者咯血量、颜色、形状及出血速度，意识和生命体征以及有无窒息、休克等先兆。病房内咯血量观察一般用刻度的痰杯进行观察；如没有痰杯，让患者估计吐出血量，吐出的量与日常汤匙比较，一汤匙约 5ml。

6. 大咯血患者急诊入院交接

（1）急诊患者入院护理流程（见附录 17）。

（2）各岗位人员职责

1）办公护士：接到有大咯血患者入院通知，通知责任护士准备好床单元（包括病员服等）、急救物品（如吸氧装置、备吸引器、心电监护仪，必要时备抢救车等），通知医生准备接诊和抢救，通知内勤人员消毒床单元和准备开水。

2）责任护士：①根据急诊通知准备床单元，因为该患者为大咯血，需准备急救物品，如吸氧装置、备吸引器、心电监护仪，必要时备抢救车等。②妥善安置患者。患侧卧位（根据门诊病历或胸片/CT 进行判断），如出血部位不清楚，可采取平卧位，头偏向一侧；嘱患者安静休息，绝对卧床，拉起床栏，暂禁食禁饮；吸氧。③床边重点交接。急诊工作人员将患者送入病房后，应与病房责任护士进行床边交接并填写交接单，交接重点内容包括：患者一般情况、意识、生命体征、急诊室的处置、目前用药（患者有静脉输液，药为卡络磺钠）、各种管道（右手背一根留置针、双鼻塞吸氧管 1 根）、皮肤黏膜（口唇苍白、皮肤湿冷）、患者物品（随身物品、检查用物）等。可根据急诊患者入院交接记录单（见附录 18）的内容填写。

7. 咯血患者入院评估　入院评估可通过询问患者、家属或陪同人员，评估或查阅客观检查资料来获取患者病情相关的信息。

（1）病史评估：对病情急重患者的入院评估不能按常规的“现病史、既往史、过敏史、家族史、日常生活自理情况、健康观念、心理状况及社会支持和家庭经济负担”等以及从头到脚进行身体评估，而是根据患者的情况有重点地进行焦点评估。针对该患者目前的状况，出血相关的情况是评估的重点内容，并实施相应的处置，患者相对稳定时再补充收集相关资料，如患者对疾病知识的认识、日常生活中是否存在不利于健康的习惯、依从性状况等。病史部分要重点询问出血在何时何种情况下发生，咯血的次数、量、颜色等，以便于估计出血量，患者的心理状况也很重要，过于紧张不仅影响患者休息，也会加重出血，甚至发生咯血窒息。

（2）身体评估：患者的神志、生命体征是接诊同时先要进行评估的，以初步判断患者是否处于急救状态，当时血压状况做综合判断；同时患者皮肤是否湿冷、甲床色泽、结膜是否苍白这些反映末梢循环状况的体征也要重点评估；腹部进行望、触、听、叩等检查。

（3）实验室及其他检查：脑出血患者通常会行 CT 检查，可将学会查看检查结果作为拓展内容进行学习。

（四）入院护理评估的思维导图

咯血患者入院护理评估的思维导图见图 4-1。

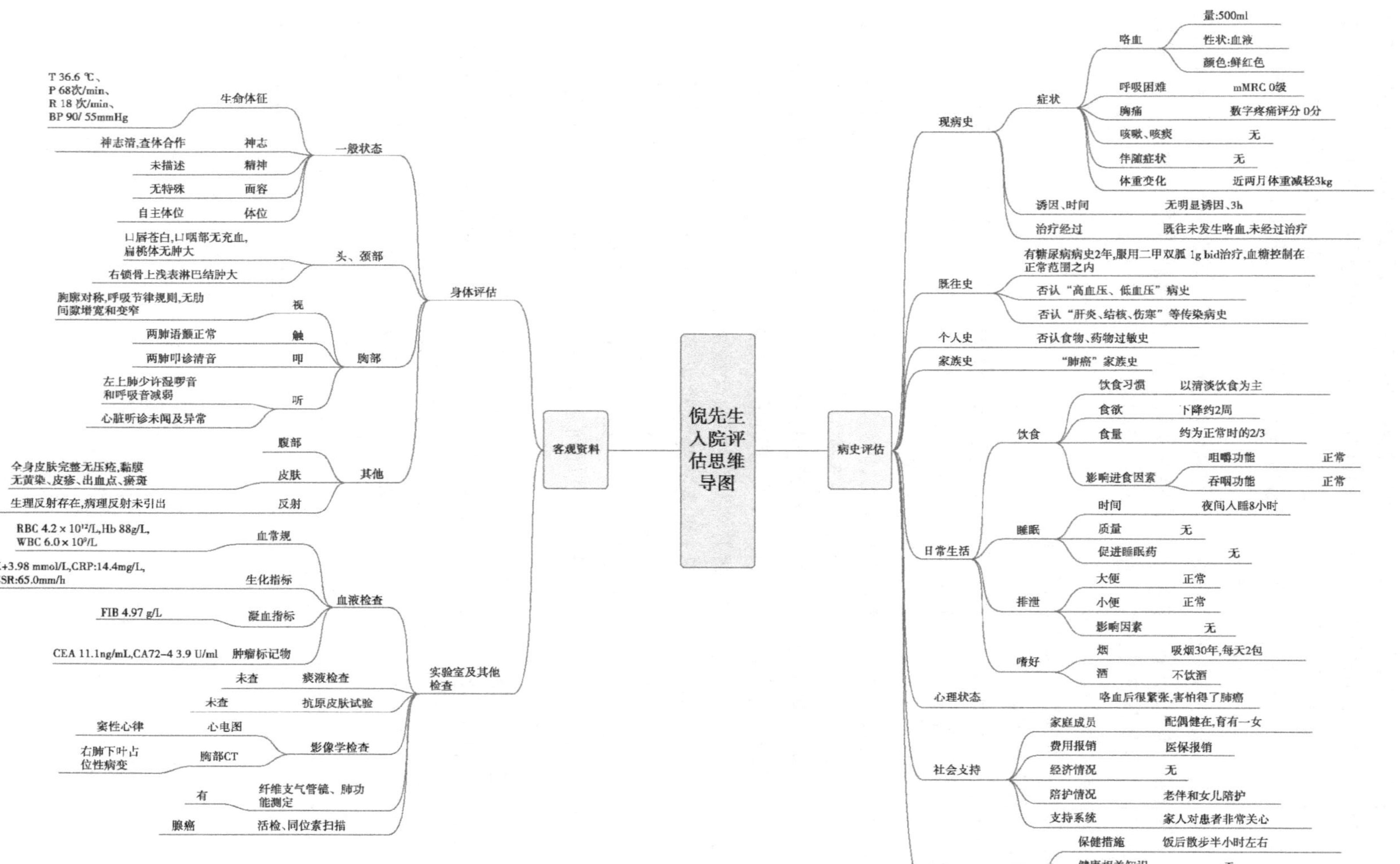

图 4-1 倪先生入院护理评估的思维导图

【课后作业】

根据收集到的资料，分析该患者目前存在的主要护理问题，并制订针对性的护理计划。

第二节　病情观察与护理

【学习目标】

1. 识记

(1)神经垂体素等药物的用法。

(2)咯血窒息先兆的临床表现。

2. 理解

(1)神经垂体素等药物的药理作用。

(2)脑出血患者的治疗原则。

3. 应用

(1)能正确使用输液泵及时为患者使用药物。

(2)能正确指导患者做好气管镜检查的各种准备。

课前学习清单

1. 神经垂体的不良反应和监测要点。
2. 输液泵的使用。
3. 咯血严重的并发症以及咯血窒息易发人群。
4. 气管镜检查的各种准备。
5. 模拟病情观察、输液巡视、与患者的沟通交流、输液泵使用等场景。

一、案例情境

医生接诊后，开立医嘱：Ⅰ级护理、病重、给氧、心电监护，二甲双胍 1g bid。入院 30 小时后，护士巡视病房时发现患者大口大口咯鲜红色血，咯血数十口，约 100ml。立即组织抢救。用药：神经垂体素 20U+生理盐水 250ml，输液泵静脉点滴。预约急诊气管镜检查进一步明确诊断。

二、课堂学习流程

1. 角色扮演　根据场景可分别设置患者、家属、责任护士等角色，模拟以下场景。

(1)遵医嘱给患者使用输液泵泵入神经垂体素。

(2)按照Ⅰ级护理的要求及咯血患者的特点进行日常巡视，并与患者及家属沟通。

2. 小组讨论

(1)讨论角色扮演中出现的不足，解决产生的疑问。

(2)讨论课前学习清单的内容,并将其注入案例中进行分析。

3. 模拟练习　3~4 人一小组,练习日常巡视、病情观察、输液泵使用等内容。

4. 总结反馈

(1)学生进行自评和互评。

(2)教师就角色扮演、课前学习的效果、模拟练习等进行反馈。

三、案例学习导引

(一) 案例分析思路

1. 根据案例中提供的医嘱的内容,可以思考长期医嘱和临时医嘱的区别是什么,执行时有哪些注意点。

2. 根据开立的用药医嘱,可以思考神经垂体素对咯血患者的作用机制。

3. 根据“护士按照Ⅰ级护理巡视患者”,可以思考等级护理分级的内容和咯血患者病情观察的要点有什么。

4. 根据“入院后 3 小时测得的血压值分别为 170/110mmHg,176/112mmHg,180/115mmHg”,可以思考该患者目前出现了什么状况,进一步该作何处理。

(二) 案例学习注意事项

1. 本节侧重于患者入院后的常规处理和病情观察,应分析、识别各项医嘱的目的和执行要点,熟悉各药物的药理作用及使用注意事项,并对应咯血的处理原则,理论联系实际,对各条“处理原则”的认知落实到具体的“药物处理”上去。

2. 本节角色扮演之一的“日常巡视和病情观察”相对比较抽象,若没有临床工作经验会感觉无从下手,或把握不准巡视的内容。密切病情观察,观察患者咯血的量、颜色、性质及出血的速度,生命体征及意识状态的变化、窒息先兆和并发症等。

3. 本节与第一节联系紧密,应注意分析患者主要的护理问题,通过第一节的回顾,自然进行到第二节内容,以保证本节与第一节的连续性。

4. 在汇报病史时要把收集到的资料加以梳理,按照病史、身体评估、实验室及相关检查资料的顺序汇报,重点汇报阳性表现。注意评估时使用通俗易懂的语言,但病史汇报时应使用医学术语,条理要清晰。讨论护理诊断/问题时,要关注患者目前最需要解决的问题,并有主客观资料能反映该问题,即确立护理诊断/问题要有依据。

(三) 学习清单问题解析

1. 神经垂体素

(1)药理作用:神经垂体素可收缩小动脉,减少肺血流量,从而减轻咯血。但其也作用于子宫、肠道和冠状动脉的平滑肌,产生收缩,故孕妇、冠心病、高血压患者忌用。如果静脉输注速度过快,肠道平滑肌的收缩加剧,会引起恶心、便意、心悸、面色苍白等不良反应。

(2)使用要点:①一般根据医生的医嘱、患者咯血量、年龄和血压进行调整,一般 24 小时的使用量不超过 96U,从 1U/h(需使用输液泵或注射泵调节使用量)开始输注,用药后观察效果;如面色苍白、便意明显、腹痛明显就可以使用维持量。②监测血压,血压一旦超过 160mmHg 就立即停止,或同时使用扩张血管的药物如酚妥拉明之类控制血压在 160mmHg。③高血压且血压控制不佳者、冠心病、孕妇等忌用。

2. 输液泵的使用流程　见表 4-2。

表 4-2　输液泵使用流程

【操作目的】

将药液持续、均匀、定量输入静脉。

【操作准备】

1. 患者评估　全身情况(年龄、意识、病情、治疗、用药等)、局部情况(注射部位皮肤、血管、肢体活动度等)、心理状态、合作程度等。

2. 用物准备　输液泵、注射盘(含消毒液、棉签、弯盘)、胶贴纸、50ml 注射器、药液、无菌延长管、插座、输液架。

3. 护士准备　衣帽整洁,洗手,戴口罩。

【操作要点】

1. 核对　核对医嘱,转抄/打印医嘱。

2. 准备　铺简易无菌盘,遵医嘱准备药液,将医嘱贴于输注的液体上。

3. 解释　携用物至床旁,核对患者并解释,取得患者理解和合作。

4. 固定　将输液泵固定在输液架上,放置在距离患者合适的位置,接通电源。

5. 连接　连接注射器与延长管,排尽空气。

6. 安装　按照输液泵的结构将注射器连同延长管安装在注射泵上,打开输液泵开关。

7. 调节　按照医嘱设定注射速度、时间、总量,试运行。

8. 运行　将输液泵延长管与患者静脉通道连接,并妥善固定,按开始键,确认正常运行。

9. 记录　整理用物,做好记录。

10. 观察　过程中应密切观察运行是否正常,患者病情是否得到缓解。

3. 并发症　最严重并发症为咯血窒息先兆和失血性休克。

(1)咯血窒息:先兆常常表现为咯血突然减少或中断,表情紧张或惊恐,大汗淋漓,两手乱动或指喉头(示意空气吸不进来),继而发绀、呼吸音减弱、全身抽搐甚至心跳呼吸停止而死亡。咯血窒息易发人群:①极度衰竭无力咳嗽者;②急性大咯血;③情绪高度紧张的患者,因极度紧张可导致声门紧闭或支气管平滑肌痉挛;④应用镇静剂或镇咳药使咳嗽反射受到严重抑制者。

(2)失血性休克:动态观察血压、心率,血压下降(如下降幅度大于 15~20mmHg)、心率加快(加快次数超过 10 次/min)、头晕、出汗甚至晕厥的表现,提示患者血容量明显不足(有紧急输血的指征);如血压下降幅度超过 40mmHg,收缩压低于 80mmHg,心率超过 120 次/min,提示患者可能处于休克状态。

4. 向患者及家属进行气管镜检查准备的指导　评估患者有无进行过气管镜检查,根据患者知识缺乏程度给予针对性指导,关爱患者,注意沟通技巧。

(1)检查前护理:①患者准备。解释检查的目的、操作过程及有关配合的注意事项,术前禁饮食 4 小时,有义齿者应取下。②术前用药。评估过敏史,遵医嘱使用阿托品或地西泮等术前用药。③物品准备。做好抢救设施及药物的准备。

(2)检查中护理:密切观察患者的生命体征和反应,配合医生做好黏膜麻醉、吸引、灌洗、活检、治疗等。

(3)检查后护理:①密切观察患者的病情变化,主要是有无发热、胸痛、呼吸困难,观察分泌物颜色和特征。②术后有少量咯血及痰中带血者不必担心,如出血量增加应通知医生。③术后 2 小时内禁食禁水,进食前先饮水,无呛咳后再进食,检查后的第一餐以温凉、半流质、少辛辣刺激性饮食为主。④术后减少咽部刺激。少说话和咳嗽,以免声音嘶哑和咽喉部疼痛。

(四)咯血的思维导图

咯血的思维导图见图 4-2。

咯血
临床表现
咯血症状
量:在出血100ml
性状:血液
颜色:鲜红色
咯血体征
啰音
诊断
咯血临床表现
相应疾病的体征
啰音
喘鸣音
杵状指（趾）
子主题
实验室检查以及其他
X线或CT
支气管碘造影
支气管镜检查
病因
呼吸系统疾病
循环系统疾病
全身出血性倾向性疾病
其他
并发症:咯血窒息、失血性休克
治疗
镇静:心理护理
休息
少量出血:卧床休息
中大量咯血:绝对卧床休息
体位
患侧卧位
病灶不清楚,头偏向一侧
咯血窒息先兆者,头低脚高俯卧位
药物治疗
止血药
垂体后叶素
酚妥拉明
介入治疗：支气管动脉栓塞
内镜治疗：气囊压迫止血
手术治疗
护理

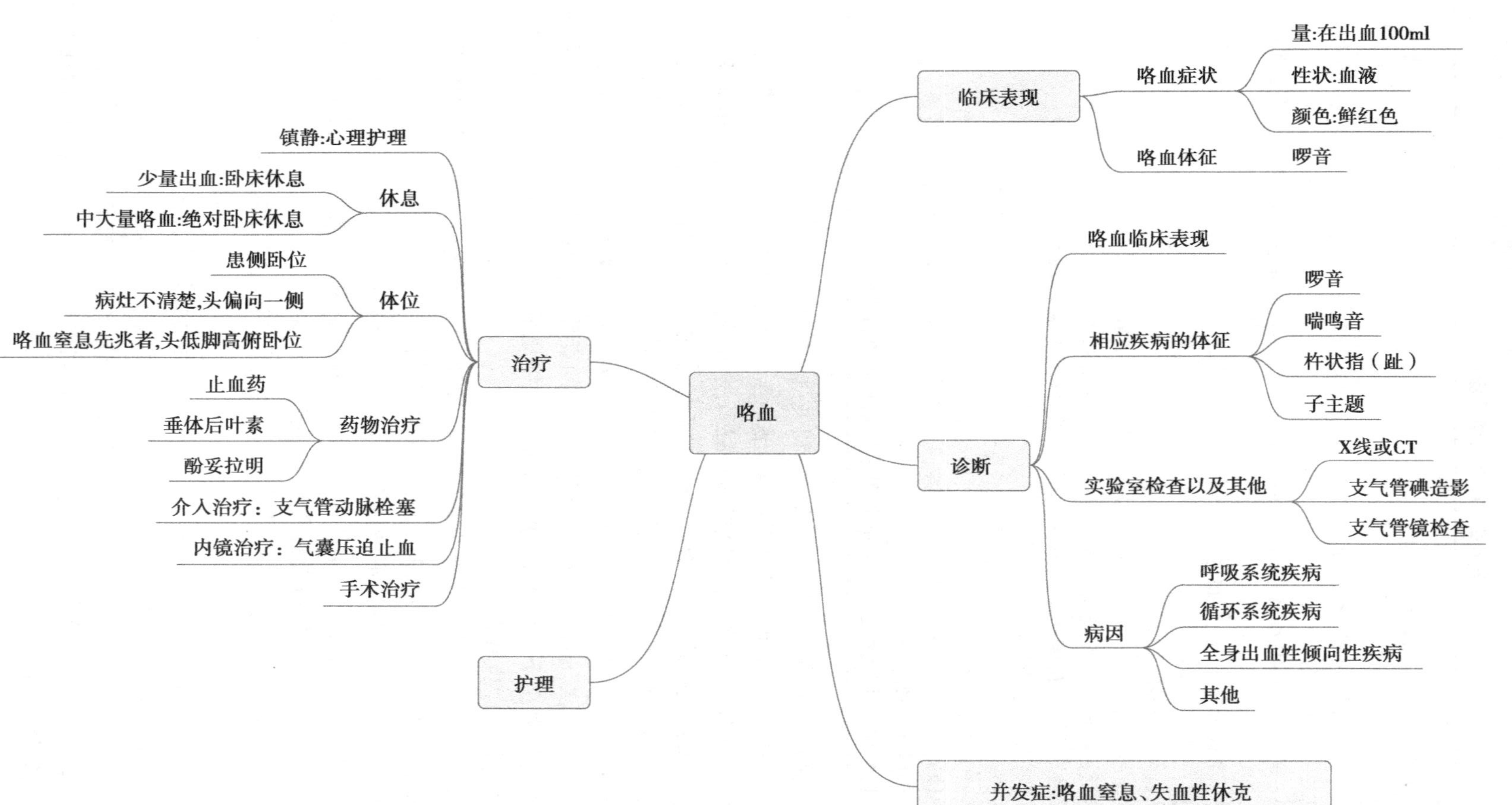

图 4-2　咯血的思维导图

【课后作业】

如何指导该患者的饮食及活动?

第三节 术前准备与护理

【学习目标】

1. 识记
(1)肺癌的概念。
(2)肺癌患者的临床表现。
2. 理解
(1)肺癌患者的处理原则。
(2)肺癌患者术前护理要点。
3. 应用
(1)能为肺癌患者进行术前准备,特别是呼吸道准备。
(2)能为患者进行术日晨的护理并与手术室护士进行交接。
(3)能做好术后患者接诊准备。

课前学习清单

1. 肺癌的概念及临床表现。
2. 肺癌患者术前呼吸道准备护理要点。
3. 术日晨护理内容。
4. 术后患者接诊准备内容。
5. 模拟呼吸道准备、术日晨护理、术后接诊患者准备等。

一、案例情境

气管镜检查取组织活检,病理提示“肺鳞癌”,遂转胸外科手术治疗。入科后经一段时间治疗护理,病情平稳,未再次发生咯血,完善各项检查,无明显手术禁忌,定于次日在全麻胸腔镜下行“肺癌根治术”。护士为患者进行术前准备。

二、课堂学习流程

1. 角色扮演 根据场景分别设置患者、家属、责任护士、夜班护士、手术室护士等角色,模拟以下场景。

(1)责任护士指导患者进行呼吸道准备。

(2)夜班护士为患者进行术日晨护理,并与手术室护士进行交接,参考附录8的内容填写护理交接单。

(3)责任护士做好术后接诊患者准备。

2. 小组讨论

(1)讨论角色扮演中出现的不足,解决产生的疑问。

(2)讨论课前学习清单的内容,并将其注入案例中进行分析。

3. 模拟练习　3~4 人一小组,练习呼吸道准备、术日晨护理、术后患者接诊准备等内容。

4. 总结反馈

(1)学生进行自评和互评。

(2)教师就角色扮演、小组讨论及模拟练习的情况进行反馈。

三、案例学习导引

(一) 案例分析思路

1. 根据"病理提示'肺鳞癌'"可以思考肺癌的概念、临床表现、处理原则。

2. 根据"护士为患者进行术前准备"可以思考肺癌患者术前护理的要点,术晨护理的内容及术后患者接诊需要做哪些准备。

(二) 案例学习注意事项

患者呼吸道准备指导、术晨护理及术后接诊患者准备等实践性较强,需要反复多次练习方能熟悉,学生课前应预先进行学习和模拟,以便课堂角色扮演环节能重点针对问题进行讨论和解决;课上应充分利用模拟训练的时间进行练习,以便能较熟练的进行实践。

(三) 学习清单问题解析

1. 肺癌的概念及临床表现

(1)概念:肺癌多数起源于支气管黏膜上皮,也称支气管肺癌。好发于 40 岁以上的男性。

(2) 肺癌的临床表现

1)早期肺癌:特别是周围型肺癌往往没有任何临床症状,大多在行胸片或胸部 CT 检查时发现。可出现刺激性咳嗽、血痰、胸闷、胸痛、发热、气促。

2)晚期肺癌:除发热、食欲缺乏、体重减轻、倦怠及乏力等全身症状外,还可出现癌肿压迫、侵犯邻近组织器官组织或发生远处转移时的征象。①压迫或侵犯膈神经可引起同侧膈肌麻痹。②压迫喉返神经出现声音嘶哑。③压迫上腔静脉出现上腔静脉综合征。④压迫食管出现吞咽困难。⑤压迫颈交感神经出现 Horner 综合征(同侧眼睑下垂、瞳孔缩小、眼球凹陷、面部无汗),见于肺上沟癌(Pancoast 癌)。⑥侵犯胸膜及胸壁可引起剧烈胸痛和胸腔积液。⑦远处转移症状,按侵犯的器官不同产生不同的症状。脑转移可引起头痛、恶心或其他神经系统症状和体征;骨转移可引起骨痛、血液碱性磷酸酶或血钙升高;肝转移可导致右上腹疼痛、肝大、碱性磷酸酶升高;皮下转移可在皮下触及结节。

3)非转移性全身症状:如杵状指、骨关节痛、骨膜增生等骨关节病综合征、库欣综合征、重症肌无力、男性轻度乳房发育等,称为副癌综合征,可能与肿瘤产生的内分泌物质有关,手术切除癌肿后症状可消失。

该患者以咯血为主要症状,伴有食欲缺乏。体格检查发现 2 个月体重减轻 3kg,右侧锁骨上浅表淋巴结肿大。

2. 肺癌患者术前呼吸道准备护理要点

(1)戒烟:劝告并指导患者戒烟 2 周以上。

(2)维持呼吸道通畅:注意观察痰液的量、颜色、黏稠度及气味;大咯血者,应绝对卧床休息,头偏向一侧,以免发生窒息。

(3)预防和控制感染:注意口腔卫生,如发现患者有龋齿等口腔疾病时,及时报告医生。如合并有肺内感染、慢性支气管炎或肺气肿,及时采集痰液及咽部分泌物做细菌培养,遵医嘱给予抗生素治疗及雾化吸入以控制感染。

(4)指导训练:指导患者练习腹式深呼吸、有效咳嗽、咳痰和翻身,学会使用深呼吸训练器,进行有效的呼吸功能锻炼,以提高肺功能,促进术后肺复张,预防肺部并发症的发生。

该患者有30年吸烟史,每天2包,需要劝告并指导其戒烟。咯血发生时应嘱患者绝对卧床休息,头偏向一侧,以免发生窒息。若指导患者使用深呼吸训练器,需在咯血停止3天后才能进行,并密切观察,患者如有不适立即停止。

3. 术日晨护理内容

(1)认真检查,确定各项准备工作的落实情况(饮食、义齿、腕带、贵重物品、肠道准备情况)。

(2)测量生命体征,如发现患者有感冒、发热,将推迟手术日期。

(3)了解患者术前晚夜间睡眠质量,评估患者精神状态。

(4)术前再次患者核对,注射术前针,排空膀胱,骶尾部等受压部位使用减压敷料保护皮肤。

(5)执行身份识别制度,与手术室护士交接患者,包括床号、姓名、腕带、术中带药、CT等,共同核对后在"手术患者核对、交接记录单"上签全名。

(6)安慰患者,协助患者上平车,送患者进手术电梯。

4. 术后患者接诊准备内容

(1)铺麻醉床,床边备心电监护仪、翻身垫、吸氧装置、术后护理包等。

(2)预见性评估患者回室各种引流管种类和数量,准备好各引流装置并妥善放置。

(3)了解患者整体情况,评估压疮风险,使用减压装置(如减压贴、气垫床);评估深静脉血栓风险,必要时使用弹力袜;评估坠床、跌倒风险,拉床栏等。

【课后作业】

拓展阅读:《中国原发性肺癌诊疗规范(2015年版)》(http//guide. medlive. cn)

第四节　术后病情观察与护理

【学习目标】

1. 识记　肺癌术后护理评估要点。
2. 理解　胸腔闭式引流护理要点。
3. 应用

(1)学会观察胸腔闭式引流水封瓶长管中水柱波动的情况,能分析波动异常的原因并处理。

(2)能及时发现房颤并护理。

(3)能对患者提供细致有效的健康教育。

课前学习清单

1. 肺癌术后护理评估要点。
2. 胸腔闭式引流的护理要点。
3. 胸腔闭式引流水封瓶长管中水柱波动的意义及波动异常的处理。
4. 肺癌术后并发房颤的原因、识别和护理。
5. 肺癌患者健康教育内容。
6. 模拟胸腔闭式引流管护理、并发症识别与护理、健康教育等场景。

一、案例情境

患者在全麻胸腔镜下行“肺癌根治术(右下肺切除+淋巴结清扫+右上肺楔形切除术)”,手术顺利,术中出血少,术毕安返病房,予心电监护,示 BP 110/80mmHg,P 86 次/min,R 20 次/min,SPO_2 97%,双腔鼻导管吸氧 3L/min。胸腔闭式引流管一根,引流通畅、水封瓶中鲜红血性液体约 100ml;尿管一根,尿量 400ml。晚间患者主诉胸闷、气短,护士发现水封瓶长管中水柱无波动,立即处理并汇报医生。术后第 1 天,患者主诉心悸,气短、眩晕不适,心电监护示心率波动在 100~160 次/min,呼吸 18 次/min,床边心电图示房颤心律。术后第 8 天患者出院,询问有关术后康复知识。

二、课堂学习流程

1. 角色扮演　根据场景可分别设置患者、家属、责任护士等角色,模拟以下场景。

(1)患者主诉胸闷、气短,护士发现水封瓶长管中水柱无波动,立即给予处理。

(2)患者主诉心悸,气短、眩晕不适,床边心电图示房颤心律,责任护士给予处理。

(3)责任护士对患者进行出院前健康教育。

2. 小组讨论

(1)讨论角色扮演中出现的不足,解决产生的疑问。

(2)讨论课前学习清单的内容,并将其注入案例中进行分析。

3. 模拟练习　3~4 人一小组,练习胸腔闭式引流护理、房颤护理和健康教育等内容。

4. 总结反馈

(1)学生进行自评和互评。

(2)教师就角色扮演、课前学习的效果、模拟练习等进行反馈。

三、案例学习导引

(一)案例分析思路

1. 根据“患者在全麻胸腔镜下行肺癌根治术”可以思考肺癌患者术后评估的护理要点。

2. 根据“患者主诉胸闷、气短,护士发现水封瓶长管中水柱无波动”可以思考胸腔闭式引流的护理,水封瓶长管中水柱波动的意义及波动异常的处理。

3. 根据“患者主诉心悸,气短、眩晕不适,心电监护示心率波动在 100~160 次/min,呼吸 18 次/min,床边心电图示房颤心律”可以思考肺癌术后并发房颤的原因、识别和护理。

4. 根据“术后第 8 天患者出院,询问有关术后康复知识”可以思考肺癌患者健康教育的内容。

（二）案例学习注意事项

本节侧重于肺癌患者手术后的护理评估、引流管护理、并发症观察与护理及健康教育等内容。学生除了需要扎实的理论基础，还需要有一定的临床思维能力及解决问题的能力。学生课前应预先进行学习和模拟，并反复多次练习方能在课堂上较好地完成角色扮演的任务。课上更应充分利用模拟练习的时间进行训练，以便能较熟练地掌握这部分内容。

（三）学习清单问题解析

1. 肺癌术后护理评估要点

（1）术中情况：了解患者手术、麻醉方式与效果、病变组织切除情况、术中出血、补液、输血情况和术后诊断。

（2）身体状况：评估生命体征是否平稳，患者是否清醒，末梢循环、呼吸状态如何，有无胸闷、胸痛、呼吸浅快、发绀及肺部痰鸣音等；评估伤口是否干燥，有无渗液、渗血；各引流管是否通畅，引流液的量、颜色与性状等。

（3）心理-社会状况：了解患者有无紧张；康复训练和早期活动是否配合；对出院后的继续治疗是否清楚。

该患者在全麻胸腔镜下行“肺癌根治术”，手术顺利，术中出血少，术后生命体征平稳。手术当天晚间患者主诉胸闷、气短，护士发现胸腔闭式引流管水封瓶长管中水柱无波动，提示“引流管效能降低”；术后第 1 天患者主诉心悸、气短、眩晕不适，心电监护示心率波动在 100~160 次/min，呼吸 18 次/min，床边心电图示房颤心律，提示患者出现“潜在并发症：房颤”；患者出院前询问有关术后康复知识，提示患者“知识缺乏：缺乏术后康复的知识”。

2. 胸腔闭式引流的护理要点

（1）保持管道密闭：①用凡士林纱布严密覆盖胸壁引流管周围；②水封瓶始终保持直立，长管没入水中 3~4cm；③更换引流瓶或搬动患者时，先用止血钳双向夹闭引流管，防止空气进入；④放松止血钳时，先将引流瓶安置低于胸壁引流口平面的位置；⑤随时检查引流装置是否密闭，防止引流管脱落。

（2）严格无菌操作：①保持引流装置无菌，定时更换引流装置，并严格遵守无菌操作；②保持胸壁引流口处敷料清洁、干燥，一旦渗湿，及时更换；③引流瓶位置低于胸壁引流口平面 60~100cm，依靠重力引流，以防瓶内液体逆流入胸腔，造成逆行感染。

（3）保持引流通畅：定时挤压引流管，防止引流管受压、扭曲和阻塞，患者取半坐卧位，经常改变体位，鼓励患者咳嗽和深呼吸，以利胸膜腔内液体和气体的排出，促进肺复张。

（4）观察记录引流：①密切观察并准确记录引流液的颜色、性状和量；②密切观察水封瓶长管中水柱波动的情况，以判断引流管是否通畅。

（5）处理意外事件：①若引流管从胸腔滑脱，立即用手捏闭胸壁伤口处皮肤，消毒处理后，以凡士林纱布封闭伤口，并协助医师进一步处理；②若引流瓶损坏或引流管从胸壁引流管与引流装置连接处脱落，立即用双钳夹闭胸壁引流管，并更换引流装置。

（6）拔管护理：①拔管指征。留置引流管 48~72 小时后，如果引流瓶中无气体逸出且引流液颜色变浅，24 小时引流液量小于 50ml，脓液小于 10ml，胸部 X 线显示肺复张良好无漏气，患者无呼吸困难或气促，即可考虑拔管。②拔管方法。协助医师拔管，嘱患者先深吸一口气，再深吸气末屏气，迅速拔管，并立即用凡士林纱布和厚敷料封闭胸壁伤口，包扎固定。③拔管后护理。拔管后 24 小时内，应注意观察患者是否有胸闷、呼吸困难、发绀、切口漏气、渗液、出血和皮下气肿等，如发现异常及时通知医师处理。

3. 胸腔闭式引流水封瓶长管中水柱波动的意义及波动异常的处理 水柱波动的幅度能反映呼吸道无效腔的大小及胸腔内负压的情况，一般水柱上下波动的范围为 4~6cm。若水柱波动幅度过大，提示可能存在肺不张；若水柱无波动，提示引流管不通畅或肺已经完全复张。案例中患者出现胸闷、气短等肺受压症状，水封瓶长管中水柱无波动，提示引流管不通畅，护士应首先检查引流管有无受压、扭曲等情况，若无则考虑可能是血管阻塞引流管，应通过捏挤或使用负压间断抽吸引流瓶中的短玻璃管，促使其恢复通畅，并立即通知医师处理。

4. 肺癌术后并发房颤的原因、识别和护理

(1)原因：心律失常是肺切除术后最常见的心血管并发症。全肺切除后发生率为 20%~30%，肺叶切除后为 15%~20%。在肺部手术后所有心律失常中，房颤最常见，其次为窦性心动过速，也可出现房扑、室性期前收缩和二联律。与缺氧、出血、水电解质酸碱失衡有关。术前合并糖尿病、心血管疾病者术后更易发生心律失常。

(2)识别

1)房颤的临床表现：①心悸；②头晕、视物模糊或晕倒；③胸部不适：疼痛、压迫或者不舒服；④气短。

2)房颤的心电图特征：①P 波消失，代之以大小不等、形态不同的 f 波；②心房频率在 350~300 次/min，f 波越纤细频率越高；③R-R 间期绝对不齐。

案例中患者主诉心悸、气短、眩晕不适，心电监护示心率波动在 100~160 次/min，呼吸 18 次/min，床边心电图示房颤。

(3)护理：如出现房颤，应立即报告医师，遵医嘱应用胺碘酮等抗心律失常药物，密切观察心率、心律，严格掌握药物剂量、浓度、给药方法和速度，观察药物的疗效及不良反应。嘱患者卧床休息，限制活动，加强生活护理。

5. 肺癌患者健康教育内容

(1)早期诊断：40 岁以上人群应定期进行胸部 X 线普查，尤其是反复呼吸道感染，久咳不愈或咳血痰者，应提高警惕，做进一步的检查。

(2)休息和营养：保持良好的营养状况，每天保持充分的休息与活动。出院后半年不得从事重体力活动。

(3)康复锻炼：指导患者出院回家后数周内，坚持进行腹式深呼吸和有效咳嗽，以促进肺膨胀；指导患者进行抬肩、抬臂、手达对侧肩部、举手过头或拉床带活动，以预防术侧肩关节僵直。

(4)预防感染：保持良好的口腔卫生，如有口腔疾病应及时就诊。注意环境空气新鲜，避免出入公共场所或与上呼吸道感染者接近。避免居住或工作于布满灰尘、烟雾及化学刺激品的环境。

(5)复诊指导：定期返院复查；若出现伤口疼痛、剧烈咳嗽及咯血等症状或有进行性倦怠情形，应返院复诊；如术后需进行放射治疗和化学治疗等，指导其坚持完成相应疗程以提高疗效，并告知注意事项。

【课后作业】

整理回顾第四章案例，完成第四章的案例思维导图。

(刘扣英 张 俊 夏学周)

第五章

心脏瓣膜病患者的护理

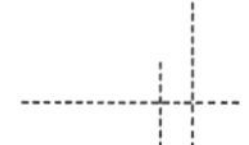

案例简介

李女士,48岁,因"发现心脏杂音十余年,呼吸困难伴双下肢水肿1周",拟诊"风湿性心脏瓣膜病,二尖瓣狭窄伴关闭不全,主动脉瓣关闭不全,心功能Ⅳ级"入院。经利尿、拮抗神经体液因子的过度激活、补钾、保肝、抗感染等治疗后心功能改善,转至胸心外科,在全麻体外循环下行"二尖瓣置换术"。手术顺利,术后转入ICU,病情平稳后转回胸心外科。术后恢复良好,康复出院,给予出院指导。

第一节　入院接诊与护理评估

【学习目标】

1. 识记

(1)心脏瓣膜的解剖结构。

(2)心力衰竭的概念。

2. 理解

(1)心力衰竭的病因、诱因与发病机制。

(2)各种心脏瓣膜病杂音的特点、并发症。

(3)心力衰竭患者的临床表现、心功能分级、诊治要点。

3. 应用

(1)能根据患者情况接诊,妥善安置患者,体现人文关怀。

(2)能运用良好沟通交流技巧和身体评估的方法收集患者疾病相关资料。

课前学习清单

1. 心脏瓣膜的解剖结构。

2. 心力衰竭的概念及临床表现。

3. 心力衰竭的基本病因、诱因、发病机制。

4. 心脏瓣膜病的临床表现与病理生理的相互关系。
5. 心脏瓣膜病的杂音特点、并发症。
6. 心功能的判断。
7. 心力衰竭患者入院接诊和入院评估的注意点。
8. 三人一组模拟迎接新患者、入院处置与入院介绍、病史评估、身体评估等。

一、案例情境

患者,李女士,48岁,已婚,汉族。江苏淮安人,农民,小学文化程度。患者因“发现心脏杂音十余年,呼吸困难伴双下肢水肿1周”,拟诊“风湿性心脏瓣膜病,二尖瓣狭窄伴关闭不全,主动脉瓣关闭不全,心功能Ⅳ级”入院。家属用轮椅将患者推送至心内科病房。

(一)病史评估

患者十余年前因感冒到医院就诊时发现心脏杂音,后因经济原因未治疗。平时反复有胸闷、活动后呼吸困难,近两年较前加重,间断口服地高辛、双克、卡托普利等药物。一周前因受凉后出现咳嗽、胸闷、乏力等“感冒”样症状,服药(具体不详)后不能好转,现气喘明显,夜间不能平卧,伴双下肢水肿、食欲缺乏,至我院进一步诊治。患者已绝经,无食物、药物过敏史,自述年轻时有“关节炎”病史,未重视。否认“糖尿病、冠心病”等其他慢性病史,否认“肝炎、结核”等传染病史,否认重大外伤、手术史,否认输血史,无家族遗传病史。患者平素以清淡饮食为主,无特殊偏好,发病以来食欲差;夜间不能平卧,易憋醒,间断睡眠;大便正常,小便较平时量明显减少;平时生活能自理,帮助干家务活,但很少能干农活,发病后生活需家属协助。无烟酒嗜好。患者小学文化,对自身疾病不是很重视,平时不常规服药,病情加重时才就诊。此次由患者爱人劝说方来就诊,有一个儿子,在外地上大学,家庭经济比较困难,虽有农保,但报销比例低,患者一心想早点好转出院。

(二)身体评估

T 37.0℃,P 102次/min,R 26次/min,BP 110/70mmHg。身高160cm,体重62kg。精神萎靡,半卧位,二尖瓣面容,口唇发绀,巩膜无黄染,双侧瞳孔等大等圆,对光反射灵敏。颈静脉怒张。两肺呼吸音粗,两肺中下野可闻及湿啰音。心界向左扩大,心率102次/min,心前区可闻及广泛收缩期杂音和舒张期杂音,腹部稍膨隆,移动性浊音(+/-),肠鸣音4次/min。双下肢中度水肿,两侧对称。全身皮肤完整无压疮。

(三)实验室及其他检查

血氧饱和度93%,血气分析:pH 7.36,$PaO_2$52mmHg,$PaCO_2$45mmHg。血常规:WBC 10.6×10^9/L,生化:K^+ 3.18mmol/L,ALT 169U/L,AST 138U/L,BUN 8.61mmol/L,Cr 186mmol/L,BNP 2 458ng/L。心电图:窦性心律,室性期前收缩;超声心动图:二尖瓣狭窄伴关闭不全,主动脉瓣关闭不全,EF 36.2%;B超:淤血肝,少量腹水;胸片:两肺纹理增多,心影增大。

二、课堂学习流程

1. 角色扮演　根据场景分别设置患者、家属、办公护士、接诊护士等角色,模拟以下场景。

(1)办公护士接到新患者入院电话通知后根据患者情况通知相关人员;责任护士根据患

者情况做好迎接新患者入院的准备。

(2)家属用轮椅将患者推送至病房,办公护士接诊,责任护士安置患者。

(3)责任护士对新患者进行入院介绍,并采集病史资料。

2. 小组讨论

(1)讨论角色扮演中出现的不足,解决模拟中产生的疑问。

(2)讨论课前学习清单的内容,并将其注入案例中进行分析。

(3)汇报病史采集的资料,整理护理评估的思路。

3. 模拟训练　3~4 人一小组,练习患者入院接诊、入院介绍、病史评估、身体评估等内容。

4. 总结反馈

(1)学生进行自评和互评。

(2)教师就角色扮演、病史汇报、护理评估的思路等进行反馈。

三、案例学习导引

(一) 案例分析思路

1. 根据“患者气喘明显,夜间不能平卧,两肺中下野可闻及湿啰音”,结合患者的心脏病史,BNP 升高,可初步判断患者为左心衰竭、肺循环淤血的表现;而且患者二尖瓣面容、口唇发绀,可能存在低氧血症,应检查血氧饱和度和(或)血气分析。

2. 根据“食欲缺乏,双下肢水肿,颈静脉怒张,腹部稍膨隆,移动性浊音(+/-)”,结合患者的心脏病史,BNP 升高,可初步判断患者存在右心衰竭、体循环淤血。而且患者在休息状态下就有症状,轮椅送至病房,为心功能Ⅳ级。

3. 根据患者为女性,年轻时曾有“关节炎”病史,超声心动图提示心脏瓣膜病,1 周前因受凉后出现咳嗽、胸闷、乏力等“感冒”样症状,分析心力衰竭的基本病因与诱发因素。根据心脏杂音的特点分析心脏瓣膜病引起的血流动力学异常,推断瓣膜病的病理生理改变与临床表现之间的关系,分析心脏功能由代偿进展为失代偿的过程,探讨心衰的发病机制。

4. 患者半卧位,双下肢中度水肿,移动性浊音(+/-),应注意检查全身皮肤情况,有无带入压疮,尤其需注意检查会阴部水肿程度及有无皮肤破损。

5. 根据患者发现心脏杂音十余年,对自身疾病不够重视,平时不常规服药,病情加重时才就诊,推断患者治疗依从性较差,应加强疾病健康教育,强调正规治疗对延缓病情进展的重要性。此次由患者爱人劝说方来就诊,家庭经济比较困难,其儿子在外地上大学,患者一心想早点好转出院,说明其依从性差的主要原因可能是不愿增加家庭经济负担,但患者的爱人对患者很支持,在宣教时可以充分运用家庭支持的力量。

6. 根据该患者白细胞增高,说明存在肺部感染;生化检查结果显示低钾血症,应遵医嘱口服或静脉补钾,指导患者增加含钾丰富食物的摄入如红枣、柑橘类等;转氨酶、尿素氮、肌酐升高推断患者内脏淤血引起肝肾功能异常。室性期前收缩可能与低钾血症有关。

7. 根据目前的状态思考病房护士接诊心力衰竭患者应做好哪些准备,是先到护士站办理入院手续还是先到床边进行护理处置;责任护士如何通过病史评估、身体评估收集资料;如何通过对资料的分析判断该患者目前存在的问题,可通过哪些措施帮助患者解决问题。

（二）案例学习注意事项

1. 不同类型的心脏瓣膜病患者其血流动力学改变不同,导致相应的病理生理改变及临床症状体征,学习时应有良好的心脏解剖学基础,充分理解其病理生理改变过程,不能死记硬背,并将几种心脏瓣膜病的特点进行对比,才能融会贯通。

2. 新入院患者病情有轻重缓急,尤其是心脏病患者。办公护士应熟悉常见心血管病急危重症的种类,接到门急诊入院电话后应简单询问一下患者基本情况,以便妥善安排床位,危重患者安排给高年资护士分管,通知责任护士做好充分的接诊准备,如决定是否需要准备好心电监护仪、供氧装置、气垫床,是否需要抢救车、除颤器、微量泵床边备用等。患者到达护士站后,办公护士应通过观察进行初步判断是直接去床边进行救护和护理处置还是先在护士站办理相关接诊手续,防止延误病情造成安全隐患。该患者心功能Ⅳ级,应该先安置患者床上休息、半卧位、测指脉氧初步决定是否需要给氧、留置静脉针、通知医生接诊等,再请患者家属到护士站办理相关手续。

3. 该患者心功能Ⅳ级,病情较重,护理评估和入院介绍的时间均不宜过长,身体评估应结合瓣膜病并发心力衰竭有重点地进行检查;入院介绍部分对家属宣讲即可;可以通过翻阅既往病历、询问家属,以减轻患者疲劳。

4. 入院接诊、入院介绍、病史评估、身体评估等实践性较强,需要反复多次练习方能熟悉,学生课前应预先进行学习和模拟,以便课堂角色扮演环节能重点针对问题进行讨论和解决。在临床模拟实践的环节除掌握评估内容与方法外,还应注重沟通交流技巧、人文关怀、根据患者个体情况灵活应变等。

（三）学习清单问题解析

1. 心脏瓣膜的解剖结构　人体心脏有四个瓣膜,位于左心房、左心室之间的瓣膜称二尖瓣,位于右心房、右心室之间的瓣膜称三尖瓣,两侧瓣膜均有腱索与心室乳头肌相连。左、右心室与大血管之间亦有瓣膜相隔,左心室与主动脉之间的瓣膜称主动脉瓣,右心室与肺动脉之间的瓣膜称肺动脉瓣。临床上以二尖瓣最常受累,其次是主动脉瓣。

2. 心力衰竭的概念与临床表现　心力衰竭简称心衰,是由于任何心脏结构或功能异常导致心室充盈和(或)射血能力受损而引起的一组临床综合征。左心衰竭以肺循环淤血和心排血量降低为主要表现。常见症状有呼吸困难,可表现为劳力性呼吸困难、夜间阵发性呼吸困难或端坐呼吸;咳嗽、咳痰和咯血;疲倦、乏力、头晕、心悸;少尿及肾功能损害导致的血尿素氮、肌酐升高等。体征表现为肺部湿啰音及基础心脏病的体征。

右心衰竭以体循环淤血为主要表现。常见症状有胃肠道及肝淤血引起腹胀、纳差、恶心、呕吐等消化道症状及呼吸困难。常见体征包括不同程度的水肿、颈静脉怒张、肝颈静脉反流征阳性、肝大、腹水等。

3. 心力衰竭的基本病因、诱因、发病机制

(1)心力衰竭的基本病因:包括原发性心肌损害(如冠心病心肌缺血或心肌梗死、心肌炎、心肌病、心肌代谢障碍性疾病、心肌淀粉样变性等)、心脏负荷过重(后负荷过重如高血压、主动脉瓣狭窄、肺动脉高压、肺动脉瓣狭窄等;前负荷过重如瓣膜关闭不全、先天性间隔缺损、动脉导管未闭、慢性贫血、甲状腺功能亢进症等)。

(2)心衰的诱因:以感染尤其是呼吸道感染最常见,其次包括心律失常如心房颤动、过度劳累、剧烈运动、情绪激动、精神过于紧张、妊娠和分娩、钠盐摄入过多、输液或输血过快过

多、治疗不当、风湿活动等。

(3)心衰的发病机制十分复杂,当基础心脏病损及心功能时,机体首先发生多种代偿机制,促使心功能在一定时间内维持在相对正常的水平,但也有其负性效应。随着病情进展,尤其是在某些诱因作用下进入失代偿期。代偿机制包括 Frank-Starling 机制、神经体液机制(交感神经兴奋性增强、肾素-血管紧张素-醛固酮系统激活)、心肌肥厚。在心脏功能受损、心腔扩大、心肌肥厚的代偿过程中,心肌细胞、胞外基质、胶原纤维网等均发生相应变化,即心室重塑的过程,是心衰发生发展的基本病理机制。心衰时可引起一系列复杂的神经体液变化,多种体液因子参与心血管系统调节,并在心肌和血管重塑中起重要作用。主要体液因子包括利钠肽类如心钠肽、脑钠肽、C 型利钠肽等,精氨酸加压素、内皮素、细胞因子等。

4. 心脏瓣膜病的临床表现与病理生理的相互关系

(1)二尖瓣狭窄患者由于舒张期血流流入左心室受阻,左心房压力升高,左心房代偿性扩张及肥厚以增强收缩。当瓣口中重度狭窄时,左房压力开始升高,使肺静脉和肺毛细血管压力相继增高,导致肺顺应性降低,临床上出现劳力性呼吸困难,称左房失代偿期。由于左房压和肺静脉压升高,引起肺小动脉反应性收缩,最终导致肺小动脉硬化,肺动脉压力增高。重度肺动脉高压使右心室后负荷增加,右心室扩张肥厚,三尖瓣和肺动脉瓣关闭不全,导致右心衰竭,称右心受累期。

(2)二尖瓣关闭不全时,左室收缩时部分血液反流至左心房,左房容量负荷增加,左室舒张末期容量亦增大,心肌代偿性离心性扩大和肥厚。同时扩大的左房和左室在较长时间内适应容量负荷增加,使左房压和左室舒张末压不致明显上升,故肺淤血暂不出现。但持续严重的过度负荷,终致左室心肌功能衰竭。左室舒张末压和左房压明显上升,肺淤血出现,继而导致肺动脉高压和右心衰竭,最终导致全心衰竭。

(3)主动脉瓣狭窄时,左室收缩压明显升高,跨瓣压差显著。主动脉瓣狭窄使左室射血阻力增加,左室向心性肥厚,室壁顺应性降低,引起左室舒张末压进行性升高,因而使左房后负荷增加,左房代偿性肥厚。最终因心肌缺血和纤维化等导致左心衰竭。左心排血量下降可导致头晕、黑矇和晕厥等脑缺血的表现。

(4)主动脉瓣反流引起左心室舒张末容量增加,使每搏容量增加和主动脉收缩压增加,而有效每搏血容量降低,脉压增大。左心室心肌重量增加使心肌氧耗增多,主动脉舒张压降低使冠状动脉血流减少,两者引起心肌缺血、缺氧,促使左心室心肌收缩功能降低,直至发生左心衰竭。

5. 心脏瓣膜病的杂音特点、并发症　二尖瓣狭窄患者杂音的特点是在心尖部可闻及舒张中、晚期隆隆样杂音,呈递增性,以左侧卧位、呼吸末及活动后杂音更明显。二尖瓣关闭不全患者在心尖区可闻及全收缩期高调一贯型吹风样杂音,向左腋下和左肩胛下区传导。主动脉瓣狭窄患者在主动脉瓣第一听诊区可闻及粗糙而响亮的吹风样收缩期杂音,在胸骨右缘第 1~2 肋间最为清楚,并向颈动脉传导。主动脉瓣关闭不全时在胸骨左缘第 3、4 肋间可闻及高调叹气样舒张期杂音,坐位前倾和深呼气时更易听到。

心脏瓣膜病的主要并发症包括心房颤动、心力衰竭、急性肺水肿、血栓栓塞、肺部感染、感染性心内膜炎等。

6. 心功能的判断　心力衰竭的严重程度常采用美国纽约心脏病协会(New York Heart Association,NYHA)的心功能分级方法(表 5-1)。这种分级方案简单易行,临床应用最广。

表 5-1 NYHA 心功能分级

心功能分级	依据及特点
Ⅰ级	患者患有心脏病，但日常活动量不受限制，一般活动不引起乏力、呼吸困难等心衰症状
Ⅱ级	体力活动轻度受限。休息时无自觉症状，但平时一般活动可出现上述症状，休息后很快缓解
Ⅲ级	体力活动明显受限。休息时无症状，低于平时一般活动量时即可引起上述症状，休息较长时间后症状方可缓解
Ⅳ级	任何体力活动均会引起不适。休息时亦有心衰的症状，稍有体力活动后症状即加重。如无需静脉给药，可在室内或床边活动者为Ⅳa 级，不能下床并需静脉给药支持者为Ⅳb 级

7. 心力衰竭患者入院评估

(1)病史评估：应着重评估患者有无心脏瓣膜病等基础心脏疾病病史；有无呼吸道感染、过度劳累等诱发因素。询问病程经过，如首次发病的时间；呼吸困难的特点和严重程度；有无咳嗽，咳痰或痰中带血；有无乏力、头晕、失眠等。还应了解患者是否有纳差、恶心、呕吐、腹胀、体重增加及身体低垂部位水肿等。询问此次发病情况，病情是否有加重趋势，了解遵医用药情况及效果。询问患者睡眠状况；尿量是否减少；日常生活是否能自理，活动受限的程度。患者的心理状况及照顾者支持情况、家庭经济负担等。

(2)身体评估：生命体征；意识与精神状况；体位；有无皮肤黏膜发绀；有无颈静脉怒张、肝颈静脉反流征阳性；两肺有无湿啰音或哮鸣音，啰音的部位和范围；心尖搏动的位置和范围，心率是否加快，有无心尖部舒张期奔马律、病理性杂音等；有无肝大；水肿的部位及程度，有无压疮，有无胸水征、腹水征。

(3)实验室及其他检查：重点了解超声心动图、BNP 等，查看血常规、电解质、肝肾功能、血气分析结果。

（四）入院护理评估的思维导图

心脏瓣膜病合并心衰的患者入院护理评估的思维导图见图 5-1。

【知识拓展】

水肿严重程度的判断

1. 根据指压凹陷程度判断：用手指在局部按压 5 秒后离去。

Ⅰ度：按压深度指印可明视或用手抚摸有凹陷者。

Ⅱ度：按压后有较深的指印，10 秒后仍不能恢复，水肿可明视，皮肤紧张可不发亮（重Ⅱ度可发亮）。

Ⅲ度：短时间（3 秒内）轻压却能在长时间（10 秒以上）内不恢复，皮肤发亮，甚至裂口、流水等。

2. 根据水肿发生的部位及范围，将水肿程度分为 3 级。

轻度水肿：脚踝以下部位的水肿。

中度水肿：膝关节以下部位的水肿。

重度水肿：膝关节以上部位或伴有全身的水肿。

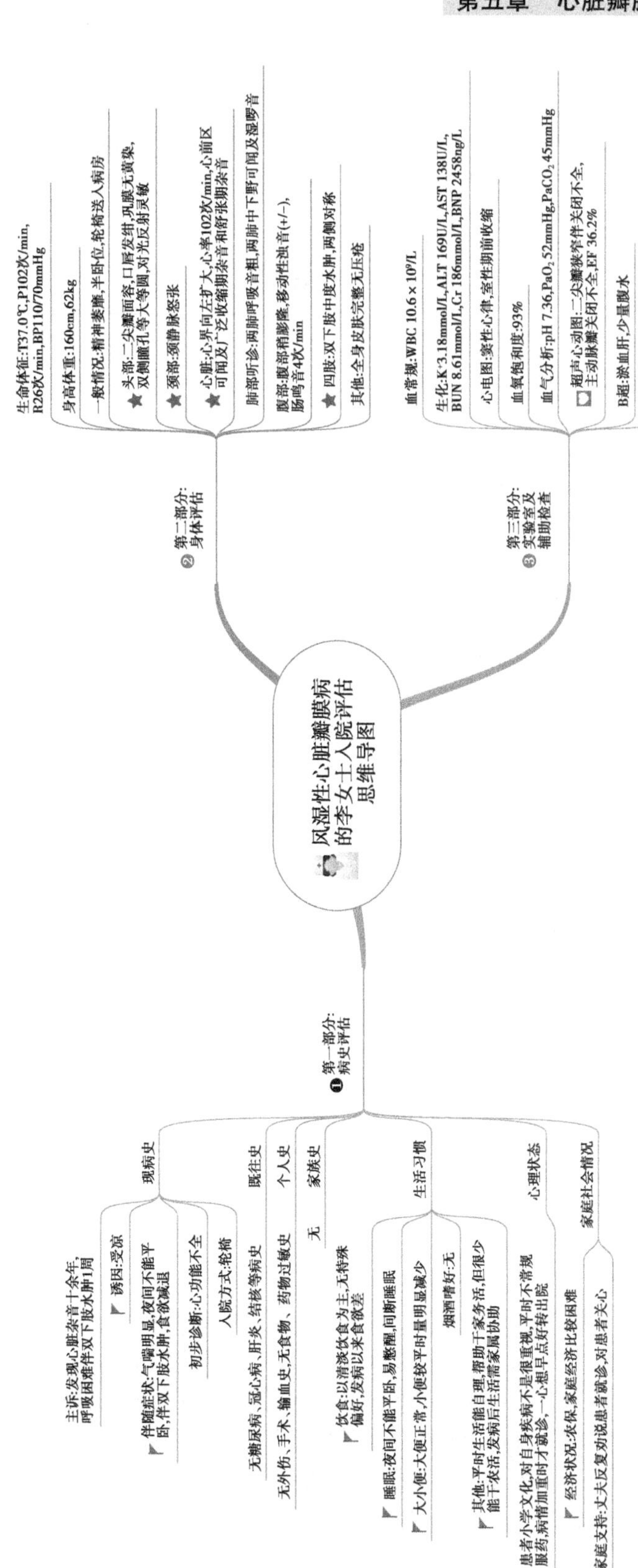

图 5-1 入院护理评估的思维导图

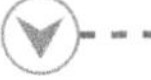

【课后作业】

根据收集到的资料,分析该患者目前存在的主要护理问题,并制订针对性的护理计划。

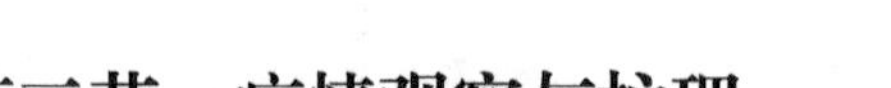

第二节　病情观察与护理

【学习目标】

1. 识记

(1)利尿剂、血管紧张素转换酶抑制剂、β受体阻滞剂等药物的用法。

(2)利尿剂、血管紧张素转换酶抑制剂、β受体阻滞剂等药物的副作用。

2. 理解

(1)利尿剂、血管紧张素转换酶抑制剂、β受体阻滞剂等药物的药理作用。

(2)心力衰竭患者的治疗原则。

3. 应用

(1)能运用所学知识对患者进行病情观察和用药指导。

(2)正确实施心电监护、给氧、指导记出入量等护理措施。

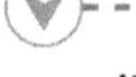

课前学习清单

1. 心力衰竭患者的治疗目标和原则。
2. 常用抗心衰药物的种类、药理作用与副作用。
3. 心力衰竭患者病情观察的重点。
4. 心衰患者记出入量的目的,心衰患者容量管理的要点。
5. 心衰患者氧疗的指征及注意事项。
6. 模拟心电监护、发口服药、静脉注射、输液巡视、指导记出入量等场景。

一、案例情境

医生接诊后,开立医嘱:Ⅰ级护理、病重、给氧、心电监护、记出入量。用药:呋噻米20mg,bid;螺内酯20mg,bid,美托洛尔12.5mg,bid;培哚普利2mg,qd;补达秀0.5g,bid。泽通40mg,st,静脉注射;古拉定180mg+NS 50ml,qd,静滴;新泰林1.0+NS 100ml,bid,静滴。护士遵医嘱完成治疗,患者听说静脉使用的是保肝药和抗生素,有点不理解,认为自己是心脏病,不需要应用这类药物,增加了不必要的费用,经责任护士耐心解释终于取得理解。

二、课堂学习流程

1. 角色扮演　根据场景可分别设置患者、家属、责任护士等角色,模拟以下场景。

(1)给患者执行心电监护操作。

(2)发口服药、给氧、静脉注射、用药指导、记出入量等。

2. 小组讨论

(1)讨论角色扮演中出现的不足,解决产生的疑问。

(2)讨论课前学习清单的内容,并将其注入案例中进行分析。

3. 模拟练习　3~4 人一小组,重点练习记出入量指导等内容。

4. 总结反馈

(1)学生进行自评和互评。

(2)教师就角色扮演、课前学习的效果、模拟练习等进行反馈。

三、案例学习导引

(一) 案例分析思路

1. 根据案例中提供的医嘱内容,思考长期医嘱和临时医嘱的区别是什么,执行时有哪些注意点。

2. 根据开立的用药医嘱,思考各种药物的类别、药理作用及具体用法,并由此讨论心力衰竭的治疗原则。

3. 根据开立的用药医嘱,思考如何给患者做好用药指导。

4. 根据患者Ⅰ级护理、病重,思考Ⅰ级护理的护理要求、该患者病情观察的重点。

5. 根据给氧、心电监护、记出入量,思考心力衰竭患者给氧的适应证、给氧方式及流量、心电监护的目的及该患者的监测重点、如何设置报警参数、如何指导记出入量。

(二) 案例学习注意事项

1. 本节侧重于患者入院后的护理处置、遵医嘱给予治疗、病情观察和健康指导,应分析各项护理处置和用药的目的、执行要点,熟悉各药物的药理作用及使用注意事项。充分理解心衰的用药原则,同时还需进行对症治疗,如使用保肝药古拉定是由于该患者转氨酶升高,存在肝功能损害;使用抗生素是因为患者白细胞升高,存在肺部感染。

2. 本节实践性很强,在角色扮演环节,需要注重角色转换,进入"责任护士"角色,认真体验角色职责,避免"背流程"。在向患者进行健康指导时需注意患者仅小学文化,应运用通俗易懂的语言讲解,避免使用医学术语,应关注患者是否已真正理解。

3. 本节与第一节联系紧密,应注意分析患者主要的护理问题,通过第一节的回顾,自然进行到第二节内容,以保证本节与第一节的连续性。

(三) 学习清单问题解析

1. 心力衰竭患者的治疗目标和原则

(1)治疗目标:防止和延缓心衰的发生发展,缓解临床症状,提高运动耐量和生活质量,降低住院率与病死率。

(2)治疗原则:采取综合治疗措施,包括对各种可致心功能受损的疾病进行早期管理,调节心衰代偿机制,减少其负面效应,如拮抗神经体液因子的过度激活,阻止或延缓心室重塑的进展。

2. 常用抗心衰药物的种类、药理作用与副作用

(1)利尿剂:通过排钠排水减轻心脏的容量负荷,是心衰治疗中改善症状的基石,原则上

在慢性心衰急性发作和明显体液潴留时应用。利尿剂包括排钾和保钾利尿剂两大类，排钾利尿剂主要有双克、呋噻米、泽通；保钾利尿剂包括螺内酯、阿米洛利等。其最主要的副作用是电解质紊乱，其他不良反应有胃部不适、呕吐、腹泻、高血糖、高尿酸血症等。

(2)血管紧张素转换酶抑制剂(ACEI)：是目前治疗慢性心衰的首选用药，其主要作用机制一方面是抑制肾素-血管紧张素系统，达到扩张血管、抑制交感神经兴奋性的作用，更重要的是在改善和延缓心室重塑中起关键作用，从而维护心肌功能、延缓心衰进展、降低远期死亡率。该患者使用的培哚普利为 ACEI 类药物。主要副作用包括干咳、低血压和头晕、肾损害、高钾血症、血管神经性水肿等。当心衰患者因 ACEI 引起的干咳而不能耐受时，可改用血管紧张素受体拮抗剂(ARB)。常用药物有氯沙坦、缬沙坦、坎地沙坦、厄贝沙坦等。

(3)螺内酯：是应用最广泛的醛固酮受体拮抗剂，对抑制心血管重塑、改善慢性心衰的远期预后有很好的作用。一般小剂量(亚利尿剂量)20mg，1~2 次/d。其主要副作用有嗜睡、运动失调、男性乳房发育、面部多毛等。

(4)β 受体阻滞剂：主要用于拮抗代偿机制中交感神经兴奋性增强的效应，抑制心室重塑，长期应用能显著改善预后，从而提高患者运动耐量，降低死亡率，尤其是猝死率。为了减少 β 受体阻滞剂负性肌力作用的不良影响，原则上应待心衰情况稳定后从小剂量开始，逐渐增加剂量，适量长期维持。静息心率是评估心脏 β 受体有效阻滞的指标之一，通常心率降至 55~60 次/min 的剂量为 β 受体阻滞剂应用的目标剂量或最大可耐受剂量。常用药物有美托洛尔。主要副作用有液体潴留(可表现为体重增加)和心衰恶化、心动过缓和低血压等，应注意监测心率和血压，当患者心率低于 50 次/min 或低血压时，应停止用药并及时报告医生。

ACEI、β 受体阻滞剂和醛固酮受体拮抗剂三药合用可产生相加或协同的有益作用，被称之为“金三角”，已成为慢性心衰的基本治疗方案。

其他治疗心衰的药物有洋地黄类、非洋地黄类正性肌力药以及左西孟旦、新活素、托伐普坦、伊伐布雷定等新型药物。

3. 心力衰竭患者病情观察的重点　心衰患者病情观察不同于入院时的全面护理评估，应着重于观察患者的病情变化、有无并发症、药物疗效和治疗副作用，如尿量是否增加、食欲有无改善、呼吸困难是否缓解、肺部啰音范围是否减小、水肿是否消失，配合定期复查 BNP、血钾、肝肾功能等。

4. 心衰患者记出入量的目的，心衰患者容量管理的要点　该患者呼吸困难、肺部湿啰音、双下肢水肿，说明存在体液过多的问题，记出入量能很好地判断疗效，给医生调整治疗方案提供参考。

心衰患者容量管理：若无明显低血容量因素(大出血、严重脱水、大汗淋漓等)，每天液体入量一般在 1 500~2 000ml。严重心衰患者保持每天出入量负平衡约 500ml；严重肺水肿者负平衡为 1 000~2 000ml/d，甚至可达 3 000~5 000ml/d，以减少水钠潴留，缓解症状。3~5 天后，若肺淤血、水肿明显消退，应减少水负平衡量，逐步过渡到出入量大体平衡。严格限制每天静脉输液量，输液速度不应超过 2ml/min，密切监测尿量。做好日常体重管理：每天晨起排空大小便后，在同一着装下空腹测量体重。

5. 心衰患者氧疗的指征、给氧方式与注意事项

(1)氧疗：主要适用于呼吸困难伴低氧血症($SaO_2<90\%$，$PaO_2<60mmHg$)的患者；SaO_2 90%~95%的患者可给予氧疗；有低氧血症的患者应尽早采用，使患者 $SaO_2\geq95\%$(伴

COPD 者 SaO_2>90%)。无低氧血症的患者不应该常规应用氧疗。

(2)给氧方式:①鼻导管给氧是常用的给氧方式,从低流量开始(1~2L/min),根据血氧饱和度和血气分析结果调整氧流量,可增加至4~6L/min,不推荐使用乙醇湿化给氧。②面罩给氧:适用于呼吸性碱中毒、未合并二氧化碳潴留、需要高流量给氧(4~10L/min)的患者。针对以上给氧措施后呼吸频率仍大于25次/min,SaO_2 小于90%的患者,应尽早采用无创正压通气(NIPPV),NIPPV有两种方式CPAP和BiPAP(双水平气道正压),孰优孰劣尚有待进一步研究,但对于有二氧化碳潴留者,应首选BiPAP模式。经积极治疗后病情仍继续恶化(意识障碍、呼吸节律异常或呼吸频率低于8次/min,自主呼吸微弱或消失,$PaCO_2$ 进行性升高者)、不能耐受NIPPV者,应气管插管行有创机械通气治疗(IPPV)。

6. 心电监护仪的使用流程

心电监护仪使用流程

【操作目的】

对患者心率、心律、心电图、血压、呼吸、脉氧等进行连续不断的动态监测,及时发现病情变化,为临床诊断、治疗和护理提供可靠的依据。

【操作准备】

1. 患者评估　患者病情、心理状态及合作程度;局部皮肤情况。

2. 用物准备　心电监护仪、导联线、袖带、脉氧探头、电极片、75%乙醇棉球、监护记录单等。检查仪器处于完好备用状态。

3. 护士准备　衣帽整洁,洗手,戴口罩。

【操作要点】

1. 核对　核对医嘱、核对患者。

2. 准备　患者体位舒适,测血压时取平卧位或半卧位,拉上围帘。

3. 解释　解释操作目的、操作方法,指导患者配合。

4. 连接　连接心电监护仪电源,打开主机开关。暴露胸部,清洁皮肤,将电极片粘贴于胸部合适位置(避开伤口、皮肤皱褶、瘢痕处)。连接心电导联线,选择波形清晰的导联;选择合适的部位,绑血压计袖带,测量即刻血压;将脉氧探头正确安放于患者手指处(与袖带不在同一侧)。

5. 设定　根据病情,设定心电图、呼吸、血压、血氧饱和度报警限,打开报警开关,设定血压测量间隔时间。

6. 观察与记录　密切观察,及时记录,发现异常及时汇报医生并处理,出现监测数据与病情不符合时及时查明原因并及时排除。

7. 注意事项　频繁测量血压的患者定时松解袖带,必要时更换测量部位;测量血氧饱和度时注意肢体保暖,定时检查探头贴附部位皮肤,必要时更换部位;每班检查电极片有无脱落松动,及时更换电极片和部位,观察皮肤有无发红破损等异常并给予处理。

8. 停止　停监护时,关闭电源,拆除导联线、电极片、袖带、脉氧探头,清洁皮肤。

9. 终末处理　整理用物,按垃圾分类处理用物;仪器及附件清洁消毒;洗手、记录。

【知识拓展】

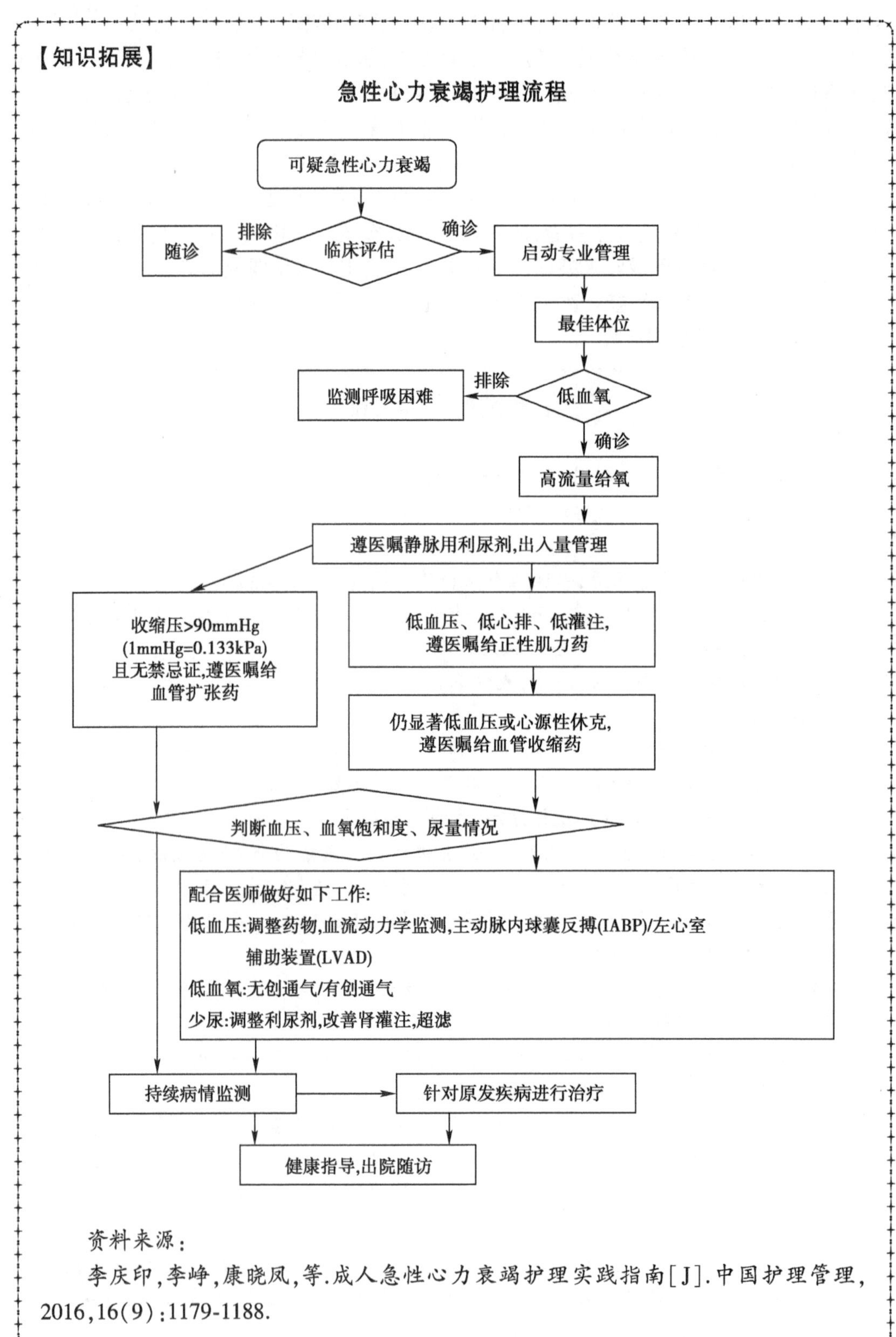

资料来源:

李庆印,李峥,康晓凤,等.成人急性心力衰竭护理实践指南[J].中国护理管理,2016,16(9):1179-1188.

【课后作业】

拓展阅读:《成人急性心力衰竭护理实践指南》《中国急性心力衰竭急诊临床实践指南(2017)》

第三节　术前护理

【学习目标】

1. 识记

(1)围术期护理的概念。

(2)体外循环的概念。

2. 理解

(1)心脏瓣膜病手术治疗的适应证及手术方式。

(2)体外循环的实施过程。

(3)心脏疾病术前护理的要点。

3. 应用

(1)能为心脏疾病患者进行手术前一日准备。

(2)能评估患者术前的心理状况并进行个体化的心理疏导。

(3)能清楚地解释人造心脏瓣膜的种类,各自的优缺点并结合患者的情况选择合适的瓣膜。

(4)能为患者进行术日晨的护理并与手术室护士进行交接。

课前学习清单

1. 围术期护理的概念及心脏疾病术前护理的要点。
2. 心脏疾病手术前一日准备的内容。
3. 心脏疾病术前心理状况评估及护理。
4. 人造心脏瓣膜的种类、各自的优缺点及选择。
5. 术日晨护理的内容及择期手术病房与手术室交接登记制度及流程。
6. 模拟术前一日准备、心理护理及术日晨护理等。

一、案例情境

患者经药物治疗后呼吸困难改善,能平卧入睡,转胸心外科治疗。转科后,经一周左右治疗护理,病情进一步改善,查无手术禁忌证,定于第2天在全麻体外循环下行“二尖瓣置换术”。护士为患者进行术前准备时，患者及家属诉说他们比较紧张，因为听其他患者介绍，术后要转到监护病房去，身上会有很多仪器，还要用呼吸机，家属还不能陪，问护士是不是真的，并且询问机械瓣膜和生物瓣有什么区别。

二、课堂学习流程

1. 角色扮演　根据场景分别设置患者、家属、责任护士、夜班护士、手术室护士等角色，模拟以下场景。

(1)责任护士为患者进行手术前一日的准备。

(2)责任护士对患者及家属进行心理疏导，回答家属问题。

(3)夜班护士为患者进行术日晨护理，并与手术室护士进行交接，参考附录8的内容填写护理交接单。

2. 小组讨论

(1)讨论角色扮演中出现的不足及如何改进，解决角色扮演中产生的疑问。

(2)讨论课前学习清单的内容，并将其注入案例中进行分析。

3. 模拟练习　3~4人一小组，练习手术前一日准备、心理疏导、术日晨护理等内容。

4. 总结反馈

(1)学生进行自评和互评。

(2)教师就角色扮演、小组讨论及模拟练习的情况进行反馈。

三、案例学习导引

(一)案例分析思路

1. 根据“转科后，经一周左右治疗护理，病情进一步改善”可以思考如何系统评估心脏手术患者各器官功能和心理状态并进行术前护理，提高其手术的耐受性。

2. 根据“在全麻体外循环下行‘二尖瓣置换术’”医嘱可以思考体外循环的概念、实施过程；心脏瓣膜病手术治疗适应证及手术方式。

3. 根据“护士为患者进行术前准备”，可以思考护士如何对拟行心脏手术的患者进行手术前一日准备及术日晨的护理。

4. 根据“患者及家属诉说他们比较紧张，因为听其他患者介绍，术后要转到监护病房去，身上会有很多仪器，还要用呼吸机，家属还不能陪，问护士是不是真的”推断该患者及家属因对术后治疗护理不了解存在焦虑情绪，考虑如何做好患者及家属的心理护理。

5. 根据“家属询问机械瓣膜和生物瓣有什么区别”可以思考人造心脏瓣膜种类、各自的优缺点及如何选择，并回答家属的疑问。

(二)案例学习注意事项

1. 手术是治疗严重瓣膜病变的重要手段。心脏疾病围术期护理既有一般手术围术期护理的共性内容，也有其体外循环围术期护理的专科内容，学习时应将这两方面综合起来考虑，梳理出心脏手术患者围术期护理的内容。

2. 本节侧重心脏疾病的术前护理。术前护理的重点在于系统评估患者各器官功能和心理状况，发现潜在的危险因素，充分做好准备。该患者从心内科转入，各器官功能评估在第一节中已涉及，故本节不再作为重点内容。该患者心理状况评估及护理是本节重点内容之一。体外循环术后患者需转入监护病房，陌生的病区环境，各种复杂仪器设备的使用，多条管道的束缚、家属不能陪护等原因都可能增加患者术后生理及心理的不适。因此，术前对患者及家属的心理疏导及监护病房环境介绍尤为重要。

3. 患者手术前一日准备及术日晨护理内容多、实践性较强，学生课前应预先进行学习和模拟，并反复多次练习方能在课堂上较好地完成角色扮演的任务。课上更应充分利用模拟练习的时间进行训练，以便能较熟练地掌握这部分内容。在角色扮演的过程中除掌握手术前一日准备及术日晨护理内容外，还应注重沟通交流技巧、人文关怀、根据患者个体情况灵活应变等。

（三）学习清单问题解析

1. 围术期护理的概念及心脏疾病术前护理的要点

（1）概念：围术期护理是指在围术期为患者提供全程、整体的护理。旨在加强术前至术后整个治疗期间患者的身心护理，通过全面评估，充分做好术前准备，并采取有效措施维护机体功能，提高手术安全性，减少术后并发症，促进患者康复。

（2）心脏疾病术前护理要点

1）心理护理：积极情绪和良好的心理准备是保证手术进行的首要条件。处于焦虑、紧张、恐惧、不安及抑郁等这些精神极度紧张状态下实施手术是非常不利的，可影响休息、睡眠，使免疫功能减退，增加手术后并发症的机会。而且有时还会导致手术前心跳加快、血压升高等使手术无法进行。中等焦虑是一种正常心理，手术前指导患者保持情绪稳定，乐观对待病情，积极配合。

2）改善心功能：术前多休息，少活动，保证充足的睡眠，遵医嘱服用改善心功能的药物。

3）加强术前监测：每天监测体温、心率、血压，每周监测体重。

4）预防和控制感染：注意保暖和防寒，防止呼吸道感染；吸烟患者戒烟三周以上；有感染者治疗感染灶。术前预防性应用抗生素，防止术后感染发生。术前进行深呼吸和有效咳嗽训练，防止术后肺部感染。

5）加强营养支持：摄入高热量、高蛋白及丰富维生素食物，增强机体对手术耐受力；进食较少者，必要时进行静脉高营养治疗；心功能欠佳者应限制钠盐摄入，钠盐小于3g/d；低蛋白血症和贫血者，遵医嘱给予清蛋白、新鲜血输入。

6）完善术前检查：包括血常规、血型、交叉配血、尿常规、肾功能、凝血功能、血清电解质、心电图和超声心动图等。

7）遵医嘱用药：术前2~3天给予口服泼尼松10mg，每天3次，预防应激综合征的发生。

8）胃肠道准备：手术前禁食8~12小时，禁食4小时，以防麻醉或术中呕吐，引起窒息或吸入性肺炎。

9）手术区皮肤准备：术前一日下午或晚上沐浴，清洁皮肤。手术区域若毛发细小，可不必剃毛；若毛发影响手术操作，手术前应予剃除。胸部手术备皮范围上至锁骨上及肩上，下至脐水平，包括患侧上臂和腋下，胸背均超过中线5cm以上。

2. 心脏疾病手术前一日准备的内容

（1）心理准备：参考本节学习清单问题解析第一题和第三题。

（2）禁食禁饮：一般手术前12小时开始禁食，4小时开始禁饮。

（3）皮肤准备：手术前一天修剪指甲、洗头洗澡，尤其脐处、腋窝及外阴处要清洗干净。

(4)呼吸道准备:指导患者进行深呼吸运动和有效咳嗽。①深呼吸运动。用鼻子吸气,使胸廓尽量扩张,感觉到不能再吸气为止,然后经微张的口缓慢吐气,速度一定要慢,吸气时间与呼气时间为1∶3。②有效咳嗽。指导患者取坐位或半坐卧位,咳嗽时将双手交叉,手掌根部放切口两侧,向切口方向按压,以保护伤口,先轻轻咳嗽几次,使痰松动,然后再深吸气后用力咳嗽,排出痰液。

(5)睡眠:术前一晚早点入睡,保证良好的睡眠。如入睡困难,必要时给予药物辅助睡眠。

(6)谈话签字:告诉患者及家属手术前医生、麻醉师会与之谈话、签字。

(7)合血和青霉素过敏试验:遵医嘱做好血型交叉鉴定和交叉配血试验及青霉素过敏试验。

(8)胸带、胸瓶、病员服等用物给患者。

3. 心脏疾病患者术前心理状况评估及护理　术前应评估患者和家属对疾病、治疗方案、手术风险、术前配合、术后康复及预后知识的了解和掌握程度,对手术的接受情况。评估患者的心理反应,是否存在焦虑、恐惧和无助的心理。针对患者具体情况给予心理护理。①介绍疾病和手术相关知识,认真解答患者提出疾病和手术相关问题;②鼓励患者说出恐惧、焦虑的内心感受;③为患者介绍手术室及监护室环境,告知其手术简要过程及术后注意事项;④安排其与术后患者进行交流,增强其对手术治疗的信心。

针对该患者及家属提出的问题,可以这样回答。告诉患者及家属因为心脏手术后,患者的心、肺、肾、脑等功能处于不稳定状态,而监护病房配有高水平的专业医师和护士,监护室内24小时值班制,医护人员昼夜守护在患者身旁,应用现代化精密的监护医疗设备,对患者进行最佳的术后监护,保证患者各个脏器的功能处于稳定状态,使患者渡过危险阶段。因此,心脏手术后的患者都要进入监护室进行集中护理,病情平稳后转回普通病房。家属每天在探视的时间内可以去看患者。如果条件允许,可以提前带患者参观监护室,简要介绍各种仪器及作用、手术后身上可能带有的管道,让患者提前做好心理准备。告诉患者术后会用呼吸机辅助呼吸,目的是保证机体供氧,改善氧合、减少呼吸做功、促进心功能恢复。

4. 人造心脏瓣膜的种类、各自的优缺点及选择　目前,临床上常用的人造心脏瓣膜有机械瓣和生物瓣两种。机械瓣优点是耐久性好,缺点是可诱发血栓形成,需终生服用抗凝药;抗感染性差;无生长扩大的能力。生物瓣优点是血流动力学好,无需终生服用抗凝药。缺点是耐久性差,会发生钙化毁损,使用年限一般15~20年;抗感染性差;无生长扩大的能力。一般年龄<60岁,无抗凝禁忌证的患者行主动脉瓣或二尖瓣置换术,可选择机械瓣;年龄>70岁的患者可选择生物瓣;年龄60~70岁的患者可选择生物瓣或机械瓣。患者才45岁,无抗凝禁忌证,可以选择机械瓣。如果换生物瓣,以后可能需要再次换瓣,除了加重经济负担以外,再次手术风险也会加大。

5. 术日晨护理的内容及择期手术病房与手术室交接登记制度及流程

(1)术日晨护理内容

1)认真检查,确定各项准备工作的落实情况。

2)如发现患者有感冒、发热、月经来潮,将推迟手术日期。更换清洁的病员衣物,注意要贴身穿着,不穿内衣裤。

3)术前排空膀胱。

4）遵医嘱术前用药，一般为苯巴比妥钠和阿托品或东莨碱，肌内注射。用药是为了增加麻醉效果，减少副作用。阿托品或东莨碱注射后会引起口干，但切记勿喝水。

5）拭去指甲油、口红等化妆品，去下身上所有贵重物品、发卡、假发及任何活动的人工弥补物如活动性义齿、义眼等。

6）备好手术需要的病历、影像学资料（X 线、CT 等）、特殊用药或物品等，随患者带入手术室。

7）与手术室接诊人员仔细核对患者手术部位及名称等，做好交接。

（2）择期手术病房与手术室交接登记制度及流程

1）手术科室事先通知手术室，准备迎接手术患者，以便手术室做好抢救和手术准备。

2）术前一日手术室护士访视患者，了解患者基本情况，缓解患者紧张情绪。

3）病房护士充分做好术前准备，完善护理记录，以确保手术顺利进行。

4）手术开始前手术室护士需到病房接患者入手术室。

5）根据手术通知单与病房护士、患者三方核对患者姓名、性别、床号、住院号、诊断、手术部位，准确无误后方可接入手术室，同时携带病历及所需物品。

6）做好手术接诊人员再次确认术前准备执行情况（包括：术前禁食、禁饮，术前各项检查、术前针完成情况、术前血压、女患者是否经期、贵重物品、义齿是否取下等）并签字、记录。

7）接送患者时，注意患者安全。尤其是特殊患者，如神志不清、严重外伤、休克等随时有病情变化的患者应有一名医师陪同护送至手术室，以保证患者安全。

【课后作业】

拓展阅读：《2014 心脏瓣膜病患者管理指南》外科治疗更新解读（http//guide. medlive. cn）

第四节　术后护理

【学习目标】

1. 识记　手术后疼痛的概念。

2. 理解

（1）手术患者床边交接的内容。

（2）心脏瓣膜置换术后抗凝治疗的意义、华法林的作用机制。

（3）手术后疼痛对机体的影响及术后疼痛管理的目标。

3. 应用

（1）能与 ICU 护士交接患者。

（2）能为患者进行细致有效的华法林用药指导。

（3）能使用 Autar 量表对患者进行深静脉血栓危险因素评估并指导患者有效预防深静脉血栓的形成。

（4）能评估患者术后疼痛程度、帮助患者有效缓解疼痛并评估治疗效果。

(5)能为患者进行细致有效的出院前指导。

(6)学会使用注射泵。

课前学习清单

1. 病房护士与ICU护士交接内容。
2. 心脏瓣膜置换术后抗凝治疗的意义、华法林的作用机制及用药指导。
3. 深静脉血栓危险因素评估及预防。
4. 手术后疼痛的概念及对机体的影响。
5. 手术后疼痛的评估、护理措施及术后疼痛管理的目标。
6. 心脏瓣膜置换术后健康教育的内容。
7. 模拟患者交接、华法林用药指导、深静脉血栓危险因素评估及预防指导、手术后疼痛评估及护理、健康教育等。

一、案例情境

术后第2天,患者病情平稳,由ICU转入普通病房。患者由平车送入病房,神志清楚,氧气枕鼻导管给氧,心电监护示生命体征平稳。多巴胺5μg/(kg·min)静脉泵入,多巴酚丁胺3μg/(kg·min)静脉泵入,舒普深静滴,口服华法林抗凝治疗。心包纵隔引流管一根,留置尿管一根。深静脉血栓Autar评分13分。夜间主诉切口疼痛,无法入睡,评分7分,遵医嘱用药后疼痛缓解。术后第15天,患者出院,询问有关康复知识。

二、课堂学习流程

1. 角色扮演　根据场景分别设置患者、家属、责任护士、ICU护士等角色,模拟以下场景。

(1)ICU护士与责任护士交接患者。

(2)责任护士为患者做华法林用药指导。

(3)责任护士用Autar量表对患者进行深静脉血栓危险因素评估并指导患者如何预防深静脉血栓的形成。

(4)责任护士评估患者术后疼痛程度、帮助患者有效缓解疼痛并评估治疗效果。

(5)责任护士对患者进行出院前健康教育。

2. 小组讨论

(1)讨论角色扮演中出现的不足及如何改进,解决角色扮演中产生的疑问。

(2)讨论课前学习清单的内容,并将其注入案例中进行分析。

3. 模拟练习　3~4人一小组,练习患者交接、华法林用药指导、健康教育、注射泵等内容。

4. 总结反馈

(1)学生进行自评和互评。

(2)教师就角色扮演、小组讨论模拟练习的情况进行反馈。

三、案例学习导引

(一) 案例分析思路

1. 根据“患者由平车送入病房”可以思考病区责任护士如何接诊患者,与ICU护士交接患者的内容。

2. 根据“口服华法林抗凝治疗”可以思考抗凝治疗的意义、华法林的作用机制及如何为患者做用药指导。

3. 根据“深静脉血栓Autar评分13分”,可以思考深静脉血栓的评估及预防。

4. 根据“夜间主诉切口疼痛,无法入睡,评分7分,遵医嘱用药后疼痛缓解”可以思考手术后疼痛的概念、对机体的影响、评估及手术后痛管理的目标。

5. 根据“术后第15天,患者出院,询问有关康复知识”可以推断患者缺乏术后康复的知识,可以思考如何对心脏瓣膜置换术后的患者进行健康教育。

(二) 案例学习注意事项

1. 本节侧重心脏疾病的术后护理。术后护理的重点在于解除患者术后不适,防治并发症,促进患者早日康复。本节学习过程中应重点掌握病区责任护士与ICU护士如何做好床边交接;如何缓解患者术后疼痛;如何预防深静脉血栓的形成;如何做好用药指导来提高患者华法林的服药依从性;如何进行出院前健康教育以促进患者早日康复。

2. 床边交接、用药指导、健康教育等实践性较强,学生课前应预先进行学习和模拟,并反复多次练习方能在课堂上较好地完成角色扮演的任务。课上更应充分利用模拟练习的时间进行训练,以便能较熟练地掌握这部分内容。在为患者进行用药指导和健康教育的过程中,应结合患者病情、知识背景、接受能力等,尽量使用通俗易懂的语言和患者交流,且应确认所指导的内容被患者和(或)家属准确、无歧义的接受。

(三) 学习清单问题解析

1. 病房护士与ICU护士交接

(1)接诊前准备:准备好床单元、心电监护仪、吸氧装置、注射泵、输液架,必要时备吸引器。

(2)安全搬运患者:搬运手术患者之前要做到一查二看三整理四搬运,搬运时车闸制动,动作轻、稳、协调,四人配合,保证患者安全,同时注意伤口、引流管、输液管。引流管避免牵拉脱落,引流瓶位置不能过高,以免引起反流导致的逆行感染。必要时可用血管钳将引流管暂时夹闭。

(3)妥善安置患者:取半卧位,嘱患者安静休息,拉起床栏。遵医嘱给予心电监护、吸氧、使用注射泵、整理好引流管、输液管道。观察患者的意识、生命体征、血氧饱和度,患者切口、敷料,胸带包扎松紧度,引流量、色、质,输液是否通畅,皮肤完整性等。

(4)床边重点交接:护士当场核对患者的生命体征、神志、伤口敷料、管道情况、皮肤完整性、目前用药等,并填写交接记录单。

(5)同时通知医生接诊。

2. 心脏瓣膜置换术后抗凝治疗的意义、华法林的作用机制及用药指导

(1)治疗意义:由于人工心脏瓣膜与血液接触容易引起血小板凝聚,形成血栓,造成瓣膜机械功能障碍,甚至会卡住人工瓣叶,使瓣膜不能开启,导致心衰或猝死。另外,形成的血栓一旦脱落,会造成各脏器血管栓塞,导致偏瘫、失语、下肢动脉栓塞等。因此,人工心脏瓣膜置换术后常规要求抗凝治疗。一般生物瓣需 6 个月左右的短期抗凝,而机械瓣必须终生抗凝。

(2)华法林作用机制:华法林是目前国内外最常用的口服抗凝药,通过干扰肝脏合成依赖于维生素 K 的凝血因子Ⅱ、Ⅶ、Ⅸ和Ⅹ,从而达到抑制血液凝固,预防血栓形成的目的。华法林是一种间接抗凝药,体外无抗凝作用,仅在体内起效。

(3)用药指导

1)服用方法:遵医嘱用药,不能随意停药或增减药物剂量。每天服用一次,饭前饭后均可,最好下午或晚上固定同一时间服用,不可漏服;忘记服药之后 4 小时内请及时补上,超过 4 小时请勿补服,第 2 天继续正常用药,不能因为忘记服药而在第 2 天加倍用药。如果连续 2 天漏服,需按照重新开始服药处理。

2)定期复查:术后半年内每个月复查凝血酶原时间(PT)和国际标准比值(INR),华法林最佳的抗凝强度 INR 2.0~3.0,根据结果遵医嘱调整用药。半年后,置入机械瓣膜患者每 3 个月定期复查。不同厂家因制剂工艺不同,华法林溶出度也会有差异,所以尽量服用同一厂家的药品,并在购买时予以注意;如果更改药物厂家,也要注意监测 INR 值。目前我国患者的 INR 检测主要在医院检验科完成,需使用静脉血标本,在一定程度上影响了患者的依从性。INR 即时检测技术(point-of-care test,POCT),只需一滴指血,可即时报告检测结果,大大简化了抗凝治疗的检测流程,为 INR 的门诊、急诊快速检测以及患者家庭监测提供了便利。临床研究显示,与每月进行一次中心实验室的检测相比,服用华法林的患者应用 POCT 进行家庭自我监测同样安全、有效。

3)与食物、药物的相互作用:有些食物会减弱华法林的抗凝效果,比如菠菜、花菜、甘蓝、胡萝卜、蛋黄、猪肝、绿茶、豆奶、海藻、人参和西洋参等;有些食物可增强华法林的抗凝效果,如大蒜、葡萄柚、芒果、鱼油等。因此,为了维持华法林抗凝疗效的稳定,有必要让患者保持饮食结构的相对平衡,服药期间不要随意调换蔬菜的种类和数量,不要刻意的偏食或禁食某种食物。如需使用增强抗凝效果的药物如阿司匹林、双嘧达莫等,或降低抗凝效果的药物如维生素 K 等,应咨询医师。

4)自我监测:华法林常见的并发症是出血。轻微出血有牙龈出血、鼻出血、月经量多、皮肤出现瘀斑等;严重出血有血尿、血便、咯血、呕血、颅内出血等。除了出血外,华法林还有罕见的不良反应——急性血栓形成,可表现为皮肤坏死和肢体坏疽。出现以上不良反应及时就诊。

5)及时咨询:口服抗凝治疗不影响正常生活习惯,可以进行适当的运动,如散步、游泳等。应注意安全,避免参加易受伤的活动或运动。服用华法林期间需要拔牙、做胃镜检查、接受外科手术等,应该跟经治医生说明您正在服用华法林,按照医生的医嘱决定是否停药或者是否需要应用其他药物替代。

3. 深静脉血栓危险因素评估及预防 临床常采用 Autar 评分表评估深静脉血栓形成风险(表 5-2)。

表 5-2 深静脉血栓 Autar 评分量表

评分	年龄（周岁）	体质指数（kg/m^2）	活动能力	特殊风险	创伤风险	手术	内科疾病
0	10~30	16~19	/	/	/	/	/
1	31~40	20~25	借助辅助物活动	服用避孕药 20~35 岁	头部创伤、胸部创伤	小手术，<30min	溃疡引起的结肠炎
2	41~50	26~30	需要协助	服用避孕药 35 岁以上	头胸部创伤、脊柱创伤	大手术	贫血症
3	51~60	31~40	不能步行活动	怀孕或产褥期	骨盆创伤	急症大手术、骨盆手术、胸部手术、腹部手术	慢性心脏病
4	60 岁以上	41 及以上	完全卧床	丰富	下肢创伤	/	心肌梗死
5	/	/	/	/	/	/	恶性肿瘤
6	/	/	/	/	/	/	静脉曲张
7	/	/	/	/	/	/	曾患深静脉血栓或脑血管损伤

得分	风险类别	干预措施
<6	无风险	
7~10	低风险（<10%）	下床活动、健康教育和（或）循序减压弹力袜
11~14	中度风险（11%~40%）	下床活动、健康教育、循序减压弹力袜、气压泵、药物治疗
≥15	高风险（>41%）	下床活动、健康教育、循序减压弹力袜、气压泵、药物治疗

深静脉血栓术后预防包括基本预防、物理预防和药物预防。

（1）基础预防：①术后抬高患肢；注意肢体保暖，防止冷刺激引起静脉痉挛致血液淤积。②常规进行静脉血栓知识宣教，鼓励患者勤翻身，早期功能锻炼，下床活动，做深呼吸及咳嗽动作，做踝泵运动等。③术后适度补液，避免脱水。④建议患者改善生活方式，如戒烟；戒酒；控制血糖血脂；进食高蛋白、高维生素、低胆固醇饮食，多食新鲜蔬菜水果，保持大便通畅，减少因排便用力腹压增高而影响下肢静脉血回流。

（2）物理预防：利用机械原理阻止深静脉扩张，保护静脉内膜不受损伤，并促进下肢血液回流，防止血液淤滞，包括足底静脉泵、循序减压弹力袜和间歇充气加压装置等。该患者术前下肢水肿，术后应评估下肢有无水肿，如果仍有水肿则不能进行物理预防。

（3）药物预防：低分子肝素、Xa 因子抑制剂等。该患者瓣膜置换术后服用华法林抗凝治疗，除了预防瓣膜表面的血栓形成，也有助于预防静脉血栓的形成。在服药初期应密切监测 INR，防止抗凝不足引起血栓。

该患者年龄 48 岁（2 分）、体质指数 24.22（1 分）、完全卧床（4 分）、胸部手术（3 分）、慢性心脏病（3 分），总分 13 分，属于中度风险。需要基本预防、物理预防和药物预防三者相结合来预防深静脉血栓的形成。

4. 手术后疼痛的概念及对机体的影响

（1）概念：手术后疼痛（postoperative pain），简称术后痛，是手术后即刻发生的急性疼痛，通常持续不超过 7 天。在创伤大的胸科手术和需较长时间功能锻炼的关节置换等手术，有时镇痛需持续数周。术后痛是由于术后化学、机械或温度改变刺激伤害感受器导致的炎性疼痛，属伤害性疼痛。术后痛如果不能在早期被充分控制，则可能发展为慢性疼痛（chronic post-surgical pain，CPSP），其性质也可能转变为神经病理性疼痛或混合性疼痛。神经病理性疼痛是由感觉神经受损，导致外周与中枢神经敏化所引起的疼痛。

（2）术后痛对机体的影响：分短期影响和长期影响。

1）短期不利影响：①增加氧耗量。交感神经系统的兴奋增加全身氧耗，对缺血脏器有不良影响。②对心血管功能的影响。心率增快、血管收缩、心脏负荷增加、心肌耗氧量增加，冠心病患者心肌缺血及心肌梗死的危险性增加。③对呼吸功能的影响。手术损伤后伤害性感受器的激活能触发多条有害脊髓反射弧，使膈神经的兴奋脊髓反射性抑制，引起术后肺功能降低，特别是上腹部和胸部手术后；疼痛导致呼吸浅快、呼吸辅助肌僵硬致通气量减少、无法有力地咳嗽，无法清除呼吸道分泌物，导致术后肺部并发症。④对胃肠运动功能的影响。导致胃肠蠕动的减少和胃肠功能恢复的延迟。⑤对泌尿系统功能的影响。尿道及膀胱肌运动力减弱，引起尿潴留。⑥对骨骼肌肉系统的影响。肌肉张力增加，肌肉痉挛，限制机体活动并促发深静脉血栓、甚至肺栓塞的发生。⑦对神经内分泌系统的影响。神经内分泌应激反应增强，引发术后高凝状态及中枢免疫性反应；交感神经兴奋导致儿茶酚胺和分解代谢性激素的分泌增加，合成代谢性激素分泌降低。⑧对心理方面的影响。可导致焦虑、恐惧、无助、忧郁、不满、过度敏感、挫折、沮丧；也可造成家属恐慌、手足无措的感觉。⑨对睡眠的影响。睡眠障碍会产生心情和行为上的不良影响。

2）长期不利影响：①术后疼痛控制不佳是发展为慢性疼痛的危险因素；②术后长期疼痛（持续 1 年以上）是心理、精神改变的风险因素。

5. 手术后疼痛的评估、护理措施及术后疼痛管理的目标

（1）手术后疼痛的评估

1）疼痛强度评分法：①视觉模拟评分法（visual analogue scales，VAS）：一条长 100mm 标尺，一端标示“无痛”，另一端标示“最剧烈的疼痛”，患者根据疼痛的强度标定相应的位置。②数字等级评定定量表（numerical rating scale，NRS）：用 0～10 数字的刻度标示出不同程度的疼痛强度等级，“0”为无痛，“10”为最剧烈疼痛，4 以下为轻度痛（疼痛不影响睡眠），4～7 为中度痛，7 以上为重度痛（疼痛导致不能睡眠或从睡眠中痛醒）。③语言等级评定量表（verbal rating scale，VRS）：将描绘疼痛强度的词汇通过口述表达为无痛、轻度痛、中度痛、重度痛。④Wong-Baker 面部表情量表（Wong-Baker face pain rating scale）：由六张从微笑或幸福直至流泪的不同表情的面部象形图组成。这种方法适用于交流困难，如儿

童、老年人、意识不清或不能用言语准确表达的患者，但易受情绪、环境等因素的影响（参见第三章）。

2）治疗效果的评估：①评估静息和运动时的疼痛强度，只有运动时疼痛减轻才能保证患者术后躯体功能的最大恢复。②在疼痛未稳定控制时，应反复评估每次药物和治疗方法干预后的效果。原则上静脉给药后5~15分钟、口服用药后1小时，药物达最大作用时应评估治疗效果；对于PCA患者应该了解无效按压次数、是否寻求其他镇痛药物。③记录治疗效果，包括不良反应。④对突发的剧烈疼痛，尤其是生命体征改变（如低血压、心动过速或发热）应立即评估，并对可能的切口裂开、感染、深静脉血栓等情况作出及时诊断和治疗。⑤疼痛治疗结束时应由患者对医护人员处理疼痛的满意度及对整体疼痛处理的满意度分别做出评估。可采用NRS评分或VSA评分，“0”为十分满意。“10”为不满意。

（2）护理措施：①观察患者疼痛的时间、部位、性质和规律；②鼓励患者表达疼痛的感受，简单解释切口疼痛的规律；③尽可能满足患者对舒适的需要，如协助变换体位、减少压迫等；④指导患者正确运用非药物镇痛方法，减轻机体对疼痛的敏感性，如分散注意力等；⑤大手术后，1~2天内，可持续使用患者自控镇痛泵进行止痛；⑥遵医嘱给予镇静、镇痛药，如地西泮、布桂嗪、哌替啶等；⑦在指导患者开展功能活动前，一方面告知其早期活动的重要性，取得配合，另一方面还要根据患者的身体状况，循序渐进地指导其开展功能活动，若患者因疼痛无法完成某项功能活动时，及时中止该活动并采取镇痛措施。

（3）术后疼痛的管理目标：①最大程度的镇痛；②最小的不良反应；③最佳的躯体和心理功能；④改善患者生活质量，利于患者术后康复。

6. 心脏瓣膜置换术后健康教育的内容

（1）疾病预防：注意个人和家庭卫生，减少细菌和病毒入侵；天气变化注意防寒保暖；避免呼吸道感染。出现感染时，及时应用抗生素，直至感染控制满意。

（2）饮食指导：食用高蛋白、丰富纤维、低脂肪的均衡饮食，少食多餐，避免过量进食加重心脏负担。少吃维生素K含量高的食物，如菠菜、白菜、菜花、胡萝卜、西红柿、蛋、猪肝等，以免降低抗凝药物的作用。

（3）休息与活动：一般术后休息3~6个月，避免劳累，保持良好的生活习惯；根据心功能恢复情况，进行适当的户内外活动，并逐渐增加活动量，以不引起胸闷、气急为宜，避免重体力劳动和剧烈运动。

（4）防治感染：注意保暖，预防呼吸道感染；如出现皮肤感染、牙周炎、感冒、肺炎及胃肠道感染等应及时治疗，避免引起感染性心内膜炎。

（5）遵医嘱服药：嘱患者严格遵医嘱服用强心、利尿、补钾及抗凝药物，并教会其观察药物的作用及副作用。

（6）使用抗凝剂用药指导。

（7）婚姻与妊娠：术后不妨碍结婚和性生活，但一般在术后1~2年心功能完全恢复为宜。女性患者婚后一般应避孕，如坚持生育，应详细咨询医师以取得保健指导。

（8）自我保健：定期复诊，若出现心悸、胸闷、呼吸困难、皮下出血等不适时应及时就诊。

7. 注射泵使用流程

微量注射泵使用流程

【操作目的】

将药液持续、均匀、定量输入静脉。

【操作准备】

1. 患者评估　全身情况(年龄、意识、病情、治疗、用药等)、局部情况(注射部位皮肤、血管、肢体活动度等)、心理状态、合作程度等。

2. 用物准备　微量注射泵、注射盘(含消毒液、棉签、弯盘)、胶贴纸、50ml 注射器、药液、无菌延长管、插座、输液架。

3. 护士准备　衣帽整洁,洗手,戴口罩。

【操作要点】

1. 核对　核对医嘱,转抄于胶贴纸上。

2. 准备　铺简易无菌盘,遵医嘱准备微量注射药液,用 50ml 注射器抽吸好,将转抄的医嘱贴于注射器上,放于简易无菌盘中备用。

3. 解释　携用物至床旁,核对患者并解释,取得患者理解和合作。

4. 固定　将微量注射泵固定在输液架上,放置在距离患者合适的位置,接通电源。

5. 连接　连接注射器与延长管,排尽空气。

6. 安装　按照微量注射泵的结构将注射器连同延长管安装在注射泵上,打开注射泵开关。

7. 调节　按照医嘱设定注射速度、时间、总量,试运行。

8. 运行　将注射泵延长管与患者静脉通道连接,并妥善固定,按开始键,确认正常运行。

9. 记录　整理用物,做好记录。

10. 观察　使用过程中应密切观察运行是否正常,患者病情是否得到缓解。

11. 停用　使用结束后,按下暂停键,分离延长管与静脉通道,根据情况拔针或封管,取下注射器,按下关机键,安置患者,做好终末处理,将注射泵擦拭后放入指定地点备用。

【课后作业】

1. 制作一份华法林的用药指导单。

2. 拓展阅读:《华法林抗凝治疗中国专家共识》《围手术期深静脉血栓/肺动脉血栓栓塞症诊断、预防与治疗专家共识(2014)》《成人手术后疼痛处理专家共识(2014)》(http//guide. medlive. cn)

(孙国珍　张　俊)

第六章

上消化道出血患者的护理

案例简介

李先生，62岁，因反复上腹痛11年，加重伴厌食、体重下降2个月，呕血、黑便4小时，由急诊科拟诊“上消化道出血”收治入消化科病房。入院后给予林格液、葡萄糖盐水、奥美拉唑等补液止血治疗，急诊胃镜检查见“胃窦小弯侧一2.0cm×2.0cm的不规则溃疡，质脆易出血”，内镜下予以去甲肾上腺素喷洒。活检病理提示“胃癌”，转胃肠外科，积极止血等治疗和完善术前常规检查，病情平稳后在全麻下行“胃癌根治术”，手术顺利，术后给予补液、止血、抗感染、营养、对症支持等治疗，术后恢复良好，经过健康宣教，患者出院休养。

第一节　入院接诊与护理评估

【学习目标】

1. 识记

(1)上消化道出血的概念。

(2)上消化道出血的常见病因。

2. 理解

(1)胃溃疡患者的特征性表现和常见并发症。

(2)上消化道大量出血的临床表现。

(3)消化道出血的出血量估计和病情严重程度判断。

3. 应用

(1)能根据患者情况接诊、妥善安置患者，有重点的交接，体现人文关怀理念。

(2)能运用良好沟通交流技巧和身体评估的方法收集患者疾病相关资料。

课前学习清单

1. 胃溃疡的特征性表现和常见并发症。

2. 上消化道出血的概念和常见病因。

3. 上消化道大量出血的临床表现。

4. 消化道出血量的估计及病情严重程度判断。

5. 上消化道出血患者入院交接和入院评估的注意点。

6. 模拟迎接新患者、搬运患者、接诊、问诊、体格检查等

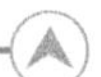

一、案例情境

患者，李先生，62岁，已婚，退休工人，汉族。江西南昌人，初中文化。因“反复上腹痛11年，加重伴厌食、体重下降2个月，呕血、黑便4小时”，拟诊“上消化道出血”，由急诊工作人员平车送往消化科病房。

（一）病史评估

患者有“胃溃疡”病史11年，每次发作均有上腹部胀痛，多数在进餐后半小时疼痛更甚，服用“法莫替丁”可缓解。最近2个月来无明显诱因症状加重，上腹痛时间较前延长且腹痛程度加重，有时半夜，有时餐前，并逐渐加剧，厌食、体重下降4kg。4小时前患者感上腹不适，随后呕吐咖啡色液体约400ml，后又呕吐2次，量约300ml，解黑便约400g，伴头晕、心慌、冷汗，无晕厥、黑蒙，无跌倒，立即至我院急诊，为进一步治疗由急诊转入消化科。患者有“高血压”病史5年，自服“压氏达”，血压控制在140/80mmHg左右，否认“糖尿病、冠心病”等其他慢性病史及“肝炎、结核、伤寒”等传染病史，否认重大外伤史，无输血史，无食物、药物过敏史，无家族性遗传病史。平时生活自理，饮食以米面为主，无特殊喜好，近2个月食欲差；睡眠每晚6小时左右，有午睡习惯；平日大便2~3天1次，未关注大便颜色，小便每天6~7次，尿色清。平素喜欢在小区棋牌室打牌，饭后散步半小时左右；不吸烟，饮酒史40余年，以白酒为主，每晚喝2~3两。呕血后很紧张，担心自己的病较重；有医保，能配合治疗。老伴和女儿陪同来院，对患者关心。

（二）身体评估

T 36.4℃，P 98次/min，R 22次/min，BP 90/60mmHg，身高172cm，体重62kg。患者神志清，精神萎靡，贫血貌，消瘦，四肢皮肤略潮湿，平车入病房，查体合作。巩膜无黄染，结膜苍白，双侧瞳孔等大等圆，对光反射灵敏。心肺听诊未闻及异常。腹部平软，未见肠型及蠕动波，未见腹壁静脉曲张，无压痛和反跳痛，肝脾肋下未及，Murphy征阴性，移动性浊音阴性，肠鸣音8次/min。双下肢无水肿，未见静脉曲张。四肢肌张力正常。

（三）实验室及其他检查

血常规：血红蛋白96g/L，白细胞3×10^9/L，中性粒细胞75%，血小板120×10^9/L；凝血功能正常；大便隐血（+++）。

二、课堂学习流程

1. 角色扮演　根据场景分别设置患者、家属、办公护士、责任护士、送诊人员等角色，模拟以下场景。

（1）办公护士接到新患者入院电话通知后根据患者情况通知相关人员；责任护士根据患者情况做好迎接新患者入院的准备。

(2)急诊工作人员将患者运送至病房,与病房护士进行交接;病房责任护士安置患者。

(3)病房责任护士对新患者进行入院介绍,并采集病史资料。

2. 小组讨论

(1)讨论角色扮演中好的方面及出现的不足,解决产生的疑问。

(2)讨论课前学习清单的内容,并将其注入案例中进行分析。

(3)汇报病史采集获得的资料,梳理护理评估的思路。

3. 模拟练习 3~4 人一小组,练习患者病情交接、入院介绍、病史评估、身体评估等内容。

4. 总结反馈

(1)学生进行自评和互评。

(2)教师就角色扮演、病史汇报、护理评估的思路等进行总结反馈。

三、案例学习导引

(一)案例分析思路

1. 根据患者有"胃溃疡"病史 11 年,每次发作均有上腹部胀痛,多数是在进餐后半小时疼痛更甚",结合"最近 2 个月来无明显诱因症状加重,上腹痛时间较前延长且腹痛程度加重,有时半夜,有时餐前,并逐渐加剧,厌食、体重下降 4kg",由此可以思考胃溃疡的临床表现、病情特点、常见的并发症以及该患者病情变化的特点。

2. 根据"患者感上腹不适,随后呕吐咖啡色液体约 400ml,后又呕吐 2 次,量约 300ml,解黑便约 400g,伴头晕、心慌、冷汗"可进一步推断患者出现了上消化道出血,由此可以思考不同原因的上消化道出血的特点、如何估计消化道的出血量和上消化道出血的病情严重程度分析,如何判断是否发生休克以及休克的程度。

3. 根据"急诊转入消化科",可以思考针对该上消化道出血的患者,运送过程中确保患者安全的防护措施。

4. 根据"呕血后很紧张,担心自己的病较重",推断该患者有焦虑、恐惧心理问题,可以思考护理过程中如何关注患者的情绪变化、加强上消化道出血的知识宣教及心理护理。

5. 根据该患者目前的情况思考病房护士接诊上消化道出血患者应做好哪些准备,责任护士如何通过病史评估、身体评估收集资料;如何通过对资料的分析判断该患者目前存在的问题,可通过哪些措施帮助患者解决问题。

(二)案例学习注意事项

1. 根据患者有"高血压"病史 5 年,T 36.4℃,P 98 次/min,R 22 次/min,BP 90/60mmHg。患者神志清,精神萎靡,贫血貌,可进一步思考患者有高血压病史,要关注平时的血压波动范围、结合当天有无服药以对当时血压状况做综合判断;同时患者皮肤是否湿冷、甲床色泽、结膜是否苍白这些反映末梢循环状况的体征也要重点评估,以进一步明确失血量、是否发生休克以及休克的程度。对病情急重患者的入院评估不能按常规的面面俱到的病史评估、从头到脚的身体评估进行,要根据患者情况有重点的进行焦点评估。

2. 患者转运、交接、病史评估、身体评估等环节实践性较强,需要反复多次练习方能熟悉,学生课前应预先进行学习和模拟,以便课堂角色扮演环节能重点针对问题进行讨论和解决;课上应充分利用模拟训练的时间进行练习,以便能较熟练的进行实践。

3. 该患者为上消化道出血患者,由于出血量大可致失血性休克,从而危及患者生命,因此护理评估的时间不宜过长,如果患者比较虚弱,应询问家属,不清楚的再跟患者确认。评估过程中需时刻关注患者的病情变化,必要时先做好抢救的准备后再进行评估。

(三)学习清单问题解析

1. 胃溃疡的特征性表现和常见并发症 胃溃疡的腹痛多于进餐后 0.5~1 小时开始,持续 1~2 小时后消失。进食后疼痛不能缓解,有时反而加重,服用抗酸药物疗效不明显。腹痛的节律性不如十二指肠溃疡明显。发作期胃溃疡压痛点位于剑突与脐间的正中线或略偏左。胃溃疡经抗酸治疗后常易复发。除了易发生大出血、急性穿孔、幽门梗阻等严重并发症外,约有 5%胃溃疡可发生恶变。

2. 引起上消化道出血常见原因的分析判断

(1)消化性溃疡:具有慢性过程、周期性发作、节律性上腹痛的特点;出血前可有饮食失调、劳累或精神紧张、受凉等诱因;常有上腹痛加剧,出血后疼痛减轻或缓解。

(2)急性糜烂出血性胃炎:常有服用 NSAID、激素等药物史、酗酒史;或有大面积烧伤、颅脑损伤等急性应激状况。

(3)食管胃底静脉曲张破裂出血:有肝硬化病史、门静脉高压的表现;以突然呕出大量鲜红血为特征,不易止血;大量出血易致休克、肝性脑病。

(4)胃癌:40 岁以上男性,出现渐进性食欲缺乏、腹胀、上腹持续性疼痛、进行性贫血、体重减轻、上腹部肿块等表现,应考虑癌变可能;出血后上腹痛无明显缓解。

3. 上消化道大量出血的临床表现 呕血和黑便是其特征性表现,短时间出血量超过 1 000ml或循环血容量的 20%时可出现周围循环衰竭表现,患者可有氮质血症、血象变化、发热等表现。

4. 上消化道出血量的评估和出血严重程度的判断 见表 6-1 和表 6-2。

表 6-1 上消化道出血量的估计

临床表现	出血量
粪便隐血(+)	>5~10ml/d
黑便(柏油样)	>50~100ml/d
呕血(常伴有恶心、心悸、眩晕无力甚至昏厥;多呈黑褐色或咖啡色,若量大而迅速,呈暗红色,伴有血块,甚至鲜血)	>250~300ml/次(胃内出血)
全身症状(心悸、头晕、无力、面色苍白、口渴、脉搏快速有力、血压正常或略偏高等)	>400~500ml
周围循环衰竭(出现休克症状:烦躁不安、出冷汗、脉搏细速、呼吸急促、血压下降、四肢湿冷等)	>1 000ml

表 6-2 上消化道出血的病情严重程度评估

分级	失血量（ml）	血压（mmHg）	心率（次/min）	血红蛋白（g/L）	症状	休克指数（心率/收缩压）
轻度	<500	基本正常	正常	无变化	头晕	0.5
中度	500~1 000	下降	>100	70~100	晕厥、口渴、少尿	1.0
重度	>1 500	<80	>120	<70	四肢厥冷、少尿、意识模糊	>1.5

5. 上消化道出血患者入院交接重点

(1)患者入院流程(见附录 7)。

(2)各岗位人员职责:①办公护士接到患者入院通知的电话后,准备床头卡或维护电子显示屏信息、新病历,通知责任护士准备迎接新患者;患者来院后,打印并帮助佩戴腕带,通知责任护士和管床医生接诊,测量身高和体重。②责任护士根据情况准备床单元,因为该患者为上消化道出血,需准备急救物品,如吸氧装置、吸引器、心电监护仪,必要时备抢救车等。③急诊工作人员将患者送入消化病房后,应与病房责任护士进行床边交接并填写交接单,交接重点内容包括:患者的一般情况、意识、生命体征、皮肤完整性、置管情况、急诊室的处置、目前用药等,交接记录单可参照附录 18 中的内容填写。

6. 上消化道出血患者入院评估重点　入院评估可通过询问患者、家属或陪同人员,评估或查阅客观检查资料来获取患者病情相关的信息。对病情急重患者的入院评估要根据患者的病情有重点地进行焦点评估。

(1)病史评估:针对该患者目前的状况,重点评估与出血相关的因素,询问出血在何时何种情况下发生,呕血黑便的次数、量、颜色等,以及已采取的相应措施,以便于估计出血量和病情轻重。患者病情相对稳定后再补充收集相关资料,如患者对疾病知识的认识、平素生活习惯中是否存在不利于健康的习惯、依从性状况等。该患者有高血压病史,要关注平时的血压波动范围、结合当天有无服药等综合判断是否发生休克和严重程度,评估时应能问出这些阳性资料。患者的心理状况也很重要,过于紧张不仅影响患者休息,也会加重出血,如果患者比较虚弱,应询问家属,不清楚的再跟患者确认。

(2)身体评估:患者的神志、生命体征是接诊同时先要进行评估的,以初步判断患者是否处于危急状态,需要提醒的是该患者有高血压病史,要关注平时的血压波动范围、当天有无服药以对当时血压状况做综合判断;同时患者皮肤是否湿冷、甲床色泽、结膜是否苍白这些反映末梢循环状况的体征也要重点评估;腹部望、听、叩、触,重点了解患者有无腹部压痛反跳痛、有无腹壁静脉曲张、肠鸣音有无亢进等。

(3)实验室及其他检查:上消化道出血患者通常会行血尿便常规、血生化、电解质、输血前检查等检查,可将学会查看检查结果作为拓展内容进行学习。

(四)入院护理评估的思维导图

上消化道出血的患者入院护理评估的思维导图见图 6-1。

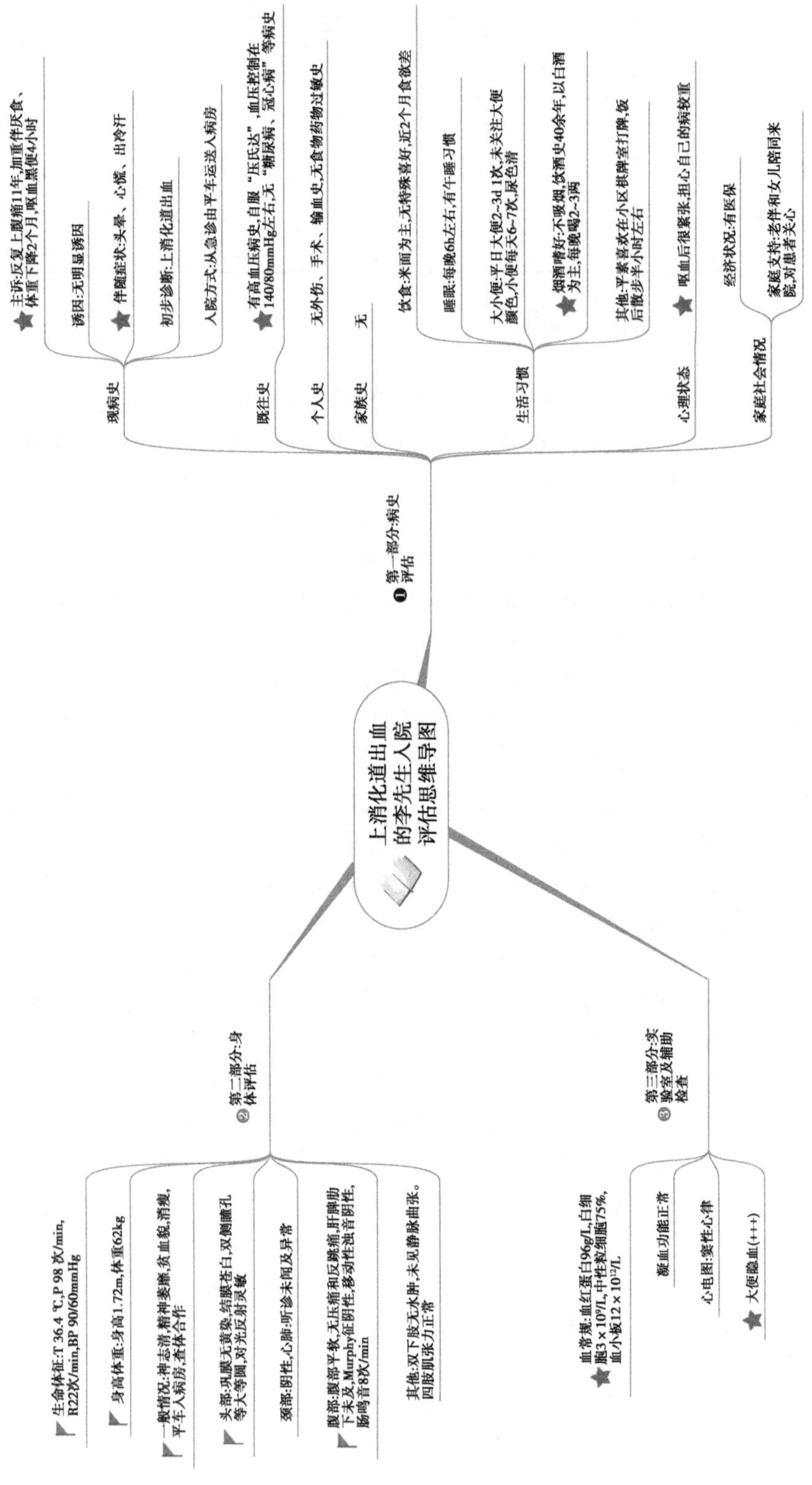

上消化道出血的李先生入院评估思维导图

- ❶第一部分:病史评估
  - 现病史
    - 主诉:反复上腹痛11年,加重伴厌食、体重下降2个月,呕血黑便4小时
    - 诱因:无明显诱因
    - 伴随症状:头晕、心慌、出冷汗
    - 初步诊断:上消化道出血
    - 入院方式:从急诊由平车运送入病房
  - 既往史
    - 有高血压病史,自服“压氏达”,血压控制在140/80mmHg左右,无“糖尿病、冠心病”等病史
  - 个人史
    - 无外伤、手术、输血史,无食物药物过敏史
  - 家族史
    - 无
  - 生活习惯
    - 饮食:米面为主,无特殊喜好,近2个月食欲差
    - 睡眠:每晚6h左右,有午睡习惯
    - 大小便:平日大便2~3d 1次,未关注大便颜色,小便每天6~7次,尿色清
    - 烟酒嗜好:不吸烟,饮酒史40余年,以白酒为主,每晚喝2~3两
    - 其他:平素喜欢在小区棋牌室打牌,饭后散步半小时左右
  - 心理状态
    - 呕血后很紧张,担心自己的病较重
  - 家庭社会情况
    - 经济状况:有医保
    - 家庭支持:老伴和女儿陪同来院,对患者关心
- ❷第二部分:身体评估
  - 生命体征:T 36.4 ℃,P 98 次/min,R22次/min,BP 90/60mmHg
  - 身高体重:身高1.72m,体重62kg
  - 一般情况:神志清,精神萎靡,贫血貌,消瘦,平车入病房,查体合作
  - 头部:巩膜无黄染,结膜苍白,双侧瞳孔等大等圆,对光反射灵敏
  - 颈部:阴性,心肺:听诊未闻及异常
  - 腹部:腹部平软,无压痛和反跳痛,肝脾肋下未及,Murphy征阴性,移动性浊音阴性,肠鸣音8次/min
  - 其他:双下肢无水肿,未见静脉曲张。四肢肌张力正常
- ❸第三部分:实验室及辅助检查
  - 血常规:血红蛋白96g/L,白细胞3×10^9/L,中性粒细胞75%,血小板12×10^{12}/L
  - 凝血功能正常
  - 心电图:窦性心律
  - 大便隐血(+++)

图6-1 李先生入院护理评估的思维导图

【课后作业】

根据收集到的资料，分析该患者目前存在的主要护理问题，并制订针对性的护理计划。

第二节　病情观察与护理

【学习目标】

1. 识记

(1) 奥美拉唑治疗的目的和不良反应。

(2) 上消化道出血患者病情观察的要点。

2. 理解

(1) 奥美拉唑的药理作用。

(2) 上消化道出血患者的治疗原则。

(3) 胃镜检查前的准备。

3. 应用

(1) 能正确使用心电监护监测患者病情变化。

(2) 能正确进行取血处、治疗室、床边的输血查对。

课前学习清单

1. 奥美拉唑治疗的目的和药物的不良反应。
2. 心电监护的使用流程。
3. 解释急诊胃镜及胃镜检查前的患者准备和检查前后的安全。
4. 血生化、血尿便常规、输血前检查的内容和输血过程中的查对。
5. 上消化道出血患者病情观察的要点及有无活动性出血或再次出血的观察。
6. 模拟病情观察、床边巡视、与患者的沟通交流、心电监护仪使用等场景。

一、案例情境

医生接诊后，医嘱Ⅰ级护理、卧床休息、禁食、吸氧、心电监护；予以林格液、葡萄糖盐水、奥美拉唑等补液止血治疗，查血液生化、电解质、输血前检查，预约急诊胃镜检查。

护士设定心电监护的各项报警值范围，每半小时巡视患者，观察病情变化。

二、课堂学习流程

1. 角色扮演　根据场景可分别设置患者、家属、责任护士等角色，模拟以下场景。

(1)遵医嘱给患者使用心电监护监测病情。

(2)输血查对(场景包括:取血、治疗室查对、床边查对)。

(3)按照Ⅰ级护理的要求及上消化道出血患者的特点进行床边巡视,并与患者及家属沟通并进行胃镜检查准备的指导。

2. 小组讨论

(1)讨论角色扮演中好的方面及出现的不足,解决产生的疑问。

(2)讨论课前学习清单的内容,并将其注入案例中进行分析。

3. 模拟练习　3~4人一小组,练习床边巡视、病情观察、心电监护仪使用等内容。

4. 总结反馈

(1)学生进行自评和互评。

(2)教师就角色扮演、课前学习的效果、模拟练习等总结和进行反馈。

三、案例学习导引

(一)案例分析思路

1. 根据开立的用药医嘱,可以思考林格液、葡萄糖盐水、奥美拉唑等对上消化道出血患者治疗的药理作用及具体用法,并由此思考上消化道出血的治疗原则。

2. 根据"查血生化、血尿便常规、输血前检查",可以思考上消化道出血患者血液检查应重点关注哪些方面以及血生化、血尿便常规、输血前检查的具体内容。

3. 根据"护士设定心电监护的各项报警值范围,每半小时巡视患者,观察病情变化",可以思考上消化道出血患者病情观察的要点。

4. 根据"预约急诊胃镜检查",可以思考急诊胃镜检查的时机以及怎样做好胃镜检查前的准备,确保患者胃镜检查前后的安全。

(二)案例学习注意事项

1. 本节侧重于患者入院后的常规处理和病情观察,应分析、理解各项医嘱的目的和执行要点,熟悉各药物的药理作用及使用注意事项,并对应上消化道出血的处理原则进行理解。

2. 本节角色扮演之一的"床边巡视和病情观察"相对比较抽象,若没有临床工作经验会感觉无从下手,或把握不准巡视的内容,应结合该患者上消化道出血易引发失血性休克的特点,从患者生命体征,精神意识状态,皮肤和甲床色泽及温度,出入量,呕吐物和粪便的性质、颜色、量,输液是否顺畅等方面进行巡视。

3. 本节与第一节联系紧密,应注意分析患者主要的护理问题,通过第一节的回顾,自然进行到第二节内容,以保证本节与第一节的连续性。

(三)学习清单问题解析

1. 奥美拉唑的药理作用和不良反应　奥美拉唑是质子泵抑制剂,能特异性地抑制壁细胞顶端膜构成的分泌性微管和胞浆内的管状泡上的 H^+-K^+-ATP 酶,从而有效地抑制胃酸的分泌,保护胃黏膜。其不良反应偶可见有一过性的轻度恶心、腹泻、腹痛、感觉异常、头晕或头痛等。

2. 心电监护的使用流程(参见第五章)。

3. 输血查对(参见第三章)。

4. 急诊胃镜检查前的准备和检查前后的安全

（1）检查前的准备：急诊胃镜是出血 24～48 小时的检查，检查前监测生命体征是否平稳，评估患者有无进行过胃镜检查，根据患者知识缺乏程度给予针对性指导，关爱患者，注意沟通技巧，以减轻紧张。①向患者介绍检查的目的和方法，如何配合及可能出现的问题，使患者消除紧张情绪主动配合检查。告知医生病史和既往史，以排除检查禁忌证。②检查前禁食 6 小时，术前 10 分钟需口服利多卡因胶浆 10ml（该患者已禁食，是否口服胶浆跟医生沟通）。

（2）转运安全：专业人员护送，根据病情，备好生命支持设备和常用急救药物，保证有通畅的静脉通路（必要时有两路或两路以上），监测患者各项生命指征，途中密切观察患者病情变化。

（3）检查中安全：监测生命体征，配合医生检查，备好急救物品。

5. 上消化道出血患者血液检查应关注的重点

（1）生化、电解质检查应重点关注血常规中的红细胞、血红蛋白数值、肝肾功能、血钾变化。

（2）输血前检查便于检查输血相关感染，包括：乙肝病毒病原学检查（表面抗原 HBsAg、表面抗体抗-HBs、e 抗原 HBeAg、e 抗体抗-HBe、核心抗体抗-HBc）、丙型肝炎病毒抗体（抗-HCV）、人类免疫缺陷病毒 HIV1+2 型抗体（抗-HIV）及梅毒螺旋体抗体（抗-TP）八项检测。

6. 上消化道出血患者病情观察的要点及继续或再次出血的观察

（1）病情观察的要点：包括生命体征，精神意识状态，皮肤和甲床色泽及温度，出入量，呕吐物和粪便的性质、颜色、量，血红蛋白、白细胞、血细胞比容、网织红细胞计数、血尿素氮、大便隐血试验、电解质、血气分析值等。

（2）继续或再次出血的表现：①反复呕血甚至呕血转为鲜红色；②黑便次数增多且粪质稀薄，暗红色，伴肠鸣音亢进；③周围循环衰竭的表现经输血、补液未能改善，或好转后又恶化，血压波动，中心静脉压不稳定；④红细胞计数、血细胞比容和血红蛋白不断下降，网织红细胞计数持续增加；⑤在补液足够、尿量正常的情况下血尿素氮持续或再次增高；⑥门静脉高压者原有脾大，经补充血容量脾未恢复肿大。

（3）肠鸣音听诊：肠鸣音听诊时间不应少于 1 分钟，听诊部位：脐周（表 6-3）。

表 6-3 肠鸣音听诊分类

状态	频率	音调	声响	说明
正常	4～5 次/min	-	-	餐后频繁而明显，休息时稀疏而微弱
活跃	10 次以上/min	不高亢	-	见于急性胃肠炎、服泻药后或胃肠道大出血时
亢进	次数多	金属性音调	响亮	见于机械性肠梗阻
减弱	数分钟才听到一次	-	-	见于老年性便秘、腹膜炎、电解质紊乱（低血钾），胃肠动力低下等
消失	持续听诊 3～5min 未听到	-	-	见于急性腹膜炎或麻痹性肠梗阻

7. 上消化道出血的急诊诊治流程 见图 6-2。

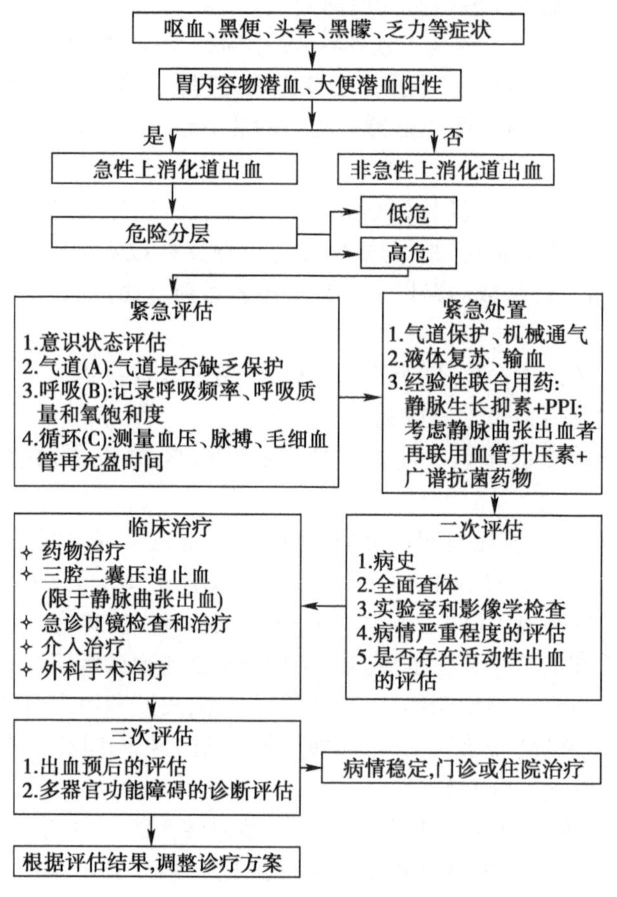

图 6-2 急性上消化道出血急诊诊治流程

【课后作业】

拓展阅读:查阅资料,了解内镜下止血的措施。

第三节 术前准备与护理

【学习目标】

1. 识记

(1)胃癌的病理与分型。

(2)麻醉前用药的种类、目的和意义。

2. 理解

(1)胃癌诊断依据。

(2)急诊手术术前准备内容。

3. 应用
(1)能为该患者进行术前准备并做好迎接患者回室的准备。
(2)能进行术前宣教,同时有效安抚患者焦虑的情绪。
(3)能与手术室接诊人员顺利进行交接。

课前学习清单

1. 胃癌的病理与分型、胃癌的诊断依据。
2. 麻醉前用药的种类、目的和意义。
3. 术前患者血压监测、血压控制要求。
4. 对手术患者和(或)家属进行术前宣教的内容和方法。
5. 患者和家属焦虑情绪的疏导。
6. 与手术室接诊人员的交接。
7. 模拟术前宣教、家属情绪安抚、与手术室接诊人员交接等场景。

一、案例情境

患者急诊胃镜检查见“胃窦小弯侧一 2.0cm×2.0cm 的不规则溃疡,质脆易出血”,疑“胃溃疡癌变”,取组织两块送病理科活检,内镜下予以去甲肾上腺素喷洒止血。病理结果提示“胃癌”,患者转胃肠外科,积极止血等治疗并完善术前常规检查。患者病情平稳,血压控制在 140/90mmHg 左右,查无手术禁忌证,拟近日在全麻下行“胃癌根治术”,护士做好术前准备。患者担心自己病情严重,反复询问护士自己是不是得了癌症?手术会不会有生命危险,再也醒不来?护士耐心给予疏导后患者紧张情绪稍有缓解。手术当日晨,手术室接诊人员按时接患者去手术室手术。

二、课堂学习流程

1. 角色扮演　根据场景可分别设置患者、家属、责任护士、手术室人员等角色,模拟以下场景。

(1)接到患者需进行手术的医嘱后立即为患者进行术前准备。

(2)对患者和家属进行术前宣教,同时针对患者和家属的疑惑予以针对性解答,安抚焦虑情绪。

(3)手术室人员接患者,责任护士与手术人员做好交接,并完成交接记录单。

(4)患者去手术室后,责任护士继续进行床单元等的准备,以迎接术后患者回室。

2. 小组讨论

(1)讨论角色扮演中好的方面及出现的不足,解决产生的疑问。

(2)讨论课前学习清单的内容,并将其注入案例中进行分析。

3. 模拟练习　3~4 人一小组,练习术前宣教、情绪安抚、与手术室人员交接等。

4. 总结反馈

（1）学生进行自评和互评。

（2）教师就角色扮演、课前学习的效果、模拟练习等进行总结反馈。

三、案例学习导引

（一）案例分析思路

1. 根据“取组织两块送病理科活检，病理提示‘胃癌’”，进一步联系以往所学内容可回顾胃癌的病理与分型、胃癌诊断依据和 TNM 分期法。

2. 根据“拟近日在全麻下行‘胃癌根治术’，护士做好术前准备”，可以思考如何为手术患者进行术前准备和术前指导。

3. 根据“血压控制在 140/90mmHg 左右”，联系第一节的“患者有‘高血压’病史 5 年，自服‘压氏达’，血压控制在 140/80mmHg 左右”，可以思考患者术前血压监测、血压控制要求。

4. 根据“患者反复询问……”，可以思考该如何应对患者的这种反应，如何进行有效的心理疏导。

5. 手术室人员接患者时，思考责任护士应做好哪些准备，如何跟手术室人员进行交接。

（二）案例学习注意事项

1. 本节涉及较多的术前指导内容，应教会患者术后一系列适应性训练，如床上大小便，练习术中所需的特殊体位，以及术后有效咳嗽、深呼吸训练，床上早期活动等促进康复的方法，应有计划、循序渐进、分步骤进行，要细心、有耐心，告知患者术前训练的目的和意义，并考虑患者的接受能力，确保患者学会，训练中还要考虑结合患者术后的情况，如体质虚弱、伤口疼痛、引流管、患者安全等情形。

2. 本节涉及较多的沟通环节，虽然通过前两节的学习，对收集资料、日常宣教等方面的沟通有一定的心得和体会，但本节给家属进行情绪安抚有一定的挑战性，应多换位思考，可以让扮演患者和家属的同学进行内心感受的分享，也可以轮流扮演患者和家属，融入角色中体会患者和家属焦虑的心情和无奈的感受，洞悉患者和家属最关心的事情，把握沟通过程中尽量以患者角度为出发点的原则，给予患者和家属安慰。

（三）学习清单问题解析

1. 胃癌的病理与分型

（1）大体分型：约 50% 以上的胃癌好发于胃窦部，其次为贲门部，发生在胃体者较少。①早期胃癌：指胃癌仅局限于黏膜和黏膜下层，不论病灶大小或有无淋巴结转移。②进展期胃癌：包括中、晚期胃癌。癌组织超出黏膜下层侵入胃壁肌层为中期胃癌；病变达浆膜下层或超出浆膜向外浸润至邻近脏器或有转移者为晚期胃癌。

（2）组织学分型：腺癌（大部分）、腺鳞癌、鳞状细胞癌、未分化癌、不能分类的癌。

（3）胃癌的扩散与转移：①直接浸润。是主要扩散方式之一，易扩散至网膜、结肠、肝、脾、胰腺等邻近器官。②淋巴转移。是胃癌的主要转移途径，进展期胃癌淋巴转移率高达 70% 左右。③血行转移。发生在晚期，常见转移的器官有肝、肺、胰、骨骼等，以肝转移为多见。④腹膜种植转移。直肠前凹的转移癌，直肠指检可以出现。女性患者胃癌可形成卵巢转移性肿瘤。癌细胞腹膜广泛播散时，可出现大量癌性腹水。

2. 胃癌的诊断依据

(1)胃镜检查:能够直接观察胃黏膜病变的部位和范围,对可疑病灶钳取小块组织做病理学检查,是诊断胃癌的最有效方法。

(2)X 线钡餐检查:优点是痛苦小患者易接受,但存在不如胃镜直观,不能取活检进行组织学检查等缺点。

(3)其他检查:螺旋 CT 检查是判断术前临床分期的首选方法。

3. 麻醉前用药的种类和作用

(1)镇静药和催眠药:具有镇静、催眠、抗焦虑及抗惊厥作用。常用药:巴比妥类、苯二氮䓬类。

(2)镇痛药:具有镇静及镇痛作用,与全身麻醉药协同,可减少麻醉药剂量。常用药:吗啡、哌替啶。

(3)抗胆碱能药:能阻断 M 胆碱能受体,抑制腺体分泌,减少呼吸道和口腔分泌,解除平滑肌痉挛及迷走神经兴奋对心脏的抑制作用。常用药:阿托品、东莨菪碱。

(4)抗组胺药:可拮抗或阻滞组胺释放。H_1 受体阻滞剂作用于平滑肌和血管,解除痉挛。常用药:异丙嗪。

4. 高血压患者术前血压控制要求和护理

(1)血压控制要求:除紧急手术外,择期手术一般应在血压得到控制之后进行。择期手术降压的目标:中青年患者血压控制<130/85mmHg,老年患者<140/90mmHg 为宜。对于合并糖尿病的高血压患者,应降至 130/80mmHg 以下。高血压合并慢性肾脏病者,血压应控制<130/80mmHg 甚至 125/75mmHg 以下。但降压宜个体化,不可过度,以免因严重的低血压而导致脑缺血或心肌缺血。对于长期服用利血平患者,最好术前 7 天停服并改用其他降压药物,以保证手术和麻醉安全。手术当日,在手术 2 小时前高血压药用少量水服用。

(2)高血压术前护理

1)注意劳逸结合,保证充足睡眠,改变体位或姿势时动作要慢,告知床边、厕所呼叫铃使用方法。

2)低盐饮食,每天食盐量不超过 6g 为宜。

3)血压监测:根据病情每天测血压 1~2 次。

4)遵医嘱按时服用降压药物。

5)观察患者有无头痛、头晕、恶心、呕吐、视物模糊、失眠、肢体麻木等症状。警惕高血压急症或亚急症。

5. 患者和家属焦虑情绪的疏导　应抓住患者家属最关心的问题,并遵循从患者角度出发的原则进行疏导。目前患者和家属最关心的是患者预后的问题,可以参考医疗风险沟通的七个步骤进行:

(1)表达关切、爱护与愿意提供帮助等情感信息,做到“共情”。

(2)询问患者已知信息,了解患者对于自身疾病已掌握的信息。

(3)介绍过去的健康信息、给出当前信息。

(4)提供未来状态,尤其是突发不良事件的预测,以及特殊情形下应采取的行动。

(5)对当下和未来可能出现的问题给出建议。

(6)提供咨询。

(7)在后期治疗过程中可以听取家属意见并让其参与进来。

当然,责任护士不一定完全按照此七个步骤进行,关键在于建立信任,让家属有寻求帮助的渠道,并感觉能获得支持。

6. 胃癌患者的术前准备和指导

(1)配合医生对患者及家属进行必要的相关知识指导,如手术目的、手术效果、术后疼痛规律、引流管的妥善放置、术后功能锻炼的必要性等,以取得患者的理解与信任。

(2)指导手术患者饮食营养、预防感冒,以增强患者体质,提高组织修复和抗感染能力。

(3)指导并教会患者术后适应性训练,如床上大小便,练习术中所需的特殊体位,有效咳嗽、深呼吸等,指导床上活动方法。

1)踝泵运动:身体平躺或半卧位,双腿伸直并拢,将脚背下压使足尖尽力往下绷直(保持5~10秒),将脚背尽力回勾使小腿肌肉紧绷(保持5~10秒),将双脚回复原位并将双脚向左摆动(保持5~10秒),将双脚向右摆动(保持5~10秒),将双脚回复原位顺时针方向最大限度旋转,将双脚回复原位逆时针方向最大限度反方向旋转,再次按上述步骤重复10次。

2)抬臀运动:身体平躺于床上,双手从腰两侧按住伤口防止伤口疼痛,双腿弯曲踩床,依靠腿部力量将臀部抬起(保持5~10秒),轻轻将臀部落回床上,再次按上述步骤共10次。

3)翻身运动:身体平躺于床上,双手从腰两侧按住伤口防止伤口疼痛,双腿弯曲踩床,依靠腿部力量将臀部抬起向床栏一侧缓慢平移,肩部和头部也向床栏一侧缓慢挪动,直至患者完全平移挪到床栏,将双腿向对侧的方向侧卧,一手护住伤口另一手抓住对侧床栏,翻转侧卧,1~2小时按上述步骤朝反方向侧卧(护理人员在协助患者翻身前松开引流管,引流管与翻身同步移动)。

4)有效咳嗽:患者半卧位或坐位,双手从腰两侧按住伤口防止伤口疼痛,进行数次深而缓慢呼吸后用鼻深吸一口气屏住3秒,从胸腔进行2~3次短促有力的深部咳嗽,有痰时将痰液咳出,再次按上述步骤共10次。

(4)进行术前配合常识指导,如手术区域皮肤保护、个人卫生(洗澡、更衣、剪指甲)、睡眠要求、避免受凉、禁烟酒等并作好护理记录。

(5)术前常规备皮、肠道准备、配血、询问药物过敏史,皮试。

(6)术前禁食禁饮8~10小时,禁水4小时。

7. 患者手术回室前准备

(1)铺麻醉床。

(2)准备麻醉护理盘:治疗巾内备开口器、舌钳、通气导管、牙垫、治疗碗、氧气导管或鼻塞、吸痰导管、棉签、压舌板、平镊、纱布。治疗巾外准备:心电监护仪、电筒、治疗巾、弯盘、胶布、护理记录单、笔。

(3)呼叫系统、供氧管道、负压吸引管道是否完好通畅。无中心供氧和中心吸引装置的还要准备吸痰器、氧气筒。

(4)其他:护理车,输液架,必要时准备胃肠减压器。天气寒冷时按需要准备热水袋、毛毯等。

8. 与手术室接诊人员的交接　参考附录8的内容进行交接,可以按照一定的顺序进行以避免漏掉交接项目。

【知识拓展】

胃癌切除术加速康复外科理念

胃癌切除手术ERAS的正确实施涉及诊断与治疗活动的各个环节，提倡建立由外科医师、麻醉医师、护士、营养师、康复理疗师、心理专家共同参与的管理团队，既要遵循证医学证据，也尊重患者的客观实际，制订个性化ERAS方案，促进开腹、腔镜与机器人胃癌术后快速安全康复。未来ERAS的研究将从早期关注缩短住院时间，过渡到减少术后应激、对患者代谢的调控和并发症的预防治疗，以及延长患者生存时间等进行深入研究。

资料来源：

江志伟，余佩武．胃癌切除手术加速康复外科专家共识(2016版)[J]．中华消化外科杂志，2017，16(01)：14-18.

【课后作业】

以小组为单位，设计术前术后的交接记录单，通过即时通讯工具(如微信群、QQ群)或课程网络平台进行讨论，确定一份最终版用于第四节的术后回室交接。

第四节　术后护理

【学习目标】

1. 理解

(1)胃癌根治术后护理评估内容及患者常见的护理问题。

(2)胃癌根治术后常用的护理措施和重点。

2. 应用

(1)能安全、节力的将患者从平车转移至病床，并与手术室送诊人员做好交接。

(2)能有计划、有效果的为患者及家属进行健康指导。

课前学习清单

1. 患者术毕回室时责任护士与手术室人员的床边交接。
2. 手术患者搬运的安全。
3. 胃癌根治术后患者护理评估的内容和重点。
4. 该患者目前主要的护理问题及护理措施。
5. 患者胃肠减压的护理。

6. 患者术后疼痛的评估和护理。

7. 患者术后早期下床活动流程、坠床/跌倒应急预案。

8. 模拟搬运患者、床边交接、健康指导等场景。

一、案例情境

患者在全麻下行胃癌根治术，手术顺利，术中输血 1 000ml。手术完毕由手术室人员送回病房，床边交接。患者入室时，神志清楚，呼吸平稳，心电监护示 HR 91 次/min，BP 134/89mmHg，$SPO_2$98%，伤口敷料包扎覆盖，胃肠减压、鼻肠管、腹腔引流、留置尿管各一根，输液在位。氧气以 5L/min 吸入，遵医嘱给予补液、止血、抗感染以及对症支持治疗。术后第 1d，护士巡视发现：患者神志清楚，T 37.8℃，心电监护示 HR 88 次/min，BP 135/85mmHg，SPO_2 98%，全身皮肤多汗、潮湿，腹部平坦，腹壁柔软，腹壁切口外观干燥、无渗血。肠鸣音 1 次/min，腹腔引流一根，引出淡血性液体约 30ml，尿管在位通畅，胃肠减压管已堵塞不通，减压器内有咖啡样液体约 100m。患者主诉腹部伤口疼痛，自觉痰液黏稠，因害怕疼痛不敢咳嗽，痰液无法咳出，主诉口干，询问什么时候能喝水？医嘱给予抗炎、补液、雾化吸入、化痰及营养等治疗。

二、课堂学习流程

1. 角色扮演　根据场景可分别设置患者、家属、责任护士、手术室人员等角色，模拟以下场景。

(1)患者以平车运送回室，将患者由平车搬运至病床。

(2)责任护士接诊患者，并与手术室送诊人员进行交接，完成交接记录单。

(3)责任护士对患者及家属进行健康指导。

2. 小组讨论

(1)讨论角色扮演中好的方面及出现的不足，解决产生的疑问。

(2)讨论课前学习清单的内容，并将其注入案例中进行分析。

3. 模拟练习　3~4 人一小组，练习搬运、交接、超声雾化吸入使用和拍背排痰、健康指导、早期下床活动等。

4. 总结反馈

(1)学生进行自评和互评。

(2)教师就角色扮演、课前学习的效果、模拟练习等进行总结反馈。

三、案例学习导引

(一) 案例分析思路

1. 根据“术毕由手术室人员送回病房，床边交接……”，思考手术后患者床边交接的要点，以及患者回室后如何确保搬运的安全。

2. 根据案例中描述的术后情况，思考胃癌患者术后护理评估的重点内容。

3. 根据术后第 1 天的情况，思考患者目前主要的护理问题及护理重点。

4. 根据“胃肠减压管已堵塞不通，减压器内有咖啡样液体约 100ml”，思考胃肠减压的护理要点。

5. 根据“主诉腹部伤口疼痛”，思考患者术后疼痛的评估和护理。

6. 根据“害怕疼痛不敢咳嗽，痰液无法咳出”，思考如何护理患者、指导有效咳嗽和观察痰液。

7. 根据“主诉口干，询问什么时候能喝水？”，联系加速康复外科理念，思考患者存在的可能问题，如何处理。

（二）案例学习注意事项

1. 本节为患者术后回室及以后的情况，将患者由平车转移到病床时涉及患者安全问题，应思考需在哪些方面确保患者安全，以及在确保安全的前提下如何尽量省力方便地将患者转移到病床上。

2. 案例中描述的生命体征、皮肤、胃肠减压、鼻肠管、腹腔引流、留置尿管情况，患者主诉腹部伤口疼痛、口干、不敢咳嗽等情况，是胃癌患者术后常见的问题，也是患者术后康复所经历的过程，可以总结该患者术后评估的内容，以便更好地掌握胃癌术后评估和护理要点。

3. 本节除了需要熟悉患者交接和健康指导的理论内容，在实践时需考虑到沟通对象的专业背景，对语言的理解和接受程度，例如在面对专业人员时可使用术语体现专业性，而面对患者及家属时则应尽量使用通俗易懂的语言，且应确认所指导的内容被患者和（或）家属准确、无歧义的接受。

（三）学习清单问题解析

1. 患者术后回室床边交接要点　参考附录8的内容进行交接，除按照一定顺序进行，以避免漏掉交接项目外，还需重点关注角色扮演过程中各交接项目不能仅停留在口头的交接，交接双方应配合完成各交接项目的落实，如生命体征应实际测出，导管是否通畅、皮肤是否完整应实际检查等。

2. 手术患者搬运的安全

（1）由病房护士为手术后患者准备麻醉床、麻醉护理盘、氧气、负压吸引装置、床边监护仪等，调整病房环境温度，防止患者回到病房更换一个较冷的床位而加重患者低体温的状况。

（2）搬运手术患者之前要做到“一查、二看、三整理、四搬运”，即查患者所有管道的数量、位置及管道标识；看管道是否从固定架子或挂钩上取下放好，有无缠绕扭曲现象；理顺各种管道，使其通畅无阻，必要时可用血管钳将引流管暂时夹闭或关闭引流管开关；再统一指挥搬运，以防引流管牵拉脱落，以及引流瓶、袋位置过高引起反流等意外发生。

（3）搬运时车闸制动如平车一端为大轮，一端为小轮，则以大轮为头端，减轻运送途中的颠簸。搬运患者时宜轻、稳、动作协调，平车运送患者常见方法有挪动法，单人、二人、三人、四人搬运法，应根据患者评估结果选择适当的搬运方法。如：挪动法适用于病情许可，能在床上配合的患者；单人搬运法适用于体重较轻且病情允许的患者；二人、三人搬运法适用于病情较轻，但自己不能活动且体重又较重的患者；四人搬运法适用于颈、腰椎骨折或病情较重的患者。

（4）保持搬运平稳，避免颠簸振荡或急剧体位改变。

（5）患者移至转运床后及时立起床栏，防止患者坠床。

(6)搬运后安置好体位,给予心电监护、吸氧,检查引流管、输液管道确保在位通畅。观察患者的意识、生命体征、血氧饱和度,患者切口、敷料,引流量、色、质,输液是否通畅等。

(7)做好记录。

3. 胃癌术后患者护理评估的重点内容　胃肠道手术后重点评估生命体征,皮肤完整性,体位,伤口和敷料情况,引流管和引流液的颜色、性状、引流量,疼痛评分,胃肠功能恢复和饮食情况、静脉通道,肌力和活动情况、有无并发症发生等。

4. 患者存在的主要护理问题和护理要点

(1)主要护理问题

1)疼痛:与手术创伤有关。

2)有体液不足的危险:与手术创伤、术后禁食、出汗多、引流有关。

3)清理呼吸道无效:与痰液黏稠、害怕疼痛不敢咳嗽有关。

4)潜在并发症:出血、胃管堵塞、肺部感染等。

(2)护理措施要点。

1)急性疼痛面部表情图评估或其他常见评估方法评估疼痛程度,并调节镇痛泵,尤其在活动前。

2)遵医嘱补液,观察生命体征、出入量并记录,做好皮肤护理。

3)给患者翻身、拍背,并指导患者有效咳嗽、排痰,遵医嘱进行雾化吸入等。

4)用生理盐水进行胃管冲洗、保持胃肠减压器通畅。

5. 胃肠减压的护理和注意事项

(1)采用"工"型胶布双重妥善固定,保持胃管在位,棉线环绕固定脑后,标识统一贴于引流管远端,注明管道名称、置入深度、置管时间、更换鼻贴时间。胃管末端用别针固定于病员服肩部。

(2)保持胃肠减压通畅,无堵塞、扭曲、受压,保持一定负压。负压维持在-6.6kPa(-50mmHg),防止扭曲、堵塞,若有堵塞现象可用生理盐水冲洗导管。

(3)胃肠减压装置按时按需更换,有更换日期。

(4)观察引流液的颜色、性质、量,及时记录24小时引流总量。

(5)告知患者留置胃肠减压期间禁止饮水和进食,口腔护理每天2次。

(6)胃肠减压期间如服用药物,需研碎调水后由胃管注入,并用温水冲洗胃管,后应将胃管开关夹闭30分钟再予开放。

(7)观察患者水电解质及胃肠功能恢复情况,肛门排气后方可拔除胃管。

(8)拔管后注意做好口鼻腔的清洁,观察有无腹胀、腹痛、误吸等症状。

6. 疼痛评估量表及护理措施

(1)做好疼痛宣教,提高患者对疼痛的认知程度,建立疼痛评估单。

(2)关注患者疼痛主诉,了解疼痛的部位、性质,运用疼痛评估卡尺进行疼痛评分。

(3)根据疼痛评分给予患者采取不同的措施:0~3分(轻度疼痛)实施非药物干预措施;4~5分(中度疼痛)给予患者镇痛泵止痛,必要时汇报医生;7~10分(重度疼痛)给予患者镇痛泵止痛不能缓解疼痛,需立即汇报医生使用其他药物,并注意观察药物不良反应。

7. 超声雾化吸入的操作流程

超声雾化吸入操作流程

【操作目的】

1. 湿化呼吸道,稀释痰液,帮助祛痰,改善通气功能。

2. 预防和控制呼吸道感染,以消除炎症。

3. 解除支气管痉挛,使气道通畅,改善通气状况。

4. 治疗肺癌,可间歇吸入抗癌药物以达到治疗效果。

【操作准备】

1. 患者评估 全身情况(年龄、意识、病情、治疗等)、局部情况(口腔、面部皮肤、肢体活动度等)、心理状态、合作程度等。

2. 用物准备 超声雾化器1套、药物(按医嘱备)、治疗巾一块、弯盘、纸巾、冷蒸馏水、水温计;按需要备电源插座。

3. 护士准备 衣帽整洁,洗手,戴口罩。

【操作要点】

1. 核对 双人核对医嘱,转抄于执行单上。

2. 准备

(1)水槽内加冷蒸馏水适量,液面高度达到水位线,浸没雾化罐底的透声膜。

(2)雾化罐内放入药液,稀释至30~50ml,将罐盖旋紧,把雾化罐放入水槽内,将水槽盖盖紧。

3. 解释 备齐用物携至床边,核对,向患者解释以取得合作。

4. 预热 通电电源,先开电源开头,预热3分钟,再开雾化开关,此时药液成雾状喷出。

5. 连接、定时 连接延长管和面罩或口含嘴,时间一般每次使用为15~20分钟。

6. 调节雾量 根据需要调节雾量(开关自左向右旋),一般用中档。

7. 吸入 患者吸气时,将面罩覆于口鼻部,呼气时启开;或将"口含嘴"放入患者口中,嘱其紧闭口唇深吸气。

8. 观察巡视

(1)在使用过程中,如发现水槽内水温超过60℃,可调换冷馏水,换水时要关闭机器。

(2)如发现雾化罐内液体过少,影响正常雾化时,应继续增加药量,但不必关机,只要从盖上小孔向内注入即可。

9. 关机 治疗毕,取下口含嘴或面罩,先关雾化开关,再关电源开关,否则电子管易损坏。

10. 处理 帮助患者擦净面部,取舒适体位;整理用物,倒掉水槽内的水,擦干水槽,将螺纹管浸泡消毒。

11. 记录 观察并记录治疗效果与反应。

8. 痰液的观察要点

(1)观察痰液的量、性状、颜色及气味

1)痰量:每天痰量超过100ml为大量痰,提示肺内有慢性炎症或空腔化脓性病变。

2)颜色及性状:黄脓痰提示化脓性感染;红色或红棕色痰含血液或血红蛋白,常见咯血;铁锈色痰见于肺炎球菌肺炎;粉红色痰提示急性左心衰竭。

3)气味:痰液恶臭提示厌氧菌感染。

(2)痰液黏稠度分级:见表6-4。

表6-4 痰液黏稠度分级

分级	外观	吸痰时现象	提示
1度	米汤或泡沫样	吸痰后玻璃接头内壁上无痰液滞留	感染轻度
2度	黏稠	吸痰后有少量痰液在玻璃接头内壁滞留,但容易被水冲净	感染较重
3度	明显黏稠,呈黄色	吸痰管常因负压过大而塌陷,玻璃接头内壁上常滞留大量痰液而不易被水冲净	严重感染

9. 术后首次下床活动流程

(1)评估患者,满足以下条件

1)患者神志清楚,呼之能应。

2)生命体征平稳。

3)无不适主诉:无头晕、气急、心慌等。

4)无活动性出血。

5)患者肌力评估达4级。

(2)通过肌力评估后提示患者是否可以下床活动(将结果告知管床医生,听取意见,得到医生允许后再进行)。

(3)将床头抬高60°,协助患者坐起1~3分钟,观察患者有无眩晕、疼痛不适;

(4)指导患者移至床边坐稳,继续观察1~3分钟观察有无不适反应。

(5)嘱患者双手搭护士双肩,护士双手搀扶在患者腋下,让患者起身站稳1~3分钟,再次观察有无不适。

(6)妥善固定好引流管和尿管,引流袋放于背包中,患者双手扶助行器站立1~3分钟,协助患者床边走动3~5分钟。此后帮助患者上床平卧/半卧位休息,继续观察患者有无不适。

(7)停止活动指征:面色苍白或出冷汗;SPO_2<90%或心率达到karvonen法的运动靶心率。运动靶心率=[(220-年龄)-安静心率]×(50%~60%)+安静心率

(8)术后第2、3天:下床室内活动,室外走廊走50~150m,以后活动量可逐渐增加,以体力能耐受为度。

10. 坠床/跌倒应急预案

(1)奔赴现场,并通知医生。

(2)保护患者头颈部,勿随意搬动患者,初步评估伤情,包括患者一般情况、意识、呼吸、脉搏、血压。

(3)医生到场后,配合医生进行处理。

(4)病情许可时将患者移至病床上或抢救室,配合医生实施治疗。

(5)医生根据诊查情况请相关科室会诊或做必要的检查,进行伤情认定。

(6)报告科室主任、护士长,如为一级事件立即报告院部。

(7)及时通知家属,做好患者与家属的解释与安抚工作。

(8)密切观察病情变化,继续做好诊治工作,做好医疗护理记录。

(9)做好交接班。

(10)在不良事件报告系统中及时上报。

(11)讨论、分析跌倒/坠床原因,各相关部门采取措施,防止发生再次坠床/跌倒,如保持地面干燥、平整;患者活动范围内无障碍物;使用床栏且床栏功能完好;必要时专人看护等。

【知识拓展】

胃癌患者营养支持

胃癌患者营养治疗的途径同样包括肠内营养(口服、管饲)及肠外营养(静脉)。口服是生理的途径,是第一选择。胃癌患者围手术期、围放疗期、围化疗期等治疗期间乃至家居期间营养治疗首选口服营养补充(oral nutritional supplements,ONS),必要时辅以静脉途径补充口服(日常饮食+ONS)摄入的不足部分,如部分肠外营养(partial parenteral nutrition,PPN)或补充性肠外营养(supplemental parenteral nutrition,SPN)。对胃癌手术患者,特别推荐手术中常规实施穿刺导管空肠造瘘(needle catheter jejunostomy,NCJ)。

对胃癌营养不良患者实施营养干预时,应该遵循五阶梯治疗模式:第1阶梯,饮食+营养教育;第2阶梯,饮食+口服营养补充;第3阶梯,完全肠内营养[口服和(或)管饲];第4阶梯,部分肠内营养+部分肠外营养;第5阶梯,完全肠外营养。首选营养教育,次选肠内、肠外营养;首选肠内营养,后选肠外营养;首选口服,后选管饲。首先选择营养教育,然后依次向上晋级选择ONS、完全肠内营养、部分肠外营养、完全肠外营养。当下一阶梯不能满足60%目标能量需求3~5天时,应该选择上一阶梯。

资料来源:

石汉平. 胃癌患者营养治疗指南[J]. 全科医学临床与教育,2015,113(5):37-40.

【课后作业】

整理回顾第五章案例,完成第五章的案例思维导图。

(林 征 陈明霞)

第七章

基底节脑出血患者的护理

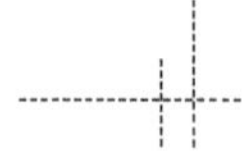

案例简介

张先生,63 岁,因“头晕、言语不清伴右侧肢体活动不利”被送入急诊,以“左侧基底节区出血”收治神经内科。入院后予以脱水、止血、对抗脑水肿、促大脑功能恢复等处理。第 2 天出血量增多,意识逐渐变差,遂完善术前准备,急诊在全麻下行“颅内血肿清除+去骨瓣减压术”,手术顺利,术后予以脱水、降压、抗感染、营养脑神经、促苏醒、对症支持等治疗,恢复良好,但术后仍失语、偏瘫。出院时,护士予以健康教育,教会患者出院后进一步进行语言和肢体康复训练。

第一节　入院接诊与护理评估

【学习目标】

1. 识记

(1) 颅脑的解剖结构。

(2) 基底节区的解剖位置。

2. 理解

(1) 基底节脑出血的病因、特征性表现、诊治要点。

(2) 高血压引发脑出血的发病机制。

3. 应用

(1) 能根据患者情况接诊、有重点的交接、妥善安置患者。

(2) 能运用良好沟通交流技巧和身体评估的方法收集患者疾病相关资料。

课前学习清单

1. 颅脑解剖结构。
2. 基底节脑出血的特征性表现。
3. 高血压导致脑出血的发病机制。
4. 脑出血的内外科治疗指征。

5. 失语的类型及特点。

6. 肌力的评估标准及评估方法。

7. 脑出血患者入院交接和入院评估的注意点。

8. 模拟迎接新患者、送诊、接诊、问诊、体格检查等。

一、案例情境

患者，张先生，63岁，已婚，汉族。江苏南京人，初中文化程度。患者因“头晕、言语不清伴右侧肢体活动不利3小时”，拟诊“左侧基底节区出血”，由急诊工作人员送往神经内科病房。

（一）病史评估

患者3小时前无明显诱因下出现头晕、言语不清伴右侧肢体活动不利，无恶心、呕吐，无大小便失禁、咳嗽咳痰、胸闷胸痛、腹泻等其他不适。症状持续约半小时未缓解，被家属送入急诊，诊断为“左侧基底节区出血”，为进一步治疗由急诊转入神经内科病房。患者既往有高血压病史，但未重视，未规律服药。否认“糖尿病、冠心病”等其他慢性病史，否认“肝炎、结核、伤寒”等传染病史，否认重大外伤、手术史，否认输血史，否认食物药物过敏史，无家族性遗传病史。平时生活自理，饮食以米面为主，无特殊喜好；睡眠每晚6小时左右，有午睡习惯；大小便正常。平素脾气较急，容易情绪激动，喜欢在小区棋牌室打牌，时常因出牌对错与人争执；吸烟20余年，每天1包，少量饮酒。由于言语不清、肢体活动不利，患者着急、紧张，担心自己的病较重，但又无法顺利表达，对医护人员期望较高，能配合治疗。有医保，老伴和女儿陪同来院，对患者关心。

（二）身体评估

T 37.0℃，P 88次/min，R 18次/min，BP 175/110mmHg，身高172cm，体重76kg。患者神志尚清楚，精神欠佳，正常体型，轮椅送入病房，查体合作。头颅未见明显畸形，双侧瞳孔等大等圆，直径约2mm，直接间接对光反射灵敏。颈软，脑膜刺激征阴性，脊柱无畸形，右侧肌力2级，左侧肌力5级。心肺腹体检未见异常。全身皮肤完整无压疮，四肢肌张力正常。

（三）实验室及其他检查

血常规：WBC $12.3\times10^9/L$，中性粒细胞73%；同型半胱氨酸22.5μmol/L；心电图：窦性心律；头颅CT示：左侧基底节区高密度影，考虑出血。

二、课堂学习流程

1. 角色扮演　根据场景分别设置患者、家属、办公护士、接诊护士、送诊人员等角色，模拟以下场景。

（1）办公护士接到新患者入院电话通知后根据患者情况通知相关人员；责任护士根据患者情况做好迎接新患者入院的准备。

（2）急诊工作人员将患者运送至病房，与病房护士进行交接；病房责任护士安置患者。

（3）病房责任护士对新患者进行入院介绍，并采集病史资料。

2. 小组讨论

（1）讨论角色扮演中出现的不足，解决产生的疑问。

（2）讨论课前学习清单的内容，将其注入案例中进行分析。

（3）汇报病史采集的资料，整理护理评估思路。

3. 模拟练习　3~4人一小组，练习病情交接、入院介绍、病史评估、身体评估等内容。

4. 总结反馈

(1)学生进行自评和互评。

(2)教师就角色扮演、病史汇报、护理评估的思路等进行反馈。

三、案例学习导引

(一) 案例分析思路

1. 根据“患者头晕、言语不清伴右侧肢体活动不利”,结合头颅CT检查结果“左基底节高密度影”初步推断该患者发生了脑出血,由此可以思考脑出血的临床表现和诊断标准。

2. 根据患者“言语不清”“右侧肌力2级,左侧肌力5级”可进一步推断患者出现了失语和右侧肢体偏瘫,由此可以思考脑出血的部位与失语、偏瘫的关系,以及判断失语类型的方法,判断肌力等级的方法。

3. 根据患者“有高血压病史”,且“性子较急,容易情绪激动”,推断该患者脑出血可能跟高血压、情绪波动有关,可进一步思考引起该患者脑出血的病因与发病机制。

4. 根据“送往神经内科病房”,可以思考脑出血患者进行保守治疗或手术治疗的判断依据,以及针对该患者运送过程中确保患者安全的防护措施。

5. 根据“高血压但未规律服药”“每天1包烟”“喜欢打牌但经常与人争执”推断该患者有不良生活习惯,且自我保健意识不强,护理过程中应加强脑出血病因的知识宣教及培养良好生活习惯的健康教育。

6. 根据该患者目前的情况思考病房护士接诊脑出血患者应做好哪些准备,责任护士如何通过病史评估、身体评估收集资料;如何通过对资料的分析判断该患者目前存在的问题,可通过哪些措施帮助患者解决问题。

(二) 案例学习注意事项

1. 神经系统疾病相对有一定的难度,应结合颅脑的解剖结构和颅脑各功能区的特点分析基底节区脑出血出现言语不清、肢体活动不利等表现的原因,并可进一步分析患者可能会出现哪种类型的语言问题,以及肢体偏瘫侧与出血侧的关系,联系到护理过程中护士需重视患者沟通不畅、活动受限等问题。

2. 患者转运、交接、病史评估、身体评估等实践性较强,需要反复多次练习方能熟悉,课前应预先进行学习和模拟,以便课堂角色扮演环节能重点针对问题进行讨论和解决;课堂应充分利用模拟训练的时间进行练习,以便能较熟练地进行实践。

3. 该患者为脑出血患者,由于出血形成血肿以及出血周围脑组织水肿,容易引起颅内压增高而导致脑疝,从而危及患者生命,因此护理评估时间不宜过长,评估过程中需时刻关注患者病情变化,必要时先做好抢救准备后再进行评估。另外该患者言语不清,问病史时应重点询问家属,有不清晰的地方及时与患者确认。

(三) 学习清单问题解析

1. 基底节脑出血的特征性表现　基底节区脑出血多见于出血性脑卒中,涉及内囊部位,多出现“三偏征”,即对侧肢体偏瘫、偏身感觉障碍、偏盲,通常发病急骤,以突然晕倒、不省人事,伴口角歪斜、语言不利、偏瘫,或不伴有昏迷,仅以口角歪斜、偏瘫为主要症状。

2. 高血压导致脑出血的发病机制

(1)长期高血压导致细小动脉发生玻璃样变及纤维素性坏死,管壁弹性减弱,当情绪激动、用力过度导致血压骤升时,血管易破裂出血。

(2)在血流冲击下,弹性减弱的病变血管壁向外膨出形成微小动脉瘤,当血压剧烈波动时,微小动脉瘤破裂导致出血。

(3)高血压可致远端血管痉挛,引起小血管缺血、缺氧、坏死而发生出血。

(4)高血压脑出血的发病部位以基底节区多见,是因为供应此处的豆纹动脉从大脑中动脉呈直角发出,在原有血管病变的基础上,承受压力较高的血流冲击,易导致血管破裂出血。

3. 脑出血的内外科治疗指征

(1)脑出血内科治疗指征包括:①出血量<30ml,意识清醒;②长期口服抗凝剂;③体弱不能承受手术者。

(2)脑出血外科手术治疗指征:①幕上出血量>30ml,中线移位>1cm;②幕下出血量>10ml,中线移位>0.5cm;③意识障碍进行性加重。

4. 失语常见类型及特点

(1)运动性失语:病变位于左侧额叶,能听懂别人的话,阅读和书写正常,发音器官无异常,但不能说话,或说出的话令人费解,如会将“你好吧”说成“好你吧”。

(2)感觉性失语:病变位于颞上回,听力正常,但听不懂别人和自己的话,常答非所问,用词混乱,使人无法理解,同时伴有失读和失写。

(3)命名性失语:又称健忘性失语,病变位于左侧颞中回及颞下回后部,不能命名为唯一的或主要的症状,表现为找词困难,缺乏实质词,常描述物品功能代替说不出的词,赘语和空话比较多。言语理解及复述正常或近于正常。

(4)传导性失语:病变位于缘上回皮质或深部白质弓状束,以复述不成比例的受损为突出特点,患者口语清晰,言语流畅,听理解正常,但找词困难,能听懂的词和句不能正确复述。

(5)完全性失语:是最严重的一种失语类型,病灶部位大多在优势半球大脑中动脉分布区的广泛区域。所有言语功能都有明显障碍,常伴有明显的神经系统体征。

5. 肌力评估　可参照徒手肌力 Lovett 分级法(表 7-1)或 MRC(the UK Medical Research Council)分级标准(表 7-2)进行评估。

表 7-1　徒手肌力 Lovett 分级评估法

分级	名称	表现
0 级	零(zero,Z)	没有可测得的肌肉收缩
1 级	微弱(trace,T)	可看到或者触及肌肉轻微收缩,但不能引起关节活动
2 级	差(poor,P)	肌肉在不受重力影响下可进行运动,即能在床上平移但不能抬起
3 级	尚可(fair,F)	能对抗重力进行关节活动,但不能对抗外加的阻力
4 级	良好(good,G)	能对抗重力和一定的阻力进行运动,但较正常人为低
5 级	正常(normal,N)	正常肌力

表 7-2　MRC 肌力分级标准

级别	MRC 标准
5	能对抗最大阻力,完成全范围关节活动
5^-	能对抗与 5 级相同的阻力,但活动范围在 50%~100%

续表

级别	MRC 标准
4^+	在活动的初、中期能对抗的阻力与4级相同,但在末期能对抗5级阻力
4	能对抗阻力,且能完成全范围关节活动,但阻力达不到5级水平
4^-	能对抗的阻力与4级相同,但活动范围在50%~100%
3^+	情况与3级相仿,但在运动末期能对抗一定的阻力
3	能对抗重力,且能完成全范围关节活动,但不能对抗任何阻力
3^-	能对抗重力,但活动范围在50%~100%
2^+	能对抗重力,但活动范围在50%以下
2	消除重力的影响,能完成全范围关节活动
2^-	消除重力的影响关节能活动,但活动范围在50%~100%
1	触诊发现有肌肉收缩,但不引起任何关节活动
0	无肌肉收缩

6. 脑出血患者入院交接

(1)急诊患者入院护理流程(见附录17)。

(2)各岗位人员职责:①办公护士接到患者入院通知的电话后,准备床头卡或维护电子显示屏信息、新病历,通知责任护士准备迎接新患者;患者来院后,打印并帮助佩戴腕带,通知责任护士和管床医生接诊,帮助测量身高和体重。②责任护士根据情况准备床单元,因为该患者为基底节区出血,需准备急救物品,如吸氧装置、吸引器、心电监护仪,必要时备抢救车等。另外该患者右侧肢体活动不利,有偏瘫的迹象,可事先为患者铺上气垫床,预防压疮的发生。③急诊工作人员将患者送入神经内科病房后,应与病房责任护士进行床边交接并填写交接单,交接重点内容包括:患者的一般情况、意识、瞳孔、生命体征、皮肤完整性、置管情况、急诊室的处置、目前用药等,交接单可参照附录18急诊患者入院交接记录单中的内容填写。

7. 脑出血患者入院评估　入院评估可通过询问患者、家属或陪同人员,评估或查阅客观检查资料来获取患者病情相关的信息。

(1)病史评估:应重点询问症状在何时何种情况下发生,已采取的处理措施,有无高血压病史,对疾病的认知、平素生活习惯中是否存在不利于健康的因素等。该患者有高血压病史,但服药依从性差,且抽烟量大,情绪易激动,这些因素增大了患者出血的风险,评估时应能问出这些阳性资料。同时也要考虑患者的心理状况,该患者由于言语不清不利于表达,直接与其交流更加重患者着急、紧张的情绪,因此询问家属较为合适,不清楚的再跟患者确认。

(2)身体评估:应重点评估生命体征(血压升高程度和趋势,有无中枢性高热,呼吸节律、频率有无异常等),双侧瞳孔大小及对光反射情况,意识状态,以判断有无继续出血,识别脑疝的发生;同时应注意评估有无失语,有无肢体瘫痪,有无吞咽障碍、呛咳、大小便失禁等症状;另外,可通过有无颈部抵抗等脑膜刺激征表现与蛛网膜下腔出血相鉴别。

(3)实验室及其他检查:脑出血患者通常会行CT检查,可将学会查看检查结果作为拓展内容进行学习。

(四)入院护理评估思维导图

基底节脑出血的患者入院护理评估思维导图(图7-1)。

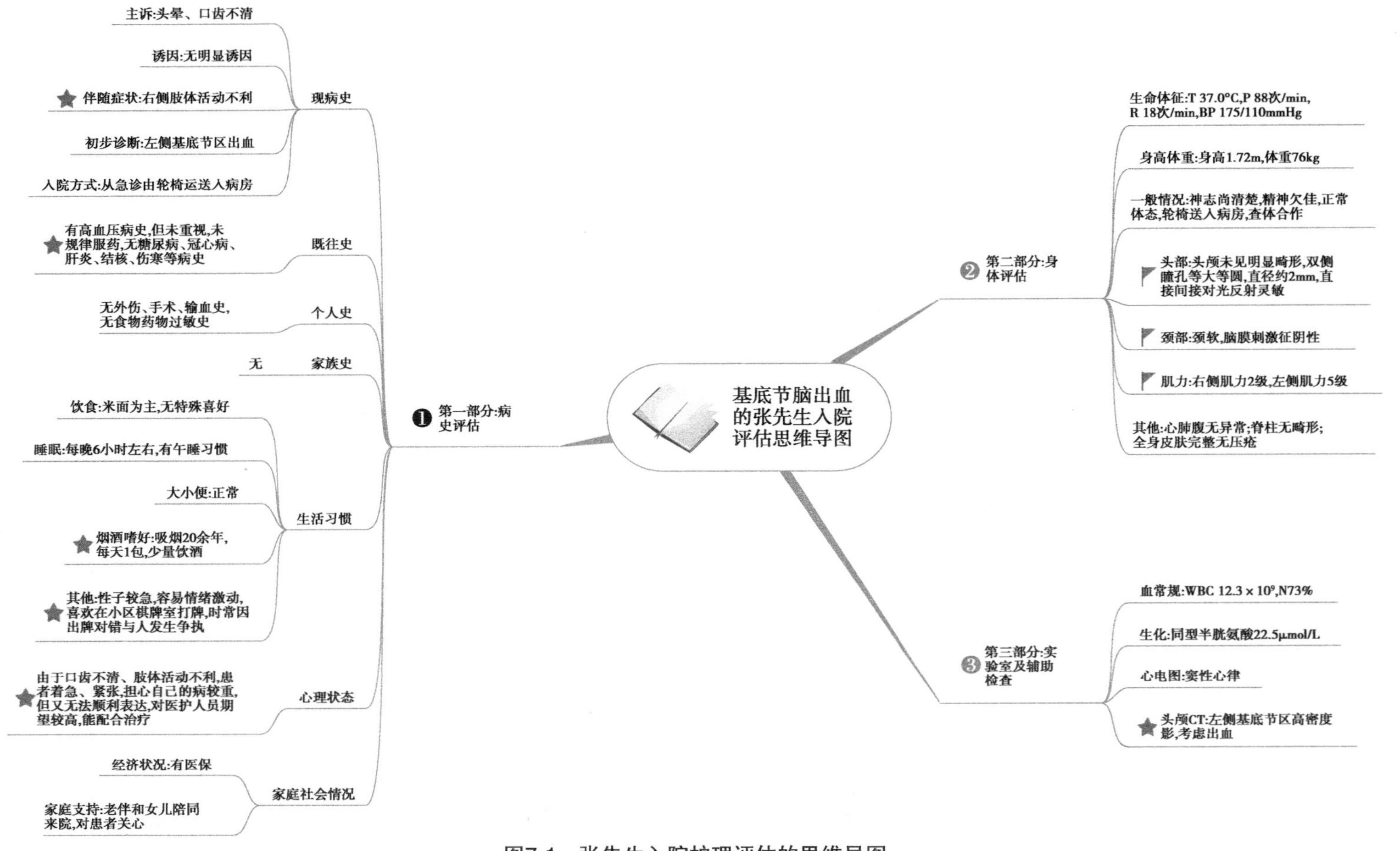

图7-1 张先生入院护理评估的思维导图

【知识拓展】

等速肌力训练

等速肌力训练是指利用等速训练仪器，根据运动过程中肌肉力量的大小，由仪器提供相应的阻力，使关节按照预先设定的速度进行运动，使得肌肉以恒定的速度达到最大的用力收缩。适用于神经病变引起的肌肉功能障碍，由制动、运动减少或其他原因引起的肌肉失用性萎缩，肌肉病变引起的肌肉萎缩等情况。

在患者能够忍受的疼痛范围内进行下肢等速持续被动运动，不会对患者肢体产生过多的牵拉，能够防止肌肉附着点的断裂。有研究表明，等速持续锻炼能够有效减少脑卒中患者的肌张力，提供患者的运动功能和平衡功能，能够使肌肉在关节活动中受到最大负荷，使其获得高效率的力量、耐力和灵活性的锻炼，并能够提供不同的训练速度以符合患者康复的需要，在训练过程中提高反馈信息，提高患者肢体功能。

资料来源：

1. 尹正录，朱小云，范章岭，等.等速肌力训练对脑卒中偏瘫患者上肢运动功能及日常生活活动能力的影响[J]. 中国康复理论与实践，2017，23(9)：1086-1090.

2. 李水琴，欧妍. 等速运动锻炼对老年脑卒中偏瘫患者下肢肌力学及步行能力的影响[J]. 中国老年学杂志，2017，37(9)：4613-4614.

【课后作业】

根据收集到的资料，分析该患者目前存在的主要护理问题，并制订针对性护理计划。

第二节 病情观察与护理

【学习目标】

1. 识记

(1) 甘露醇、氨甲环酸、胞二磷胆碱等药物的用法。

(2) 脑出血患者病情观察要点。

2. 理解

(1) 甘露醇、氨甲环酸、胞二磷胆碱等药物的药理作用。

(2) 脑出血患者治疗原则。

3. 应用 能正确使用注射泵及时为患者使用降压药物。

课前学习清单

1. 甘露醇、氨甲环酸等药物的药理作用及脑出血患者治疗原则。
2. 注射泵的使用流程。
3. 脑出血患者血液检查的关注重点。
4. 查血生化、血尿便常规及输血前检查的内容及原因。
5. 脑出血患者病情观察的要点及病情变化的判断。
6. 模拟病情观察、输液巡视、与患者的沟通交流、注射泵使用等场景。

一、案例情境

医生接诊后,开立长期医嘱:I级护理、禁饮禁食、卧床、吸氧(持续吸氧)、监测生命体征;甘露醇125ml,q8h,静脉输液;氨甲环酸氯化钠,1g,qd,静脉输液;胞二磷胆碱0.5g+5%葡萄糖溶液250ml,qd,静脉输液;泼尼松龙30mg+0.9%氯化钠100ml,bid,静脉输液;丙戊酸钠0.4g+0.9%氯化钠100ml,q8h,静脉输液;奥美拉唑40mg+5%葡萄糖溶液100ml,bid,静脉输液。临时医嘱:硝酸甘油5mg+0.9%氯化钠50ml,3ml/h,注射泵持续泵入;查血生化、血尿便常规,进行输血前检查。

护士每小时巡视患者,观察病情变化,入院后3小时测得血压分别为170/110mmHg,176/112mmHg,180/115mmHg。

二、课堂学习流程

1. 角色扮演 根据场景可分别设置患者、家属、责任护士等角色,模拟以下场景。

(1)遵医嘱给患者使用注射泵泵入硝酸甘油。

(2)按照I级护理要求及脑出血患者特点进行日常巡视,并与患者及家属沟通。

2. 小组讨论

(1)讨论角色扮演中出现的不足,解决产生的疑问。

(2)讨论课前学习清单的内容,将其注入案例中进行分析。

3. 模拟练习 3~4人一小组,练习日常巡视、病情观察、注射泵使用等内容。

4. 总结反馈

(1)学生进行自评和互评。

(2)教师就角色扮演、课前学习的效果、模拟练习等进行反馈。

三、案例学习导引

(一)案例分析思路

1. 根据案例中提供的医嘱内容,可以思考长期医嘱和临时医嘱的区别,执行时的注意点。

2. 根据开立的用药医嘱,可以思考各药物对脑出血患者治疗的药理作用及具体用法,并由此推断脑出血的治疗原则有哪些。

3. 根据“查血生化、血尿便常规，进行输血前检查”，可以思考脑出血患者血液检查应重点关注哪些方面以及各项检查的具体内容。

4. 根据“护士每小时巡视患者，观察病情变化”，可以思考脑出血患者病情观察的要点。

5. 根据“入院后3小时测得血压分别为170/110mmHg，176/112mmHg，180/115mmHg”，可以思考该患者目前出现了什么状况，进一步该作何处理。

（二）案例学习注意事项

1. 本节侧重于患者入院后的常规处理和病情观察，应分析、识别各项医嘱的目的和执行要点，熟悉各药物的药理作用及使用注意事项，并对应脑出血的处理原则，理论联系实际，对各条“处理原则”的认知落实到具体的“药物处理”上去。

2. 本节角色扮演之一的“日常巡视和病情观察”相对比较抽象，若没有临床工作经验会感觉无从下手，或把握不准巡视的内容，应结合该患者脑出血易引发颅内压增高及脑疝的特点，从患者意识、瞳孔、肌力、生命体征（尤其是血压）、有无头痛和呕吐等症状、有无改变体位等需求、输液是否通畅等方面进行巡视。

3. 本节与第一节联系紧密，应注意分析患者主要的护理问题，通过第一节的回顾，自然进行到第二节内容，以保证本节与第一节的连续性。

（三）学习清单问题解析

1. 甘露醇、氨甲环酸、胞二磷胆碱等药物的药理作用及用法

（1）甘露醇：为高渗性脱水剂，静脉输入后能迅速提高血浆渗透压，使组织间液向血浆转移而产生脱水作用，常用于颅内压增高患者。该患者由于脑出血形成血肿易导致颅内压增高，如不加控制则易形成脑疝危及患者生命，故需使用甘露醇给予降低颅内压。甘露醇使用时应快速滴注，通常250ml甘露醇需在30分钟内滴完，因此需预留较好的静脉通道以顺利输注；另外，甘露醇快速输入后使循环血量增加，肾小球滤过率增加，但甘露醇不易被肾小管重吸收，容易产生渗透性利尿作用，对肾脏具有一定的毒性，使用过程中需监测水电解质情况及肾脏功能，并需严格按照医嘱间隔时间使用。

（2）氨甲环酸：又名凝血酸，能与纤溶酶和纤溶酶原上赖氨酸结合部位强烈吸附，竞争性对抗纤溶酶原激活因子，从而阻止纤溶酶、纤溶酶原与纤维蛋白结合，抑制纤维蛋白分解而起到止血的作用。

（3）胞二磷胆碱：为脑代谢激活剂，可促进脑细胞代谢，对促进大脑功能恢复、促进苏醒有一定的作用，用于脑外伤、脑手术、脑卒中导致的意识障碍；可溶于0.9%氯化钠或5%葡萄糖溶液进行静脉滴注。

（4）泼尼松龙：糖皮质激素类药物，通过降低毛细血管通透性减少炎性渗出，从而对抗脑水肿，防止因水肿使得脑体积增大从而导致颅内压增高甚至脑疝，但激素具有较强的副作用，因此应严格按照医嘱剂量、浓度、时间等用药。

（5）丙戊酸钠：由于出血积聚在颅腔内，可导致大脑神经异常放电引发癫痫，癫痫发作增加脑耗氧量易引起颅内压力急剧增高，丙戊酸钠为一线抗癫痫药，对各型癫痫均有一定的作用，可用于该患者预防癫痫发作。

（6）奥美拉唑：脑出血导致颅内压增高可引起应激性溃疡，导致消化道出血，奥美拉唑用于保护胃黏膜，预防应激性溃疡。

2. 注射泵的使用流程（详见第五章）。

3. 脑出血患者血液检查的关注重点　由于脑出血急性期血液成分中白细胞会明显增高，且脱水治疗期间容易引起水电解质紊乱，因此脑出血患者血液检查应重点关注白细胞、电解质情况，另外由于该患者脑出血与高血压有关，因此还应关注心脑血管疾病的危险指标——同型半胱氨酸的值。

4. 脑出血患者病情观察要点及病情变化的判断依据　脑出血患者因会引起颅内压增高甚至脑疝，同时血肿压迫脑组织会造成相应功能的丧失，因此应重点观察患者意识、瞳孔、生命体征、肢体偏瘫的程度（肌力）、有无头痛呕吐等颅内压增高的症状，有无癫痫、应激性溃疡等并发症。如果出现意识进行性障碍及血压进行性上升，应警惕颅内压持续增高而引发脑疝。本节患者入院后第 1 小时测得的血压比入院时低，可能是硝酸甘油暂时起到了降压作用，但第 2 小时和第 3 小时的血压又持续上升，一方面应警惕再次发生出血，另一方面也应警惕颅内压增高引发脑疝，同时应汇报医生给予调整硝酸甘油的泵入速度。

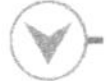

【课后作业】

拓展阅读：脑出血、脑卒中相关的诊疗、康复的指南等，如《中国脑出血诊治指南（2014）》《中国脑卒中康复治疗指南（2011 完全版）》。

第三节　术前准备与护理

【学习目标】

1. 理解

（1）脑疝的识别及应对策略。

（2）急诊手术术前准备内容。

2. 应用

（1）能为该患者进行术前准备并做好迎接患者回室的准备。

（2）能进行术前健康教育，同时有效安抚患者焦虑情绪。

（3）能与手术室接诊人员顺利进行交接。

课前学习清单

1. 脑疝常见类型及特点。
2. 脑疝的识别及发生脑疝时的应对。
3. 急诊手术术前准备与择期手术术前准备的区别。
4. 急诊手术患者和（或）家属的术前指导内容和方法。
5. 患者家属焦虑情绪的疏导。

6. 与手术室接诊人员的交接。

7. 模拟术前健康教育、家属情绪安抚、与手术室接诊人员交接等场景。

一、案例情境

第 2d 患者血压居高不下,意识由清醒逐渐转为模糊,急诊复查头颅 CT 显示颅内出血增多,医嘱拟急诊在全麻下行“颅内血肿清除术”。

护士立即为患者进行术前准备,期间患者家属反复询问患者是不是很危险,会不会再也醒不来,护士耐心给予疏导后家属稍微缓解紧张的情绪。手术室接诊人员按时接走患者去手术室进行手术。

二、课堂学习流程

1. 角色扮演　根据场景可分别设置患者、家属、责任护士、手术室人员等角色,模拟以下场景。

(1)接到急诊手术医嘱后立即为患者进行术前准备。

(2)对患者家属进行术前健康教育,同时针对家属焦虑情绪给予安抚。

(3)手术室人员接患者,责任护士与手术室人员做好交接,并完成交接记录单。

(4)患者去手术室后,责任护士继续进行患者返室后的准备,以迎接术后患者回室。

2. 小组讨论

(1)讨论角色扮演中出现的不足,解决产生的疑问。

(2)讨论课前学习清单的内容,并将其注入案例中进行分析。

3. 模拟练习　3~4 人一小组,练习术前宣教、情绪安抚、与手术室人员交接等。

4. 总结反馈

(1)学生进行自评和互评。

(2)教师就角色扮演、课前学习的效果、模拟练习等进行反馈。

三、案例学习导引

(一) 案例分析思路

1. 根据“患者血压居高不下,意识由清醒逐渐转为模糊,急查 CT 颅内出血增多”等信息,可以判断该患者发生脑疝的可能性非常大,进一步联系以往所学内容可回顾脑疝的常见类型有哪些,各有什么特点,并重点分析护士如何通过病情观察及时作出判断和相应的处理。

2. 根据“医嘱拟急诊在全麻下行‘颅内血肿清除术’,护士立即为患者进行术前准备”,可以思考如何为急诊手术患者进行术前准备,急诊手术与择期手术术前准备有什么区别。

3. 根据“患者家属反复询问……”,可以思考该如何应对家属的这种反应,如何进行有效的疏导。

4. 手术室人员接患者时,责任护士应做好哪些准备,如何跟手术室人员进行交接。

(二) 案例学习注意事项

1. 本节涉及患者急诊手术,急诊手术因其特殊性,术前准备与择期手术有所区别,应注意该患者急诊手术重在抢救生命，可以思考哪些是必须要做的准备，哪些可以从简，通过这一内容的思考和实践，体验实际工作的灵活机动，从而更进一步意识到临床评判性思维的重要性。

2. 本节涉及较多的沟通环节，虽然通过前两节的学习，对收集资料、日常健康教育等方面的沟通有一定的心得和体会，但本节给家属进行情绪安抚有一定的挑战性，应多换位思考，可以让扮演家属的同学进行内心感受的分享，也可以轮流扮演患者家属，融入角色中体会家属焦虑的心情和无奈的感受，换位思考家属最关心的事情，把握沟通过程中尽量以患方角度为出发点的原则，给予家属安慰。

（三）学习清单问题解析

1. 脑疝的常见类型及特点　临床常见的脑疝有小脑幕切迹疝和枕骨大孔疝，均是颅内压增高的结果。在脑疝发生前均有颅内压增高的典型表现，如头痛加剧、剧烈呕吐、血压进行性上升、患者烦躁不安等。

（1）小脑幕切迹疝：是颞叶的海马回和钩回在压力作用下经小脑幕切迹由幕上向幕下发生的移位，移位过程中会压迫动眼神经、大脑脚等颅内组织，因此小脑幕切迹疝除了有颅内压增高的表现外还会出现瞳孔的变化、意识进行性障碍、对侧肢体偏瘫等典型表现，临床表现随着脑疝的发展而逐渐加重。

（2）枕骨大孔疝：是小脑扁桃体及延髓向枕骨大孔方向发生的移位，因为涉及生命中枢，因此相较于小脑幕切迹疝更加凶险，具体表现在发展过程不明显，患者可在用力、挣扎等诱因下由清醒状态直接发生心跳呼吸停止而后意识丧失。

2. 脑疝的识别及发生脑疝时的应对　为及时发现脑疝并进行有效的抢救，应密切观察患者的生命体征、瞳孔和意识，如果血压有进行性上升的趋势，提示颅内压增高，此时应结合观察意识是否有改变、瞳孔是否有变化来警惕脑疝的发生。意识的观察可以通过意识障碍分级法（表 7-3）或 GCS 评分法（表 7-4）来进行判断，瞳孔对光反射后如果由原先的等大等圆变化为不等大，则可立即判断为小脑幕切迹疝，此时需立即汇报医生，并迅速给予甘露醇脱水治疗，给予吸氧，保持呼吸道通畅，同时应有进行术前准备的意识，以备患者需急诊手术。应注意的是病情观察中生命体征、意识、瞳孔的观察均是连续动态的观察，仅某一次的观察结果临床意义不大。

如果患者突然出现呼吸、心跳停止，则应立刻施行心肺复苏术，同时嘱咐身边其他人员通知医生，不应为寻找医生或准备其他用物而耽误抢救的时机，其他医护人员可协助打电话请麻醉科插管、准备呼吸机。

表 7-3　意识障碍分级法

意识状态	语言刺激反应	疼痛刺激反应	生理反应	大小便能否自理	能否配合检查
清醒	灵敏	灵敏	正常	能	能
模糊	迟钝	不灵敏	正常	有时不能	尚能
浅昏迷	无	迟钝	正常	不能	不能
昏迷	无	无防御	减弱	不能	不能
深昏迷	无	无	无	不能	不能

表 7-4　GCS 评分法

睁眼(eye opening,E)	语言(best verbal response,V)	运动(best motor response,M)
4 自发睁眼	5 正常交谈	6 按吩咐动作
3 语言刺激睁眼	4 言语错乱	5 对疼痛刺激能定位
2 疼痛刺激睁眼	3 只能说出不适当的单词	4 对疼痛刺激回缩反应
1 无睁眼	2 只能发音	3 对疼痛刺激异常屈曲(去皮层状态)
	1 无发音	2 对疼痛刺激异常伸展(去脑状态)
		1 无反应

注:1. 意识障碍程度以 E、V、M 三者分数总和来评估,总分 15 分,得分值越高,提示意识状态越好,8 分以下为昏迷,3 分多提示脑死亡或预后极差。

2. 轻度意识障碍:13～14 分;中度意识障碍:9～12 分;重度意识障碍:3～8 分

3. 急诊手术与择期手术术前准备有何不同　急诊手术与择期手术的术前准备原则上应一致,但由于急诊手术首要任务是抢救生命,因此有些项目的要求可以适当放宽或暂不执行,如术前沐浴更衣、床上活动的指导、术后体位的训练等,也可以等患者去手术室后再对家属进行指导。

该患者急诊手术前必须要执行的项目有:备皮(剃头)、禁食禁饮(患者入院时已执行)、急诊配血备血、遵医嘱给予术前用药,急诊查血生化、凝血功能、心电图、床边胸片等。去手术室前取下患者身上金属物品及贵重物品如眼镜、手表、首饰等交由家属保管,若有义齿,请家属协助取下,以免术中脱落引起意外发生。患者去手术室后应做好迎接患者回室的准备:①铺麻醉床。②备好心电监护仪,检查呼叫系统、供氧管道、负压吸引管道是否完好通畅。无中心供氧和中心吸引装置的要准备吸引器,氧气筒。③准备其他物品,如护理车、输液架,必要时准备胃肠减压器、呼吸机。天气寒冷时按需要准备热水袋、毛毯等。

4. 如何对急诊手术患者和(或)家属进行术前健康教育　参考择期手术的宣教内容(见附录 19),但宣教对象以家属为主,宣教时间酌情安排,手术前必需完成的项目在术前准备时宣教,非必需项目可以等患者去手术室后再进行宣教。

5. 患者家属焦虑情绪的疏导　建议应抓住家属最关心的问题,并遵循从患方角度出发的原则进行疏导。目前家属最关心的是患者预后的问题,可以参考医疗风险沟通的七个步骤进行,当然,责任护士不一定完全按照此步骤进行,关键在于建立信任,让家属有寻求帮助的渠道,并感觉能获得支持。告诉医生患者家属的顾虑,以便于医生在术前家属谈话时给予适当的解释。

6. 与手术室接诊人员的交接　参考附录 8 手术患者核对、交接记录单的内容进行交接,可以按照一定的顺序进行以避免漏掉交接项目。

【课后作业】

以小组为单位,设计术前术后的交接记录单,通过即时通讯工具(如微信群、QQ 群)或课程网络平台进行讨论,确定一份最终版用于第四节的术后回室交接。

第四节　术后护理

【学习目标】

1. 理解

(1)基底节脑出血术后护理评估内容及护理要点。

(2)偏瘫、失语与基底节脑出血的关系。

2. 应用

(1)能安全、节力地将患者从平车转移至病床,并与手术室人员做好交接。

(2)能有计划地为患者及家属进行健康指导。

课前学习清单

1. 患者术毕回室时责任护士与手术室人员的床边交接。
2. 手术患者搬运安全注意事项。
3. 基底节脑出血术后患者护理评估的内容。
4. 该患者目前主要的护理问题及护理措施。
5. 患者偏瘫肢体早期康复护理要点。
6. 患者清醒后的语言功能训练。
7. 该患者或(和)其家属的健康指导。
8. 模拟搬运患者、床边交接、健康指导等场景。

一、案例情境

患者在全麻下行“颅内血肿清除术+去骨瓣减压术”,手术顺利,术中吸除血肿 50ml,输血浆 420ml。手术完毕由手术室人员送回病房,回室时患者意识不清,双侧瞳孔等大等圆,对光反射良好,心电监护显示 HR 91 次/min,R 20 次/min,BP 134/89mmHg,$SPO_2$98%,头部伤口敷料包扎完整,硬膜外引流管、胃肠减压管、留置尿管、输液管各一根,在位通畅。患者回室后给予氧气 4L/min 吸入,医嘱给予脱水、降压、抗感染、营养脑神经、促苏醒、对症支持等治疗。

术后第 3d,患者意识逐渐转醒,GCS 评分 13 分,双侧瞳孔等大等圆,对光反射良好,T 39.8℃,心电监护显示 HR 88 次/min,R 20 次/min,BP 135/85mmHg,$SPO_2$98%,吞咽无呛咳,但有运动性失语,右侧肌力 0 级,左侧肌力 5 级;Braden 评分 13 分,深静脉血栓(deep venous thrombosis,DVT)Autar 评分 18 分。

二、课堂学习流程

1. 角色扮演　根据场景可分别设置患者、家属、责任护士、手术室人员等角色,模拟以下场景。

(1)患者以平车运送回室,将患者由平车搬运至病床。

(2)责任护士接诊患者,与手术室送诊人员进行交接,完成交接记录单。

(3)责任护士对患者及家属进行健康指导。

2. 小组讨论

(1)讨论角色扮演中出现的不足,解决产生的疑问。

(2)讨论课前学习清单的内容,并将其注入案例中进行分析。

3. 模拟练习　3~4人一小组,练习搬运、交接、健康指导、心电监护仪的使用等。

4. 总结反馈

(1)学生进行自评和互评。

(2)教师就角色扮演、课前学习的效果、模拟练习等进行反馈。

三、案例学习导引

(一)案例分析思路

1. 根据“术毕由手术室人员送回病房,床边交接……”,思考手术后患者床边交接的要点,以及患者回室后搬运的注意事项。

2. 根据案例中描述的术后情况,思考脑出血患者术后护理评估的内容。

3. 根据术后第3天的情况,思考患者目前主要的护理问题及护理措施。

4. 根据“右侧肌力0级”,思考偏瘫肢体早期康复护理要点。

5. 根据“有运动性失语”,思考患者清醒后的语言功能训练。

6. 根据“Braden评分13分,DVT评分18分”,思考患者护理中的注意点。

7. 由于患者偏瘫,有运动性失语,日常生活将受到影响,思考该如何对患者及家属进行健康指导。

(二)案例学习注意事项

1. 本节为患者术后回室及以后的情况,将患者由平车转移到病床时涉及患者安全问题,应思考需在哪些方面确保患者安全,以及在确保安全的前提下如何尽量省力方便地将患者转移到病床上。

2. 案例中描述的吞咽、失语、肌力等情况均与该患者基底节脑出血有关,此处与第一节内容有所呼应,应联系基底节脑出血分析需要评估吞咽功能、语言功能、肌力情况的原因,以及总结该患者术后评估的内容,并可结合第一节课后拓展学习基底节脑出血与其他类型脑出血的异同点,以能更好地掌握各型脑出血的鉴别和评估护理要点。

3. 评估该患者时进行Braden评分和DVT评分主要是考虑到患者肢体偏瘫导致活动不便,长期卧床容易导致压疮和下肢深静脉血栓等问题,应思考在什么情况下需要评估Braden评分和DVT评分,以及这两个评分的结果对进一步的护理措施有什么指导意义。

4. 本节除了需要熟悉患者交接和健康指导的理论内容,在实践时需考虑到沟通对方的专业背景,对语言的理解和接受程度,例如在面对专业人员时可使用术语体现专业性,而面对患者及家属时则应尽量使用通俗易懂的语言,且应确认所指导的内容被患者和(或)家属准确、无歧义的接受。

（三）学习清单问题解析

1. 患者术后回室床边交接要点 参考附录8手术患者核对、交接记录单的内容进行交接，除按照一定顺序进行以避免漏掉交接项目外，还需重点关注角色扮演过程中各交接项目不能仅停留在口头的交接，交接双方应配合完成各交接项目的落实，如应实地测量生命体征，检查导管是否通畅、皮肤是否完整等。

2. 手术患者搬运安全注意事项（参见第六章第四节）。

3. 基底节脑出血术后患者护理评估的内容 建议可以从以下方面进行评估：

（1）术中情况：手术方式，麻醉方式，术中生命体征，有无异常情况，术中出血，补液、输血情况。

（2）身体评估：患者生命体征，意识状态，瞳孔，肌力，皮肤完整性，活动情况，有无头痛、偏瘫、失语等。

（3）伤口引流评估：伤口敷料是否干燥，有无渗血、渗液，包扎松紧度是否合适，是否有引流管，引流液的颜色、性状、引流量，尿管是否在位通畅，输液管是否通畅。

（4）并发症及其他：患者有无颅内压增高、癫痫、肺部感染等，是否焦虑，有无康复知识需求等。

4. 该患者目前主要的护理问题及护理措施

（1）主要护理问题参考

1）潜在并发症：基底节再出血。

2）体温过高 与基底节出血影响体温中枢调节导致中枢性高热有关。

3）自理能力缺陷 与基底节出血导致偏瘫、失语有关。

4）潜在并发症：深静脉血栓、压疮、肺部感染。

（2）护理措施参考

1）体位安置：患者取平卧位时，头偏向一侧，床头抬高30°，病情平稳后可取半卧位。健侧卧位时，健侧肢体处于自由位，患侧上下肢均用枕头垫起，肩部前伸，肘、腕、指各关节均伸展，下肢屈髋屈膝；患侧卧位时，患侧上肢平伸外展，肩部拉出，手心朝上，下肢髋关节伸展，膝关节微屈，健侧上肢自由位，下肢屈髋屈膝跨过患肢放于枕头上。

2）防止颅内压增高：①遵医嘱按时、快速输注甘露醇；②密切监测患者生命体征、瞳孔、意识、血氧饱和度等，同时观察患者有无头痛、恶心、呕吐症状；③遵医嘱使用降压药物，控制血压在140/90mmHg以下；④注意保暖，防止感冒咳嗽；⑤保持大便通畅，避免用力排便；⑥识别颅内压增高的早期表现，如头痛加重、恶心、呕吐、烦躁不安、瞳孔对光反应迟钝、血压进行性上升等，并及时给予处理。

3）高热护理：①定时监测体温，并及时给予温水擦浴等物理降温措施，尽量使皮肤温度降至37℃以下，同时注意手足保暖，促进散热；②遵医嘱使用降温药物，必要时采用冬眠低温疗法；③观察尿液的颜色及量，尿液颜色加深、量较少时可适当增加入水量。

4）协助做好生活护理：①患者右侧肢体偏瘫，日常生活需要给予协助；②协助饮食时将患者头和身体偏向健侧，防止引起呛咳，喂食时速度不宜过快，每口量不要太大，喂食完给予轻拍背部；③定时给予翻身拍背，避免局部组织长时间受压，保持皮肤及床铺的整洁干燥，受压部位翻身时可给予适当按摩。

5）预防并发症：①及时进行Braden评分（表7-5），做好压疮风险的评估，同时保持床单位清洁、干燥、无异物，根据 Braden 评分结果按时协助患者翻身；②及时进行深静脉血栓(DVT)评分(表 5-2)，评估深静脉血栓发生的风险，制订运动计划，每天按计划协助患者进行下肢功能锻炼，条件允许时可进行气压泵治疗；③保持呼吸道通畅，定时给予雾化、翻身拍背，必要时吸痰，及时清除呼吸道分泌物，防止肺部感染发生。

表 7-5　Braden 评分量表

评分内容	评分标准				评分
	1 分	2 分	3 分	4 分	
感知能力	完全受限	大部分受限	轻度受限	无损害	
潮湿程度	持续潮湿	常常潮湿	偶尔潮湿	罕见潮湿	
活动能力	卧床	坐椅子	偶尔步行	经常步行	
移动能力	完全受限	非常受限	轻微受限	不受限	
营养摄取能力	非常差	可能不足	充足	丰富	
摩擦力和剪切力	存在问题	潜在问题	不存在问题		

5. 患者偏瘫肢体早期康复护理要点

(1)偏瘫肢体良肢摆放，具体参见护理措施体位安置。

(2)肢体进行功能锻炼，健侧肢体进行主动活动，患侧肢体大关节及肌肉进行被动活动。

(3)可用 37℃左右的热水泡脚，但不宜过烫，且偏瘫肢体禁用热水袋。

(4)日常物品尽量放在患侧，与患者交流时也尽量站在患侧，鼓励和指导患者多触摸和使用患侧肢体。

(5)预防深静脉血栓，必要时可给予气压泵治疗。

6. 患者清醒后的语言功能训练

(1)患者因失语导致日常交流有困难，可提供写字板进行交流，鼓励患者的主动性和积极性。

(2)患者清醒后即可以进行语言功能训练，从拼音字母开始，按“元音字母-辅音字母-字-词-句子”的顺序逐渐过渡。

(3)鼓励患者多发音，如可用简单的“是”或“不是”代替点头或摇头，用口语代替肢体语言，逐渐树立患者康复的信心。

7. 该患者或(和)其家属的健康教育可以考虑从以下方面进行

(1)如何控制血压。

(2)如何对残障肢体进行康复锻炼。

(3)饮食指导。

(4)相关残障功能的健康指导。

【课后作业】

整理回顾第七章案例，完成第七章的案例思维导图。

(朱姝芹)

第八章

上尿路结石患者的护理

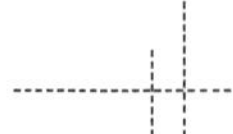

案例简介

王先生,57岁,因"输尿管镜碎石取石术后,双侧腰部酸痛不适两个月余,食欲缺乏伴恶心、呕吐一周",拟诊"双肾积水,双侧输尿管结石,经输尿管镜碎石取石术后"收住泌尿外科。入院后请肾内科会诊,诊断为急性肾损伤,行急诊无肝素血液透析,血清肌酐、尿素氮、血钾降低后,在局麻CT引导下行双侧肾穿刺造瘘术,引流尿液,减缓肾功能损害。经一周对症治疗后,符合手术指征,在全麻下行"经输尿管镜双侧输尿管扩张术+双侧输尿管碎石取石术",手术顺利。术后第2天肾出血,积极治疗后出血停止。术后第6天拔除肾穿刺造瘘管,康复出院。嘱患者术后4周回院复查,拔除双"J"管。

第一节　入院接诊与护理评估

【学习目标】

1. 识记

(1)泌尿系统的解剖结构。

(2)上尿路结石的概念。

2. 理解　上尿路结石的病因、临床表现、处理原则。

3. 应用

(1)能根据患者情况接诊并予以妥善安置。

(2)能为患者做入院介绍。

(3)能运用良好沟通交流技巧和身体评估的方法收集患者疾病相关资料。

课前学习清单

1. 上尿路结石的概念。
2. 上尿路结石的病因。
3. 上尿路结石的临床表现。

4. 上尿路结石的处理原则。
5. 新入院患者的接诊、安置。
6. 新入院患者的入院介绍。
7. 上尿路结石患者入院评估的要点。
8. 模拟接诊、安置新患者、入院介绍、入院评估等。

一、案例情境

患者，王先生，57岁，已婚，锅炉房工人，汉族。江苏徐州人，初中文化程度。因“输尿管镜碎石取石术后，双侧腰部酸痛不适两个月余，食欲缺乏伴恶心、呕吐一周”，拟诊“双肾积水，双侧输尿管结石，经输尿管镜碎石取石术后”收住泌尿外科。

（一）病史评估

患者体检时发现双侧输尿管结石两年余，在当地医院行经输尿管镜碎石取石术，术后两个月出现无明显诱因的双侧腰部酸痛不适，食欲缺乏伴恶心、呕吐一周，呕吐物为胃内容物，量少。复查B超示双侧输尿管残石伴梗阻、双肾积水，来医院进一步诊治。患者甲状旁腺功能亢进五年余，未治疗。否认“高血压、糖尿病、冠心病”等慢性病史，否认“肝炎、结核、伤寒”等传染病史，否认重大外伤史，否认输血史，否认食物药物过敏史，无家族性遗传病史。患者是锅炉房工人，平时出汗较多，饮水少。生活自理，喜食荤菜、菠菜，近一周食欲差。睡眠每晚7小时左右，有午睡习惯。大便正常，小便较平时量明显减少，前一天24小时尿量为350ml。无烟酒嗜好。患者担心自己的病较重，预后差。有医保，能配合治疗。老伴和女儿陪同来院，关心患者。

（二）身体评估

T 37.2℃，P 86次/min，R 20次/min，BP 159/101mmHg，身高172cm，体重72kg。患者神志清，精神萎靡，步入病房，查体合作。眼睑、颜面部及双下肢凹陷性水肿。腹部膨隆，移动性浊音阳性，肾区有叩击痛。心、肺体检未见异常。全身皮肤完整无压疮。

（三）实验室及其他检查

血生化：血清肌酐1 218μmol/L、尿素氮24.6mmol/L、血钠142mmol/L、血钾6.0mmol/L。心电图：T波高尖。全腹CT示：双肾积水，双侧输尿管结石伴梗阻。

二、课堂学习流程

1. 角色扮演　根据场景分别设置患者、家属、办公护士、责任护士等角色，模拟以下场景。

（1）办公护士接到新患者入院电话通知后，根据患者情况通知相关人员，责任护士安置患者，对患者及家属进行入院介绍。

（2）责任护士对患者进行入院评估。

2. 小组讨论

（1）讨论角色扮演中出现的不足，解决产生的疑问。

（2）对收集的资料进行整理、汇报，讨论该患者目前存在的主要问题及诊断依据。

（3）讨论课前学习清单的内容，并将其注入案例中进行分析。

3. 模拟练习　3~4 人一小组，练习接诊、安置患者、入院介绍、病史评估、身体评估等内容。

4. 总结反馈

(1)学生进行自评和互评。

(2)教师就角色扮演、小组讨论和模拟练习情况进行反馈。

三、案例学习导引

(一) 案例分析思路

1. 根据患者"锅炉房工人"、"甲状旁腺功能亢进 5 年余"和"喜食荤菜、菠菜"等信息，可以思考尿路结石形成的病因及如何针对病因进行健康教育，预防结石复发。

2. 根据患者"食欲缺乏伴恶心、呕吐一周"、"小便较平时量明显减少，前一天 24 小时尿量为 350ml"、查体"眼睑、颜面部及双下肢凹陷性水肿。腹部膨隆，移动性浊音阳性"，结合辅助检查结果"血清肌酐 1 218μmol/L、尿素氮 24. 6mmol/L、血钠 142mmol/L、血钾 6. 0mmol/L"、"全腹 CT 示：双肾积水，双侧输尿管结石伴梗阻"，可推断患者输尿管镜碎石取石术后可能因结石排出不畅导致了双侧输尿管梗阻、双肾积水，进而继发急性肾损伤，由此可以思考上尿路结石的临床表现及辅助检查。

3. 根据患者"行经输尿管镜碎石取石术"，可思考上尿路结石的处理原则。

4. 根据该患者目前的情况思考病房护士接诊该患者应做好哪些准备，责任护士如何通过病史评估、身体评估收集资料；如何通过对资料的分析判断该患者目前存在的问题及如何帮助患者解决问题。

(二) 案例学习注意事项

1. 泌尿系统结石又称尿石症，是泌尿外科常见疾病之一，临床上以上尿路结石多见。该患者在输尿管镜碎石取石术后可能因结石排出不畅导致了双侧输尿管梗阻、双肾积水，进而继发急性肾损伤。案例较为复杂，需要耐心分析。

2. 新入院患者病情有轻重缓急，办公护士接到门、急诊入院电话后应简单询问患者基本情况，以便妥善安排床位。危重患者安排给高年资护士分管，并通知其做好充分的接诊准备。该患者病情较严重，应该先安置患者床上休息、通知医生接诊等，再请患者家属到护士站办理相关手续。

3. 该患者病情较重，评估的时间不宜过长，身体评估应结合上尿路结石和肾衰竭有重点地进行；可以与医生一起评估，再补充询问与护理有关的资料，也可以通过翻阅既往病历、询问家属收集资料，以减轻患者疲劳。

4. 在汇报病史时要把收集到的资料加以梳理，按照病史、身体评估、实验室及相关检查资料的顺序汇报，重点汇报阳性表现。

5. 接诊安置患者、入院介绍、病史评估、身体评估等实践性较强，需要反复多次练习方能熟悉，学生课前应预先进行学习和模拟，以便课堂角色扮演环节能重点针对问题进行讨论和解决；课上应充分利用模拟训练的时间进行练习，以便能较熟练地进行实践。在角色扮演过程中，除掌握评估内容与方法外，还应注重沟通交流技巧、人文关怀，根据患者个体情况灵活应变等。

(三) 学习清单问题解析

1. 上尿路结石的概念　按泌尿系统结石所在的部位分为上尿路结石和下尿路结石，上尿路结石指肾结石和输尿管结石，下尿路结石包括膀胱结石和尿道结石。临床以上尿路结石多见，多为单侧，双侧占约10%。该患者是双侧输尿管结石。

2. 上尿路结石的病因 影响结石形成的因素很多，年龄、性别、种族、遗传、环境因素、饮食习惯和职业等对结石的形成影响很大。身体的代谢异常、尿路梗阻、感染、异物和药物使用是结石形成的常见病因。该患者结石的形成可能与下列因素相关：①锅炉房工人。平时出汗多，饮水少，尿液浓缩，使尿中盐类和有机物质的浓度增高，促使结石形成。②甲状旁腺功能亢进。导致高钙尿，而大部分尿路结石含钙。③喜食荤菜。摄入动物蛋白过多，高蛋白饮食导致高钙尿。④喜食菠菜。草酸摄入过多，易形成草酸钙结石。⑤输尿管结石导致的尿路梗阻。可引起尿液淤滞，促使结石增大。分析结石形成的原因是为了在健康教育时给予患者指导，预防结石的形成与复发。

3. 上尿路结石的临床表现

(1)症状

1)疼痛：患者多有肾区疼痛，疼痛程度取决于结石大小和位置。结石大、移动小的肾盂肾盏结石可无明显临床症状，活动后可引起上腹和腰部钝痛或隐痛。肾内小结石与输尿管结石可引起肾绞痛，常见于结石活动并引起输尿管梗阻的情况。肾绞痛的典型表现为突发性严重疼痛，多在深夜至凌晨发作，可使人从熟睡中痛醒，剧烈难受。疼痛位于腰部或上腹部，沿输尿管放射至同侧腹股沟，甚至涉及同侧睾丸或阴唇。疼痛持续数分钟至数小时不等。发作时患者精神恐惧，坐卧不安，疼痛严重时可伴恶心、呕吐、面色苍白、冷汗，甚至休克。

2)血尿：多为镜下血尿，少数为肉眼血尿。有时活动后出现镜下血尿是上尿路结石的唯一症状。

3)膀胱刺激症状：结石伴感染或输尿管膀胱壁段结石时，可有尿频、尿急、尿痛。

4)排石：少数患者可自行排出细小结石，是尿石症的有力证据。

5)感染和梗阻：结石继发急性肾盂肾炎或肾积脓时，可有发热、畏寒等全身症状。双侧上尿路完全梗阻时可导致无尿，甚至出现尿毒症。

(2)体征：患侧肾区可有轻度叩击痛。结石所致梗阻引起肾积水时，可在上腹部触到增大的肾脏。

该患者体检时发现双侧输尿管结石2年余，在当地医院行经输尿管镜碎石取石术，术后排石不畅引起双肾积水，出现双侧腰部酸痛不适的症状，查体肾区有叩击痛。肾积水又引起急性肾功能损伤，患者出现食欲缺乏伴恶心、呕吐，尿量明显减少，眼睑、颜面部及双下肢凹陷性水肿，腹部移动性浊音阳性等临床表现，血清肌酐、尿素氮、血钾明显升高。

4. 上尿路结石的处理原则

(1)病因治疗：如切除甲状旁腺瘤、解除尿路梗阻可防止结石复发。

(2)非手术治疗：适用于结石直径<0.6cm、表面光滑、无尿路梗阻、无感染的纯尿酸或胱氨酸结石患者。直径<0.4cm，表面光滑的结石，90%能自行排出。①水化疗法：每天饮水2 500~3 000ml，保持每天尿量在2 000ml以上；②药物治疗：药物溶石，中药和针灸，控制感染和解痉镇痛。

(3)手术治疗：①体外冲击波碎石；②内镜取石或碎石术，包括经皮肾镜取石或碎石术、输尿管镜取石或碎石术和腹腔镜输尿管取石；③开放手术。

该患者之前采用的是经输尿管镜碎石取石术。

5. 新入院患者的接诊、安置

(1)接诊前准备好床单元(包括送病员服等)，通知工人送开水。

(2)办公护士根据患者病情妥善安排床位，危重者安排在离护士站较近的床位，由N2能级以上护士分管。通知责任护士和管床医生。帮助测身高、体重(病情允许的前提下，注意安全)。

(3)责任护士妥善安置患者：因患者双下肢水肿、营养摄入不足、卧床时间长，有压疮风险，宜先上气垫床再扶患者上床，否则患者已上床后经 Braden 评分发现患者有压疮风险再上气垫床则会给自己和患者增加很多不必要的麻烦。嘱患者卧床休息，指导翻身技巧，拉起床栏。通知医生接诊。

6. 新入院患者入院介绍的内容

(1)向患者及家属讲解信号铃与床栏使用，交代第2天早晨空腹采血、留大小便标本，安全宣教，对症宣教，作息时间，探陪制度等。

(2)带患者及家属(患者病情不能耐受的情况下带领家属)熟悉环境，包括卫生间、护士站、医生办公室、配餐间等。

7. 上尿路结石患者入院评估的要点

(1)健康史：尿路结石的形成与多种因素有关，包括流行病学因素、尿液因素和泌尿系统局部因素。评估健康史时应重点了解有无与结石形成相关的因素，比如患者的年龄、性别、职业、居住地、生活环境、饮食特点及饮水习惯；既往有无结石史，有无代谢和遗传性疾病，有无泌尿系统感染、梗阻性疾病，有无甲状旁腺功能亢进、痛风、肾小管酸中毒病史；是否长期卧床；止痛药物的使用情况等。

(2)身体状况：①局部。评估疼痛的部位和程度，血尿的特点，患者的排尿情况和结石的排出情况。该患者在当地医院行经输尿管镜碎石取石术，结石排出不畅，引起肾积水，出现腰部酸痛不适、少尿等表现。②全身。上尿路结石可能并发感染、梗阻和肾功能损害。因此在全身评估时应结合患者的临床表现和实验室检查，重点评估有无感染、梗阻和肾功能损害的发生。该患者因梗阻造成肾积水，继发了急性肾损伤，属于肾后性肾损伤。

(3)辅助检查：了解实验室检查、影像学检查有无异常发现。该患者B超和CT显示双侧肾积水，双侧输尿管结石。

(4)心理-社会状况：评估患者是否担心预后，是否了解疾病的治疗与预防方法，患者的经济状况及社会支持。该患者担心疾病预后。

(四)入院护理评估的思维导图

上尿路结石的患者入院护理评估的思维导图。

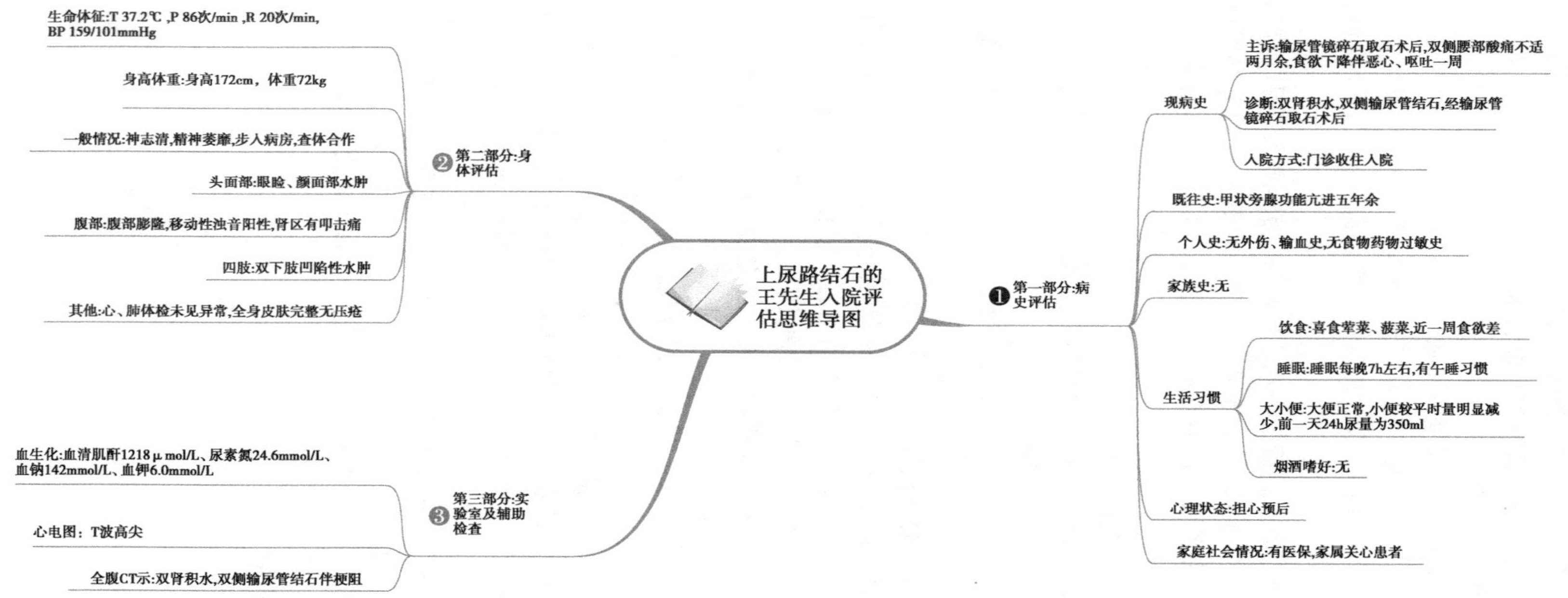

图8-1　王先生入院护理评估的思维导图

【课后作业】

根据收集到的资料,分析该患者目前存在的主要护理诊断/问题,并制订针对性的护理计划。

第二节　透析治疗与护理

【学习目标】

1. 识记　急性肾损伤的概念。
2. 理解
(1) 急性肾损伤的临床表现和治疗要点。
(2) 血液透析的目的及护理。
3. 应用
(1) 能接诊血液透析患者并进行透析宣教。
(2) 能做好中心静脉双腔留置导管的护理。
(3) 能做好无肝素血液透析护理。

课前学习清单

1. 急性肾损伤的概念、临床表现和治疗要点。
2. 血液透析患者的接诊及宣教。
3. 血液透析的目的及护理。
4. 中心静脉双腔留置导管的护理。
5. 无肝素血液透析的目的及护理
6. 模拟血透室接诊患者、中心静脉双腔留置导管的护理等场景。

一、案例情境

患者入院后请肾内科会诊,诊断为急性肾损伤,行急诊血液透析。透析室护士接诊患者,安置指定的透析床位。医生予以右侧股静脉留置导管后,护士遵医嘱行无肝素血液透析治疗。血透净出超为 2 000ml,血透后复查血生化示血清肌酐 486μmol/L、尿素氮 13.6mmol/L、血钠 132mmol/L、血钾 4.8mmol/L。

二、课堂学习流程

1. 角色扮演　根据场景可分别设置患者、家属、责任护士等角色,模拟以下场景。
(1)患者由病房至透析室,责任护士接诊患者并向患者及家属解释无肝素血液透析的目的及治疗期间注意事项。

(2)为患者进行中心静脉双腔留置导管的护理并讲解置管期间的注意事项。

2. 小组讨论

(1)讨论角色扮演中出现的不足,解决产生的疑问。

(2)讨论课前学习清单的内容,并将其注入案例中进行分析。

3. 模拟练习 3~4人一小组,练习接诊患者、中心静脉双腔留置导管的护理等内容。

4. 总结反馈

(1)学生进行自评和互评。

(2)教师就角色扮演、小组讨论、模拟练习等进行反馈。

三、案例学习导引

(一)案例分析思路

1. 根据"患者入院后请肾内科会诊,诊断为急性肾损伤,行急诊血液透析",可以思考急性肾功能损伤的临床表现和治疗要点、血液透析的目的和护理。

2. 根据"透析室护士接诊患者"思考如何接诊透析患者并进行透析宣教。

3. 根据"医生予以右侧股静脉留置导管",可以思考中心静脉双腔留置导管的护理及置管期间的注意事项。

4. 根据"行无肝素血液透析治疗",可以思考行无肝素血液透析治疗的目的和护理。

(二)案例学习注意事项

1. 本节侧重于患者行急诊血液透析改善肾功能的护理。专科性较强,需要课前认真复习相关理论知识才能取得较好的课堂效果。

2. 本节中有较多宣教内容,应结合患者的知识背景、接受能力等以通俗易懂的语言与患者及家属沟通,并请患者及家属复述宣教内容,确保患者及家属听懂、记住,能对照执行。

(三)学习清单问题解析

1. 急性肾损伤的概念、临床表现和治疗要点

(1)概念:急性肾损伤是由各种原因引起的短时间内肾功能急剧减退而出现的临床综合征,主要表现为含氮代谢废物潴留,水、电解质和酸碱平衡紊乱,甚至全身各系统并发症。

(2)临床表现:典型临床症状可分为三期:起始期、维持期和恢复期。

1)起始期:指肾脏受到缺血或肾毒性物质打击,尚未发生明显肾实质损伤的阶段。此阶段可持续数小时至几天,患者无明显症状,若及时采取有效措施常可阻止病情进展,否则随着肾小管上皮细胞发生明显损伤,肾小球滤过率逐渐下降,进入维持期。

2)维持期:又称少尿期。此期肾实质损伤已发生。典型者持续7~14天,也可短至几天或长至4~6周。肾小球滤过率维持在低水平,患者常出现少尿或无尿。部分患者尿量可维持在400ml/d以上,称非少尿型急性肾损伤,其病情大多较轻,预后好。此阶段随着肾功能减退,患者可出现一系列临床表现。①急性肾损伤全身表现。消化系统:食欲缺乏、恶心、呕吐、腹胀、呃逆、腹泻等,严重者可出现消化道出血。呼吸系统:可出现呼吸困难、咳嗽、憋气等症状,主要与容量过多导致的急性肺水肿和感染有关。循环系统:多因尿量减少、水钠潴留出现高血压、心力衰竭和急性肺水肿,如呼吸困难、心悸等;因毒素滞留、电解质紊乱、贫血及酸中毒可引发各种心律失常及心肌病变。神经系统:可出现意识障碍、躁动、谵妄、抽搐、昏迷等尿毒症脑病

症状。血液系统：可出现出血倾向及轻度贫血，表现为皮肤、黏膜、牙龈出血，头晕、乏力等。其他：感染、合并多脏器功能衰竭等。②水、电解质和酸碱平衡紊乱。水过多：见于水摄入量未严格控制、大量输液时，表现为稀释性低钠血症、高血压、心力衰竭、急性肺水肿和脑水肿等。代谢性酸中毒：由于肾小管泌酸和重吸收碳酸氢根下降，酸性代谢产物排出减少，且急性肾损伤常合并高分解代谢状态，使酸性代谢产物明显增多。高钾血症：由于少尿期肾排钾减少、感染、高分解状态、代谢性酸中毒等因素，短时间内可引起严重高钾血症，严重者发生房室传导阻滞、室内传导阻滞、心室颤动或心脏骤停等心律失常。低钠血症：主要由于水潴留引起稀释性低钠血症，或呕吐、腹泻引起钠盐丢失过多。其他：可有低钙、高磷、低氯血症等。

3）恢复期：为肾小管细胞再生、修复，直至肾小管完整性恢复，肾小球滤过率逐渐恢复至正常或接近正常范围的阶段。少尿型患者出现尿量进行性增加，每天尿量可达 3～5L，通常持续 1～3 周，继而逐渐恢复正常。尿量增加数天后血肌酐逐渐下降。与肾小球滤过率相比，肾小管上皮细胞的溶质和水重吸收功能的恢复相对延迟，常 3～6 个月恢复正常。部分患者最终遗留不同程度的肾脏结构和功能损伤。

（3）治疗要点：早期诊断，及时干预，以避免肾脏进一步损伤，维持水、电解质和酸碱平衡，防治并发症及适时肾脏替代治疗。

治疗要点包括以下方面：①尽早纠正可逆的病因。该患者是尿路梗阻引起的肾后性肾衰竭，应及时解除梗阻。②维持体液平衡。每天补液量＝显性失液量+非显性失液量-内生水量。每天大致的进液量可按前一天尿量加 500ml 计算。发热患者只要体重不增加，可适当增加进液量。透析治疗者进液量可适当放宽。③饮食和营养支持。补充营养以维持机体的营养状况和正常代谢，有助于损伤细胞的修复和再生，提高存活率。④纠正高钾血症。最有效的方法为血液透析治疗。⑤纠正代谢性酸中毒。⑥控制感染。⑦急性左心衰的处理。⑧透析治疗。⑨恢复期治疗。

该患者是由于尿路梗阻引起的肾后性急性肾损伤。处于维持期，24 小时尿量<400ml，出现了食欲缺乏、水肿、高钾血症等症状。目前治疗以血液透析为主。

2. 血液透析患者的接诊及宣教

（1）热情接待患者，测血压、称体重，根据患者病情安排合适的床位，介绍责任护士和管床医生。

（2）讲解透析的有关知识，消除患者的恐惧心理，取得患者配合，并签署透析治疗知情同意书。

（3）告知患者需遵守透析的规章制度，进入透析室时需换鞋，治疗期间家属不得进入透析室。

（4）向患者和家属讲解透析时间、方式、中心静脉置管的配合、透析中可能出现的不适症状等，并告知患者透析过程中责任护士均在患者床边，如有不适，可及时反映。

3. 血液透析的目的及护理

（1）血液透析是将患者血液与含一定化学成分的透析液分别引入透析器内半透膜的两侧，根据膜平衡原理，经弥散、对流等作用，达到清除代谢产物及毒性物质，纠正水、电解质及酸碱平衡紊乱的目的。

（2）护理

1）患者评估：①患者的一般情况：生命体征、饮食、体重增长情况、精神状态、有无水肿；②血管通路情况：有无血管通路、血管通路状况；③患者有无出血倾向，凝血功能检查结果，有无进行创伤性检查；④用药情况：特别是降压药、降糖药服用情况。

2)透析前准备:①透析机器完好,自检通过;②透析器和管路正确安装、预冲。

3)透析上机护理:①严格无菌操作,仔细检查透析器和管路安装是否正确、紧密、有无气体,管路各分支是否都夹闭;②遵医嘱正确设置治疗参数,包括超滤量、治疗时间、抗凝剂、机器温度、电导度等;③建立血管通路;④缓慢引血,密切观察患者有无胸闷、心悸等不适,及时处理;⑤进入治疗后再次检查,妥善固定透析管路。

4)透析过程中病情观察:透析过程中严密观察患者的生命体征,透析的各项参数设置、监测指标是否正常,及时处理机器报警,倾听患者主诉,及时发现和处理患者的不适和并发症。

5)透析结束后的护理和健康指导:正确留取血标本并及时送检;血管通路妥善处理;询问患者有无不适,测量生命体征,协助称体重并记录;交代患者透析间期中心静脉双腔留置导管的注意事项;饮食上增加蛋白质的摄入,尿量减少时,限制水、含钾丰富食物的摄入。

4. 中心静脉双腔留置导管的护理

(1)治疗前评估:①治疗环境整洁安静,无污染,无人员走动;②测量患者的生命体征,观察有无与导管有关的病情变化,如发热、感染、血肿等;③观察留置导管局部有无渗血,有无红、肿、热、痛及炎症分泌物,留置导管侧肢体有无肿胀;④检查留置导管是否牢固,缝线有无脱落,导管有无滑脱。

(2)使用时护理:①取适当体位:颈内静脉置管时协助患者取仰卧位,头偏向对侧;股静脉置管时患者取仰卧位,髋关节伸直稍外展、外旋。②颈内静脉置管换药时患者应避免说话,必要时可戴口罩。③以导管入皮肤穿刺点为中心,消毒穿刺点及周围皮肤3遍,消毒范围>10cm×10cm,清除局部血垢和胶布痕迹,穿刺点覆盖无菌纱布。④导管接口处垫纱布和无菌治疗巾,消毒导管口与肝素帽连接处,打开肝素帽(打开肝素帽前确认夹子处于夹闭状态,避免发生空气栓塞),由内而外分别消毒两侧导管口。⑤用5ml注射器分别从导管动、静脉管腔中各抽吸2ml导管内抗凝剂及残血弃去,再用20ml注射器抽吸导管,预测血流量。⑥连接导管透析,松紧适宜,纱布和治疗巾包裹好导管,妥善固定。

(3)使用后护理:①透析结束后,用5ml生理盐水分别冲洗导管动、静脉管腔,按导管容量使用抗凝剂封管,导管夹子夹闭后避免打开;②消毒导管口并加盖无菌肝素帽;③消毒导管穿刺处及周围皮肤,范围>10cm×10cm;④妥善固定,覆盖敷料,标注换药时间及换药者。

(4)置管期间注意事项

1)颈内静脉置管者避免颈部剧烈转动,股静脉置管者卧床休息,更换体位动作要缓慢,避免坐位,避免过度活动。

2)避免导管受压、扭曲、折叠。教育患者养成良好习惯,保持局部干燥、清洁,洗脸、洗头时避免水浸湿敷料处,如有浸湿及时更换,以免发生局部感染。

3)患者如出现发热以及导管局部渗血、渗液,及时就医。

4)血透患者的静脉留置导管,不宜另作他用,包括采血和输液。

5. 无肝素血液透析的目的及护理

(1)无肝素血液透析主要用于:有出血或者高危出血倾向者;拟行手术、有创性检查的患者,不使用抗凝剂,避免引起出血或出血情况加重。

(2)护理

1)透析器和管路予以肝素盐水预冲并密闭循环10~20分钟。

2)评估血管通路,保证充足的血流量,避免因血流量不足造成的凝血。

3)上机前用生理盐水将管路透析器内的肝素盐水冲净。

4)透析过程中每隔15~30分钟用生理盐水100~200ml冲洗管路和透析器,冲洗时注意观察透析器和管路是否有凝血。冲洗的生理盐水在超滤设置中应予以增加。

5)透析过程中严密观察动静脉压力、跨膜压;透析器的颜色、动静脉壶的张力变化;做好回血准备,防止进一步凝血,必要时更换耗材继续透析。

6)透析过程中禁止在循环管路中输血和脂肪乳剂。

【课后作业】

为该血液透析患者制订饮食计划。

第三节　术前准备与护理

【学习目标】

1. 理解

(1)肾造瘘术的目的。

(2)尿石症患者术前病情观察要点。

2. 应用

(1)能做好肾造瘘管护理。

(2)能为经输尿管镜碎石取石术的患者进行术前准备并做好患者术后返室的准备。

(3)能与手术室接诊人员进行术前交接。

课前学习

1. 该患者行肾造瘘术的目的及肾造瘘管的护理。
2. 经输尿管镜碎石取石术的术前准备。
3. 该患者肾穿刺造瘘术后、经输尿管镜碎石取石术前这段时间病情观察的要点。
4. 模拟肾造瘘管护理、术前准备、与手术室接诊人员交接等场景清单。

一、案例情境

血液透析治疗后,患者在局麻CT引导下行双侧肾穿刺造瘘术,24小时双侧肾穿刺造瘘管共引出约2 000ml淡黄色尿液。经1周对症治疗后复查生化示血清肌酐下降至100.3μmol/L、尿素氮3.52mmol/L、血钾4.1mmol/L,符合手术指征,拟于第2天在全麻下行“经输尿管镜双侧输尿管扩张术+双侧输尿管碎石取石术”。责任护士为患者进行术前准备。手术当日晨,手术室接诊人员按时接走患者去手术室手术。

二、课堂学习流程

1. 角色扮演　根据场景可分别设置患者、家属、责任护士、手术室人员等角色，模拟以下场景。

(1)为患者进行肾造瘘管护理。

(2)患者拟第2天在全麻下行“经输尿管镜双侧输尿管扩张术+双侧输尿管碎石取石术”，责任护士为患者进行术前准备。

(3)手术室人员接患者，责任护士与手术室人员做好交接，参照附录8完成交接记录单。

(4)患者接去手术室后，责任护士进行床单元等的准备，以迎接术后患者回室。

2. 小组讨论

(1)讨论角色扮演中出现的不足，解决产生的疑问。

(2)讨论课前学习清单的内容，并将其注入案例中进行分析。

3. 模拟练习　3~4人一小组，练习肾造瘘管护理、术前准备、与手术室人员交接等。

4. 总结反馈

(1)学生进行自评和互评。

(2)教师就角色扮演、小组讨论、模拟练习等进行反馈。

三、案例学习导引

（一）案例分析思路

1. 根据“行双侧肾穿刺造瘘术”，思考该患者行肾造瘘术的目的及如何护理肾造瘘管。

2. 根据“在全麻下行‘经输尿管镜双侧输尿管扩张术+双侧输尿管碎石取石术’”，可以思考如何为该患者进行术前准备。

3. 根据案例可以思考该患者肾穿刺造瘘术后、经输尿管镜碎石取石术前这段时间病情观察的要点有哪些。

（二）案例学习注意事项

1. 本节涉及肾造瘘术、输尿管碎石取石术等手术，课前可通过观看视频等方式了解这些手术过程，以便能更好地做好围手术期护理。

2. 术前准备在多个章节中重复出现，尿石症患者不同的手术方式其术前护理的内容也不尽相同。可进行梳理，总结出各类手术共性的术前准备，及不同手术特殊的准备要求，做到知识的融会贯通、灵活应用。

3. 病情观察是护理工作中十分重要的内容，也是衡量护理质量的重要标志，细致的观察可以及时、系统、全面地发现病情变化，掌握第一手资料，报告医生，得到及时的处理，所以病情观察对于正确诊断与治疗、控制感染、防止病情恶化、及时抢救等方面都具有十分重要的意义。因此，加强病情观察意识，勤观察，多思辨，才能不断提高病情观察能力。

（三）学习清单问题解析

1. 该患者行肾造瘘术的目的及肾造瘘管的护理

(1)目的：肾积水时，尿液继续分泌，一方面，肾盂内的持续高压直接压迫肾实质导致肾实质萎缩，肾功能受损；另一方面肾盂内压力持续升高，使肾小管的压力逐渐增大，并压迫肾小管附近的血管，引起肾组织缺血，导致肾功能丧失。及时手术解除梗阻是最理想的方法，但该患者目前肾功能损害严重，暂时不适合手术，因此先做肾造瘘术，将尿液直接引流出来，以利于肾功能的恢复。待肾功能恢复后，再做手术解除梗阻。

（2）肾造瘘管护理

1）妥善固定：向患者及家属解释置管的目的及妥善保护引流管的重要性，指导患者翻身、活动时动作轻柔，防止牵拉导致管道滑脱。

2）引流管的位置：不得高于造瘘口，以防引流液逆流引起感染。

3）保持引流管通畅：勿压迫、折叠管道。若发现肾造瘘管堵塞，挤捏无效时，可协助医师在无菌操作下冲洗造瘘管。用注射器吸取少量（5～10ml）生理盐水，缓慢注入造瘘管内再缓慢吸出，反复多次，直至管道通畅。在操作过程中切不可过度用力，以免因压力过大造成肾损伤。

4）引流液观察：密切观察引流液的颜色、量、性状，发现有大量鲜红色尿液引出时应及时汇报医生，做好相应处理。

5）拔管：拔管前先夹闭引流管 24～48 小时，观察有无排尿困难、腰腹痛、发热等反应。拔管后 3～4 天内，督促患者每 2～4 小时排尿 1 次，以免膀胱过度充盈。

2. 经输尿管镜碎石取石术的术前准备

（1）心理护理：向患者及家属解释手术治疗的方法与优点，术中的配合要求与注意事项，解除患者的顾虑，使其更好地配合治疗与护理。

（2）控制感染：术前感染的控制是手术安全的保证，对于伴有感染的患者应选用合适的抗生素。

（3）检查凝血功能：应注意患者的凝血功能是否正常，并了解患者近期是否服用阿司匹林、华法林等抗凝药物，如有，应嘱患者停药，待凝血功能正常后再行碎石术。

（4）体位训练：术中患者需取截石位或俯卧位。俯卧位时患者呼吸、循环功能可能受到影响，会有不舒适感，因此术前应指导患者做俯卧体位练习，从俯卧 30 分钟开始，逐渐延长至 2 小时，以提高患者对术中体位的耐受性。

（5）其他术前常规准备参见第五章第三节术前准备内容。

3. 该患者肾穿刺造瘘术后、经输尿管镜碎石取石术前这段时间病情观察的要点

（1）出入量：严格记录 24 小时出入量。向患者和家属讲解做好出入量管理的重要性，出入量的多少是反映治疗效果的重要指标之一，也是医生调整治疗方案的依据。入量包括输入液体量、饮水量、每餐摄入量等，固体食物可用食物含水量表估算；出量包括尿、粪、痰等排泄物的量。指导患者用固定的水杯喝水，用固定的餐具进食，用清洁量杯为患者的水杯和餐具都做好刻度标记。提供便盆、有刻度的尿壶及食物含水量对照表。严密观察患者有无体液过多的表现，如皮下水肿，每天体重增加超过 0.5kg，无失盐时血钠偏低，无感染时心率快、呼吸急促和血压升高等。

（2）生命体征：注意有无感染征象。

（3）电解质和酸碱平衡状况：密切关注患者有无不适主诉和心电图变化，监测患者的血电解质和酸碱平衡状况有无改善。

（4）进食和营养状况：观察患者恶心、呕吐症状有无减轻，了解其食欲，进食种类和数量，计算热量是否充足、蛋白质种类和数量是否合适及水溶性维生素的摄入是否充足等，每天监测体重，监测血清清蛋白、前蛋白、血红蛋白等营养代谢指标。

（5）系统并发症：观察患者有无心力衰竭、感染、尿毒症脑病、出血倾向、消化道出血等并发症。

(6)肾造瘘管的护理。

【课后作业】

在网上查阅泌尿系统结石治疗相资料,熟悉尿路结石常用的治疗方法。

第四节　术后护理

【学习目标】

1. 理解　泌尿系统结石患者留置双“J”管的目的和护理。
2. 应用

(1)能与手术室送诊人员做好交接。

(2)能对肾出血的患者做好急救处理。

(3)能为尿石症患者提供个体化的出院康复指导。

课前学习清单

1. 患者术毕回室时责任护士与手术室人员的床边交接要点。
2. 泌尿系统结石患者留置双“J”管的目的和护理。
3. 肾出血的急救处理。
4. 尿石症患者出院康复指导。
5. 模拟术后床边交接、双“J”管护理、康复指导等场景。

一、案例情境

患者在全麻下行“经输尿管镜双侧输尿管扩张术+双侧输尿管碎石取石术”,术中出血少。手术完毕由手术室人员送回病房,床边交接。患者入室时,神志清楚,鼻导管给氧,心电监护示生命体征平稳,遵医嘱予以常规消炎、补液治疗。术中留置输尿管内双“J”管,留置尿管一根,尿色淡黄。术后第2天下床活动时,双侧肾穿刺造瘘管内出现大量鲜红血液,患者意识淡漠、四肢厥冷,护士立即汇报医生,经止血、夹管、补液等处理后,出血停止。术后第4天拔除留置尿管,术后第6天拔除肾穿刺造瘘管,康复出院。该患者结石标本成分分析以草酸钙结石为主,护士结合结石成分,予以出院康复指导。

二、课堂学习流程

1. 角色扮演　根据场景可分别设置患者、家属、责任护士、手术室护士等角色,模拟以下场景。

(1)责任护士与手术室工作人员进行回室交接并参考附录8填写护理交接单。

(2)术后第2天双侧肾造瘘管内出现大量鲜红血液,患者意识淡漠、四肢厥冷,责任护士对患者进行急救处理。

(3)术后第6天责任护士对患者及家属做出院康复指导。

2. 小组讨论

(1)讨论角色扮演中出现的不足,解决产生的疑问。

(2)讨论课前学习清单的内容,并将其注入案例中进行分析。

3. 模拟练习 3~4人一小组,练习床边交接、肾出血急救处理、出院康复指导等。

4. 总结反馈

(1)学生进行自评和互评。

(2)教师就角色扮演、小组讨论、模拟练习等进行反馈。

三、案例学习导引

(一)案例分析思路

1. 根据"术后安返病房",思考手术后患者床边交接的要点。

2. 根据"术中留置输尿管内双'J'管",思考输尿管结石患者留置双"J"管的目的和护理。

3. 根据"双侧肾穿刺造瘘管内出现大量鲜红血液",思考肾出血的急救处理。

4. 根据"护士予以出院康复指导",思考尿石症康复指导的内容。

(二)案例学习注意事项

1. 本节为患者术后回室及以后的情况,将患者由平车转移到病床时涉及患者安全问题,应思考需在哪些方面确保患者安全,以及在确保安全的前提下如何尽量省力、方便地将患者转移到病床上。

2. 案例中双"J"管护理、尿石症健康教育等内容专科性较强,课前需复习相关理论知识。在为患者进行护理和宣教的过程中,应结合患者病情、知识背景、接受能力等,尽量使用通俗易懂的语言和患者交流,且应确认所指导的内容被患者和(或)家属准确、无歧义地接受。

3. 案例中肾出血的急救处理要求学生不仅有扎实的理论基础,还要做到临危不乱。此外,急救的过程往往需要团队合作完成,学生要有及时请求他人支援和团队合作的意识。

(三)学习清单问题解析

1. 患者术毕回室时责任护士与手术室人员的床边交接要点

(1)术中情况:了解患者手术、麻醉方式与效果,术中出血、补液、输血情况。

(2)护士当场检查患者的生命体征是否平稳、意识是否清醒、伤口敷料及管道情况(肾造瘘管,双"J"管)、皮肤是否完整、目前用药等,并填写交接记录单。

2. 泌尿系结石患者留置双"J"管的目的和护理

(1)目的:碎石术后,输尿管内放置双"J"管,可起到内引流、内支架的作用,还可扩张输尿管,有助于小结石的排出,防止输尿管内"石街"形成。

(2)护理

1)术后指导患者尽早取半卧位,多饮水,勤排尿,勿使膀胱过度充盈而引起尿液反流。

2)鼓励患者早期下床活动,但避免活动不当(如剧烈活动、过度弯腰、突然下蹲等)、防止咳嗽、便秘等增加腹压的动作,以防引起双"J"管滑脱或上下移位。

3）双"J"管一般留置4~6周，经复查腹部超声或X线确定无结石残留后，医生在膀胱镜下取出双"J"管。

3. 肾出血的急救处理

（1）安慰患者，嘱其立即卧床休息，取休克卧位。

（2）立即报告医生处理。

（3）遵医嘱给予吸氧、心电监护。

（4）遵医嘱急诊查血、尿常规。

（5）遵医嘱暂夹闭双侧肾穿刺造瘘管1~3小时，使肾盂内压力增高，达到压迫止血的目的。若出血停止，患者生命体征平稳，重新开放肾造瘘口。

（6）开放静脉通道，遵医嘱给予补液、止血、输血等治疗。

（7）密切观察患者神志、生命体征、末梢循环情况，观察肾造瘘管、尿管引流液的量、色、质；定期复查血、尿常规。

4. 尿石症患者出院康复指导

（1）尿石症的预防：①饮食指导。病情允许的情况下，嘱患者大量饮水，每天2 500~4 000ml，保持每天尿量在2 000ml以上。配合适当的活动，帮助细小的结石排出，并防止新结石的形成。含钙结石者应适当减少牛奶、奶制品、豆制品、巧克力、坚果等含钙量高的食物的摄入；低蛋白饮食，蛋白≤1g/（kg·d）；低钠饮食，氯化钠≤2g/d。限制草酸含量高的食物的摄入，如浓茶、菠菜、番茄、芦笋、花生等。②药物预防。根据结石成分的不同及血、尿钙磷、尿酸、胱氨酸和尿pH值，选择相应药物预防结石发生。草酸盐结石患者可口服维生素B_6以减少草酸盐排出，口服氧化镁可增加尿中草酸盐的溶解度；尿酸结石患者可口服别嘌醇和碳酸氢钠，以抑制结石形成。③特殊性预防。甲状旁腺功能亢进者，应尽早摘除腺瘤或增生组织。长期卧床者应鼓励其多活动，防止骨脱钙，减少尿钙排出。有尿路梗阻、感染、异物等患者应尽早解除相应病因。

该患者是草酸钙结石，每天需要大量饮水，饮食上注意控制钙和草酸的摄入。也可遵医嘱口服维生素B_6以减少草酸盐排出；口服氧化镁可增加尿中草酸盐的溶解度。此外，患者甲状旁腺功能亢进者，应鼓励患者尽早摘除腺瘤或增生组织。

（2）双"J"管的自我观察与护理：①自我护理。避免体力活动强度过大，一般的日常生活活动不需受限。患者带双"J"管出院，期间若出现排尿疼痛、尿频、血尿时，多为双"J"管膀胱端刺激所致，一般经多饮水、减少活动和对症处理后可缓解。嘱患者术后4周回院复查，经B超或腹部摄片复查确定无结石残留后拔除双"J"管。②自我观察。若出现无法缓解的膀胱刺激征、尿中有血块、发热等症状，应及时就诊。

（3）复查：定期行X线或B超检查，观察有无残余结石或结石复发。若出现腰痛、血尿等症状，及时就诊。

【课后作业】

网上查阅文献，根据患者尿路结石成分的不同，制订不同的饮食指导计划。

（张 俊 吕小林）

第九章

糖尿病并发急性冠脉综合征患者的护理

案例简介

李先生，65岁，因“口干、多饮14年伴恶心、呕吐3天”，拟诊“糖尿病酮症酸中毒”收治内分泌科。医生接诊后，医嘱下病重、卧床休息、吸氧、心电监护；予生理盐水、胰岛素、抗生素等补液、降糖、抗感染治疗处理。第3天晚间儿子来院探视，不明原因父子发生口角后，患者情绪激动，主诉胸闷难忍，床边心电图示$V_3 \sim V_5$导联ST段弓背向上抬高0.3mV。请心脏科急会诊后行冠脉造影术，于前降支、右冠状动脉各植入支架1枚，术后安返CCU病房，予拜阿司匹林、低分子肝素、欣维宁、立普妥、美托洛尔等药物治疗。给予糖尿病、冠心病相关健康教育，患者术后第5天顺利出院。

第一节 入院接诊、护理评估与处置

【学习目标】

1. 识记 糖尿病急慢性并发症。
2. 理解

(1)糖尿病酮症酸中毒(DKA)的诱因、特征性表现、诊治要点。

(2)DKA的发病机制。

3. 应用

(1)能根据患者情况接诊、有重点的交接、妥善安置患者。

(2)能运用良好沟通交流技巧和身体评估的方法收集患者疾病相关资料。

(3)能对收集的资料进行分析评判，识别患者的首优问题。

课前学习清单

1. 糖尿病酮症酸中毒(DKA)的诱因。
2. 糖尿病导致DKA的发病机制。
3. DKA的临床特征性表现。
4. DKA的诊断要点。

5. DKA 患者入院交接和入院评估的注意事项。

6. 三人一组模拟迎接新患者、送诊、接诊、病史评估、身体评估等。

一、案例情境

患者,李先生,65 岁,已婚,退休教师,汉族。江苏镇江人,大学文化程度。患者因“口干、多饮 14 年伴恶心、呕吐 3 天”,拟诊“糖尿病酮症酸中毒”由急诊工作人员平车送往内分泌科病房。

(一) 病史评估

患者 14 年前出现口干、多饮、多尿,伴体重下降约 8kg,查空腹血糖为 11mmol/L 左右,诊断为“2 型糖尿病”;口服格列齐特 80mg,bid,未正规监测血糖。于 2012 年开始改为胰岛素治疗:诺和锐 30 早 22U、晚 14U 餐前皮下注射,血糖控制不佳。近 3~4 个月又改用优泌乐 25 早 16U、中 8U、晚 10U 餐前皮下注射,空腹血糖控制在 10mmol/L 左右,餐后血糖在 14mmol/L 左右。患者 5 天前受凉后出现轻微咳嗽、无痰,未予特殊处理。3 天前出现口干、多饮伴恶心、呕吐,呕吐物为胃内容物,伴发热、乏力、纳差,于当地医院就诊,查血糖 17.6mmol/L,予“迪奈、韦迪、甲氧氯普胺”治疗,病情无好转,仍恶心、呕吐,不能进食,来医院急诊。患者有“高血压”病史 8 年,“冠状动脉粥样硬化性心脏病”2 年余。口服波立维 75mg,qd;美托洛尔 25mg,qd;拜阿司匹林 75mg,qn;立普妥 20mg,qn;依姆多 60mg,qd,血压控制在 140/80mmHg 左右。否认“肝炎、结核、伤寒”等传染病史,否认重大外伤史,无输血史,无食物药物过敏史,父亲有糖尿病史。平时生活能自理,饮食规律,以米面为主,一日三餐喜好荤菜,每天进行散步、家务等活动。睡眠每晚 6 小时左右,有午睡习惯;大便每天 1 次,未关注大便颜色;小便每天 7~8 次,尿色清,偶有泡沫。戒酒 3 年,吸烟史 30 年,近两年减至每天 2~3 支。发病以来食欲及睡眠质量均下降。患者性格外向好强,与老伴同住,老伴体健,来院陪同,对患者关心;育有 1 子,与患者关系紧张,较少来探视。患者有城镇职工医保,能配合治疗。

(二) 身体评估

T 39.3℃,P 90 次/min,R 26 次/min,BP 160/80mmHg,身高 163cm,体重 70kg,BMI 26.35kg/m^2。患者神志清,精神萎靡,平车推入病房,查体合作。呼气有烂苹果味,两耳听力下降,全身皮肤黏膜无黄染,完整无压疮。心肺腹体检未见异常。双下肢轻度水肿,四肢肌力正常。

(三) 实验室及其他检查

随机血糖:Hi;尿常规:酮体++++,尿糖++++;血常规:WBC 14.6×10^9/L,中性粒细胞 90.2%;血气分析:pH 7.30;糖化血红蛋白 10.4%。

二、课堂学习流程

1. 角色扮演　根据场景分别设置患者、家属、办公护士、接诊护士、送诊人员等角色,模拟以下场景。

(1)办公护士接到新患者入院电话通知后根据患者情况通知相关人员;责任护士根据患者情况做好迎接新患者入院的准备。

(2)急诊工作人员将患者运送至病房,与病房护士进行交接;责任护士安置患者。

(3)责任护士对新患者进行入院介绍,并采集病史资料。

2. 小组讨论

(1)讨论角色扮演中出现的不足,解决模拟中产生的疑问。

(2)讨论课前学习清单的内容,并将其注入案例中进行分析。

(3)汇报病史采集的资料,整理护理评估的思路。

3. 模拟练习　3~4 人一小组,练习患者病情交接、入院介绍、病史评估、身体评估等内容。

4. 总结反馈

(1)学生进行自评和互评。

(2)教师就角色扮演、病史汇报、护理评估的思路等进行反馈。

三、案例学习导引

(一) 案例分析思路

1. 根据患者"表现为口干、多饮伴恶心、呕吐,乏力、纳差,精神萎靡,呼气有烂苹果味;同时实验室检查结果随机血糖 Hi,尿酮体++++,尿糖++++,血 pH 7.30"可判断患者发生了糖尿病急性并发症酮症酸中毒(DKA),由此可以思考糖尿病酮症酸中毒的临床表现、诊断要点。

2. 根据"患者糖尿病病程 14 年,血糖控制差","5 天前受凉后出现轻微咳嗽、无痰,未予特殊处理",由此可以思考糖尿病酮症酸中毒的诱因和发病机制。

3. 根据患者"糖尿病病程 14 年","现空腹血糖控制在 10mmol/L 左右,餐后血糖 14mmol/L 左右,糖化血红蛋白 10.4%","有高血压病史 8 年","冠状动脉粥样硬化性心脏病 2 年余",可进一步思考该患者存在大血管慢性并发症。

4. 根据患者"未规律监测血糖","平日喜好荤菜","戒酒 3 年,吸烟史 30 年,近两年减至每天 2~3 支","性格外向好强,育有 1 子,与患者关系紧张"推断该患者仍有不良生活习惯,且自我保健意识有待加强,家庭功能存在一定问题。护理过程中应加强糖尿病自我管理重要性的健康教育,争取家庭支持,培养其良好生活习惯。

5. 根据该患者目前的情况思考病房护士接诊糖尿病酮症酸中毒患者应做好哪些准备,责任护士如何通过病史评估、身体评估收集资料;如何通过对资料的分析判断该患者目前存在的问题,可通过哪些护理措施帮助患者解决问题。

(二) 案例学习注意事项

1. 糖尿病急慢性并发症掌握相对有一定的难度,应结合特征性的临床表现、实验室及其他检查结果分析各并发症的类型。如 DKA 特征性的烂苹果味、血糖、血酮、血气、尿酮等结果,通过分析其发病机制达到真正理解,联系到护理评估及病情观察的内容,提高后续专业护理内涵。

2. 患者转运、交接、病史评估、身体评估等实践性较强,需要反复多次练习方能熟悉,课前应预先进行学习和模拟,以便正式课堂环节能重点针对问题进行讨论和解决;课上应充分利用模拟训练的时间进行练习,以便能较熟练地进行实践。

3. DKA 为急症,处置不及时会危及患者生命,因此护理评估的时间不宜过长,要有焦点评估意识,抓住急危评估重点。评估过程中需时刻关注患者的病情变化,先做好抢救落实后再进一步评估专科情况(如糖尿病自我管理等)。

(三) 学习清单问题解析

1. 糖尿病酮症酸中毒的诱因、发病机制

(1)糖尿病酮症酸中毒是由于胰岛素不足或升糖激素不适当升高引起的糖、脂和蛋白代谢严重紊乱综合征。临床以高血糖、高血酮和代谢性酸中毒为主要表现;酮体包括 β-羟丁酸、乙酰乙酸和丙酮。糖尿病加重时,胰岛素绝对缺乏,三大代谢紊乱,不但血糖明显升高,而且脂肪分解增加,脂肪酸在肝脏经 β 氧化产生大量乙酰辅酶 A,由于糖代谢紊乱,草酰乙酸不足，乙酰辅酶A不能进入三羧酸循环氧化供能而缩合成酮体；同时由于蛋白合成减少，分解增加，血中成糖、成酮氨基酸均增加，使血糖、血酮进一步升高。

（2）诱因：急性感染、胰岛素不适当减量或突然中断治疗、饮食不当、胃肠疾病、脑卒中、心肌梗死、创伤、手术、妊娠、分娩、精神刺激等。

2. DKA特征性临床表现及实验室检查要点

（1）多数患者在发生意识障碍前感到疲乏、四肢无力、“三多一少”症状加重；随后出现食欲缺乏、恶心、呕吐，常伴头痛、嗜睡、烦躁、呼吸深快有烂苹果味（丙酮味）。随着病情进一步发展，出现严重失水、尿量减少、皮肤弹性差、眼球下陷、脉搏细数、血压下降、四肢厥冷。晚期各种反射迟钝甚至消失，患者出现昏迷，部分糖尿病患者发病以DKA为首发表现，感染等诱因的表现可被DKA的表现所掩盖。少数表现为腹痛等急腹症表现。

（2）实验室检查：尿糖、尿酮体阳性或强阳性；血酮体增高，多在3.0mmol/L以上；血糖升高，多在16.7～33.3mmol/L以上；血酸碱度：二氧化碳结合力降低，轻者为13.5～18.0mmol/L，重度则<9.0mmol/L，pH<7.35；电解质：血钾早期正常或偏高，治疗后血钾可降低；尿素氮和肌酐可升高；血白细胞总数升高，中性粒细胞比例升高。

3. DKA的诊断要点　在特征性临床表现基础上，主要结合实验室检查结果诊断DKA的发生。需关注的实验室检查结果包括：尿糖、尿酮体阳性或强阳性；血酮体增高，多在3.0mmol/L以上；血糖升高，多在16.7～33.3mmol/L以上；血酸碱度：二氧化碳结合力降低，轻者为13.5～18.0mmol/L，重度则<9.0mmol/L，pH<7.35；电解质：血钾早期正常或偏高，治疗后血钾可降低；尿素氮和肌酐可升高；血白细胞总数升高，中性粒细胞比例升高。

4. DKA患者入院交接和入院评估的注意事项

（1）各岗位人员职责：①办公护士接到患者入院通知的电话后，准备床头卡或维护电子显示屏信息、新病历，通知责任护士准备迎接新患者；患者来院后，打印并帮助佩戴腕带，通知责任护士和管床医生接诊。②责任护士根据情况准备床单元，因为该患者为DKA，需准备急救物品，如吸氧装置、心电监护仪，备抢救车等。

（2）入院交接：急诊工作人员将患者送入内分泌科病房后，应与病房责任护士进行床边交接并填写交接单。交接重点内容包括：患者的一般情况、意识、生命体征、皮肤完整性、置管情况、急诊室的处置、目前用药等。

（3）入院评估：入院评估可通过询问患者、家属或陪同人员，评估或查阅客观检查资料来获取病情相关的信息，要有焦点评估意识。

1）病史评估：患者病情较重，应先落实急救措施，患者病情相对稳定后再补充收集相关资料，如患者糖尿病自我管理现状（饮食、运动、胰岛素注射、血糖监测）等。病史部分要重点询问用药情况，患者有高血压、冠心病病史，要关注平时的血压波动范围、当天有无服药以对当时血压状况做综合判断；患者的心理社会状况也很重要，自身焦虑或家庭关系紧张都会影响血糖控制。

2）身体评估：患者的神志、生命体征是接诊同时先要进行评估的，以初步判断患者是否处于急救状态；另针对患者目前的状况，“糖尿病酮症酸中毒”典型的临床表现是重点评估的内容：如呼吸深快有烂苹果味的状况，恶心、呕吐程度，饮水及尿量等。需要提醒的是患者皮肤是否湿冷、眼球下陷、脉细速这些反映循环状况的体征也要重点评估，以防严重脱水的发生。

3）实验室及其他检查：动态评估血糖、血酮、尿酮体、电解质（血钾）、尿量、血气分析等。

（四）入院护理评估的思维导图

糖尿病酮症酸中毒的患者入院护理评估的思维导图（图9-1）。

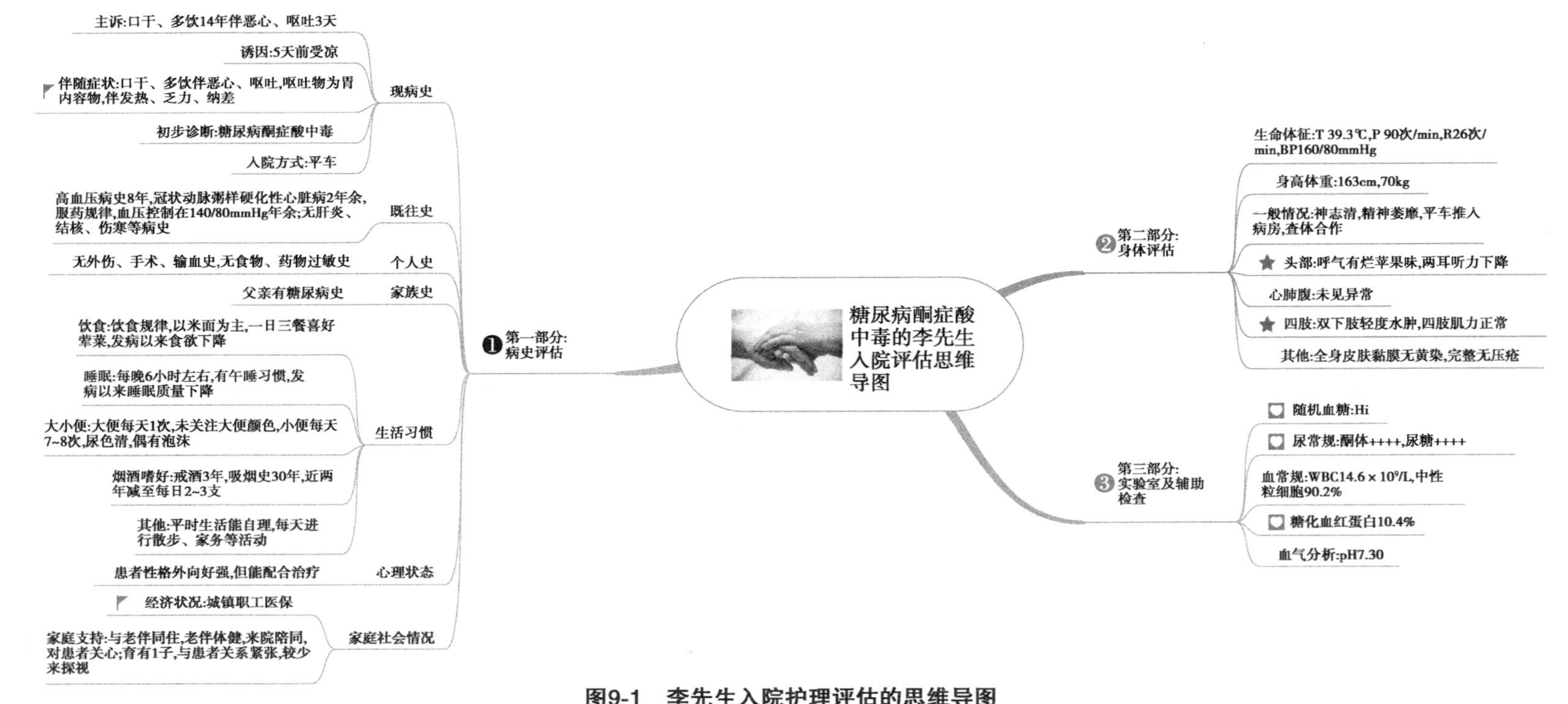

图9-1 李先生入院护理评估的思维导图

【知识拓展】

糖尿病酮症酸中毒的分度

DKA依据临床表现可分为轻度、中度和重度。

轻度：仅有酮症而无酸中毒（糖尿病酮症）

中度：除酮症外，还有轻至中度酸中毒（DKA）

重度：是指酸中毒伴意识障碍（DKA昏迷），或虽无意识障碍，但二氧化碳结合力低于10mmol/L

资料来源：

中华医学会糖尿病学分会.中国2型糖尿病防治指南（2017年版）[J].中国实用内科杂志，2018，38（4）：292-344.

【课后作业】

根据收集到的资料，分析该患者目前存在的首优护理问题，并制订针对性的护理计划。

第二节　病情观察与护理

【学习目标】

1. 识记

（1）胰岛素、头孢曲松钠、静脉补液药物等的用法。

（2）DKA患者病情观察的要点。

2. 理解

（1）DKA补液、降糖、纠正电解质紊乱的注意事项。

（2）DKA患者的治疗原则。

3. 应用　能正确使用便携式血糖检测仪进行床边末梢血糖监测。

课前学习清单

1. 胰岛素、生理盐水等药物应用原则。
2. DKA患者血液检查应关注的重点。
3. DKA患者病情观察的要点及病情变化的判断。
4. DKA患者低钾的原因及补钾的原则。
5. 便携式血糖检测仪的使用流程。

6. 模拟病情观察、输液巡视、与患者的沟通交流、便携式血糖检测仪使用等场景。

一、案例情境

医生接诊后，开立长期医嘱：I 级护理、病重、糖尿病饮食、卧床、吸氧、心电监护。予以 0.9%氯化钠 100ml+头孢曲松钠 1.0g，bid；临时医嘱 0.9%氯化钠 500ml+氯化钾 1.0g，0.9%氯化钠 500ml+常规胰岛素（RI）8U 等静脉输液抗感染、补液、降糖治疗。查血尿常规、电解质、血气分析，监测出入量等。

护士每小时巡视患者，观察病情变化，入院后 3h 测得的生命体征分别为：心率 90 次/min，88 次/min，82 次/min；呼吸 26 次/min，22 次/min，20 次/min；血压 100/60mmHg，110/64mmHg，116/70mmHg。血糖值分别为 25.5mmol/L，19.1mmol/L，13.2mmol/L；尿量共 80ml。

二、课堂学习流程

1. 角色扮演　根据场景可分别设置患者、家属、责任护士等角色，模拟以下场景。

（1）遵医嘱给患者使用便携式血糖检测仪测量末梢血糖。

（2）按照病重护理的要求及 DKA 患者的特点进行每小时巡视，并与患者及家属沟通。

2. 小组讨论

（1）讨论角色扮演中出现的不足，解决产生的疑问。

（2）讨论课前学习清单的内容，并将其注入案例中进行分析。

3. 模拟练习　3~4 人一小组，练习日常巡视、病情观察、静脉输液、便携式血糖检测仪使用等内容。

4. 总结反馈

（1）学生进行自评和互评。

（2）教师就角色扮演、课前学习的效果、模拟练习等进行反馈。

三、案例学习导引

（一）案例分析思路

1. 根据案例中提供的医嘱内容，可以思考长期医嘱和临时医嘱的区别是什么，执行时有哪些注意点。

2. 根据开立的用药医嘱，可以思考各药物对 DKA 患者治疗的药理作用及具体用法，并由此推断 DKA 的治疗原则有哪些。

3. 根据“查血尿常规、电解质、血气分析，监测出入量等”，可以思考 DKA 患者血液检查应重点关注哪些方面以及血尿常规、电解质、血气分析的具体内容。

4. 根据“护士每小时巡视患者，观察病情变化”，可以思考 DKA 患者病情观察的要点是什么。

5. 根据“入院后 3 小时测得的生命体征、血糖、尿量”，可以思考判断该患者目前的病情变化，是否需要调整治疗护理措施。

6. 除降糖、补液等急救护理外，思考病重患者还需要加强哪些基础护理。

（二）案例学习注意事项

1. 本节侧重于 DKA 患者入院后的急救处理和病情观察，应分析、识别各项医嘱的目的和执行要点，熟悉各药物的药理作用及使用注意事项，并对应 DKA 的处理原则，理论联系实际，对各条“处理原则”的认知落实到具体的“药物处理”上去。

2. 本节角色扮演之一的“日常巡视和病情观察”相对比较抽象，若没有临床工作经验会感觉无从下手，或把握不准巡视的内容，应结合该患者 DKA 的临床表现特点，从患者意识、呼吸、生命体征（心率、呼吸、血压、体温）、恶心呕吐等症状是否好转、有无改变体位等需求、输液是否顺畅（特别是输液速度）等方面进行巡视。

3. 本节与第一节联系紧密，应注意分析患者主要的护理问题，通过第一节的回顾，自然进行到第二节内容，以保证本节与第一节的连续性。

（三）学习清单问题解析

1. 胰岛素、生理盐水等药物应用原则

（1）胰岛素降糖：小剂量胰岛素持续静脉降糖的目的是迅速降低高血糖，解除高糖毒性。开始剂量以 0.1U/（kg・h），血糖下降速度一般以每小时降低 3.9～6.1mmol/L（70～110mg/dl）为宜，每 1～2 小时监测血糖，根据血糖下降情况调整胰岛素用量；若在补足液量的情况下 2 小时后血糖下降不理想或反而升高，提示患者对胰岛素敏感性较低，胰岛素剂量应加倍。当血糖降至 13.9mmol/L 时，胰岛素剂量减至 0.05～0.1U/（kg・h），或遵医嘱给予胰岛素泵控制血糖。

（2）生理盐水等补液：DKA 失水量可达体重 10%以上，患者往往因脱水静脉弹性差，需穿刺技术好的护士迅速开放 2 条以上静脉通路，推荐外周静脉留置针，保证大量输液治疗的实施。保持输液通畅，补液速度应先快后慢，在开始 1～2 小时内输入 0.9%氯化钠 1 000～2 000ml，并根据血压、心率、每小时尿量及周围循环状况决定输液量和输液速度，以便尽快补充血容量，改善周围循环和肾功能。24 小时输液量应包括已失水量和部分继续失水量，一般为 4 000～6 000ml，严重失水者可达 6 000～8 000ml。患者清醒时鼓励多饮水。

静脉补液的目的是纠正失水，恢复肾灌注，有助于降低血糖和清除酮体。首选补充生理盐水，当血糖<13.9mmol/L 时，改用 5%葡萄糖或 5%葡萄糖盐水，并按每 2～4g 葡萄糖加入 1U 短效胰岛素。此患者 3 小时后血糖 13.2mmol/l，护士应汇报医生更改补液剂型。

2. DKA 患者血液检查应关注的重点　血酮体增高，多在 3.0mmol/L 以上；血糖升高，多在 16.7～33.3mmol/L 以上；血酸碱度：二氧化碳结合力降低，轻者为 13.5～18.0mmol/L，重度则<9.0mmol/L，pH<7.35；电解质：血钾早期正常或偏高，治疗后血钾可降低。

3. DKA 病情观察的要点及病情变化的判断

（1）DKA 病情观察要点包括临床表现及实验室检查：神志，呼吸型态，生命体征（体温、心率、呼吸、血压、血氧饱和度），外周循环（皮温、色泽），恶心、呕吐，出入量等；患者的血糖，尿常规：酮体、尿糖；血常规；血气分析；血酮体、电解质；糖化血红蛋白等。

（2）根据以上病情观察要点的结果判断患者病情的轻重转归，如血糖、酮体、血气、血钾、出入量的变化，及时汇报医生调整治疗方案。

4. DKA 患者低钾的原因及补钾的原则

（1）糖尿病渗透性利尿同时使钠、钾、氯、磷酸根等大量丢失，恶心、呕吐使电解质摄入减少，引起电解质代谢紊乱。胰岛素作用不足，物质分解增加、合成减少，钾离子（K^+）从细胞内逸出导致细胞内失钾。由于血液浓缩、肾功能减退时 K^+ 滞留以及 K^+ 从细胞内转移到细胞外，因此血钾浓度可正常甚或增高，掩盖体内严重缺钾。随着治疗过程中补充血容量（稀释作用），尿量增加、K^+ 排出增加，以及纠正酸中毒及应用胰岛素使 K^+ 转入细胞内，可发生严重低血钾，诱发心律失常，甚至心脏骤停。

(2) DKA 患者有不同程度失钾，失钾总量达 300～1 000mmol。如上所述，治疗前的血钾水平不能真实反映体内缺钾程度，补钾应根据血钾和尿量：治疗前血钾低于正常，立即开始补钾，开始 2～4 小时通过静脉输液每小时补钾，氯化钾为 1.0～1.5g；血钾正常、尿量>40ml/h，也立即开始补钾；血钾正常、尿量<30ml/h，暂缓补钾，待尿量增加后再开始补钾；血钾高于正常，暂缓补钾。头 24 小时内可补氯化钾达 6～8g 或以上，部分稀释后静脉输入、部分口服。治疗过程中定时监测血钾和尿量，调整补钾量和速度。该患者 3 小时后尿量为 80ml（<30ml/h），护士应汇报医生继续观察血钾，决策是否暂停补钾或更改方式。

5. 便携式血糖检测仪的使用流程

便携式血糖检测仪的使用流程

【操作目的】

监测患者末梢血糖数值。

【操作准备】

1. 患者评估　①进食情况；②双手手指皮肤颜色、温度、污染及感染情况；③嘱患者洗手或协助患者做好手部清洁；④合作程度。

2. 用物准备　治疗盘、血糖检测仪、匹配的血糖试纸、一次性采血针、75%乙醇、棉签；检查血糖试纸的有效期，有无裂缝和折痕，是否干燥；核对血糖仪的校调码与试纸号码是否匹配（免条码型除外）；医院用血糖仪每天使用前先测定室内温湿度及质控样本（高、中、低值至少二个浓度），并填写《便携式血糖仪室内质控记录表》。

3. 护士准备　衣帽整洁，洗手，戴口罩。

【操作要点】

1. 帮助患者取合适体位。

2. 检查患者的手指腹面，取合适手指末端侧面，乙醇棉签消毒手指，待消毒液完全蒸发。

3. 打开血糖仪，屏幕上显示出一个号码，调试该号码与将要使用的试纸瓶上的号码完全一致（免条码型除外）。

4. 屏幕上闪现插入试纸提示时，轻轻插入试纸。将一次性采血针固定在手指欲采血部位（一次性采血针在手指上压得愈重，采血针将刺得越深），按下中间钮。

5. 用过的一次性采血针放入物品收集器中。

6. 轻轻从采血远端向近端挤压手指，将血液吸入试纸测试孔。

7. 足够量的血正确吸入后，不要涂抹、移动试纸，等待屏幕上显示血糖的测试值。

8. 告知患者检查结果。

9. 从血糖仪中取下用过的试纸，关闭血糖仪。

10. 整理用物，做好记录。

【课后作业】

1. 患者病情稳定后，如何进行糖尿病自我管理的护理评估？

2. 拓展阅读：糖尿病的诊疗、康复指南等，如《中国2型糖尿病防治指南(2017年版)》

第三节　转科交接及心脏介入手术前后护理

【学习目标】

1. 识记

(1)动脉粥样硬化的危险因素。

(2)冠心病的临床分型。

2. 理解

(1)急性心肌梗死的临床特征。

(2)急性心肌梗死的诊断。

3. 应用

(1)完成急诊PCI患者转科交接。

(2)与导管室工作人员对患者进行全面交接。

(3)做好急诊PCI患者手术前后的护理。

课前学习清单

1. 动脉粥样硬化的危险因素。
2. 冠心病的临床分型。
3. 心绞痛发作的诱因、急性心肌梗死的临床特征与诊断标准。
4. 急诊转科交接注意事项、PCI术前准备。
5. 与导管室工作人员之间的术后交接。
6. 冠状动脉介入治疗术后护理要点。
7. 模拟转科、PCI术后交接、患者和(或)家属术后指导等场景。

一、案例情境

入院后第3天，患者尿酮体转阴，医嘱暂停心电监护及静脉补液，予以持续皮下胰岛素注射(胰岛素泵)强化降糖治疗，同时继续抗感染治疗。患者恶心、呕吐症状明显好转，可进食医院营养科定制的个体化糖尿病餐，可短时间床边活动、下床如厕。晚间儿子来院探视，不明原因父子俩发生口角不愉快后，患者情绪激动，主诉胸闷难忍，测血压160/90mmHg，床

边心电图示 $V_3 \sim V_5$ 导联 ST 段弓背向上抬高 0.3mV。请心脏科急会诊，会诊意见：立即抽血查心肌标记物，结果显示升高。转心脏科行冠脉造影术，于前降支、右冠状动脉各植入支架 1 枚，术后转回 CCU 病房。

二、课堂学习流程

1. 角色扮演　根据场景可分别设置患者、家属、责任护士、医生、导管室人员等角色，模拟以下场景。

(1) 接到患者急诊冠状动脉介入治疗(PCI)手术电话后立即做好接诊准备。

(2) 责任护士与导管室人员、医生做好交接，并完成交接记录单。

(3) 责任护士安置术后患者，做好患者及家属指导。

2. 小组讨论

(1) 讨论角色扮演中出现的不足，解决产生的疑问。

(2) 讨论课前学习清单的内容，并将其注入案例中进行分析。

3. 模拟练习　3~4 人一小组，练习转科交接、急诊 PCI 术后交接、术后指导等。

4. 总结反馈

(1) 学生进行自评和互评。

(2) 教师就角色扮演、课前学习的效果、模拟练习等进行反馈。

三、案例学习导引

(一) 案例分析思路

1. 根据“患者有高血压病史 8 年、冠状动脉粥样硬化性心脏病病史 2 年、糖尿病病史 14 年、吸烟史、喜荤菜、性格要强等”，讨论动脉粥样硬化的主要和次要危险因素。

2. 根据“晚间儿子来院探视，不明原因父子俩发生口角不愉快后，患者情绪激动，主诉胸闷难忍”分析心绞痛发作的常见诱发因素。

3. 根据患者胸闷难忍，讨论心绞痛发作的特征，心绞痛与急性心肌梗死疼痛的特点有何不同；根据胸痛发作、床边心电图示 $V_3 \sim V_5$ 导联 ST 段弓背向上抬高 0.3mV、急诊心肌标记物升高讨论急性心肌梗死的诊断。

4. 思考紧急 PCI 与择期 PCI 有何不同，责任护士应做好哪些准备，如何跟导管室人员进行交接。

(二) 案例学习注意事项

1. 本节涉及糖尿病患者因情绪激动后诱发胸痛发作，请心脏科会诊，结合心电图、心肌标记物确立急性心肌梗死诊断，需急诊手术，学习时需理解急诊手术的目的，树立“时间就是心肌”的理念。

2. 本节讨论动脉粥样硬化的危险因素还涉及前两节的内容，应前后联系起来，对前两节案例内容进行适当回顾。急诊 PCI 术后患者交接与护理专科性较强，应事先做好预习，查阅相关文献，以更好地理解与完成课堂角色扮演。

(三) 学习清单问题解析

1. 动脉粥样硬化的危险因素　冠心病的主要病因是动脉粥样硬化。导致动脉粥样硬化的主要危险因素包括年龄、性别、高血压、血脂异常、糖尿病或糖耐量异常、吸烟等；次要危险因素包括缺乏运动、饮食不当、A 型性格、家族史等。该患者为老年男性，有糖尿病和高血压病史多年，血糖控制不理想，A 型性格，高脂饮食，是冠心病的高危人群。

2. 冠心病的临床分型 根据发病特点和治疗原则趋于将冠心病分为慢性冠状动脉病（CAD）或称慢性缺血综合征和急性冠状动脉综合征（ACS）两大类。前者包括稳定型心绞痛、冠脉正常的心绞痛（如 X 综合征）、无症状性心肌缺血和缺血性心力衰竭（缺血性心肌病）。后者包括不稳定型心绞痛、非 ST 段抬高型心肌梗死、ST 段抬高型心肌梗死和冠心病猝死。

3. 心绞痛发作的诱因、急性心肌梗死的临床特征与诊断标准

（1）心绞痛发作的诱因包括体力劳动、情绪激动、饱餐、寒冷、吸烟、心动过速、休克等。其疼痛的发生往往是在劳力或情绪激动的当时，而不是在其之后。该患者就是在其儿子来院探视，父子俩发生口角不愉快后，患者情绪激动时胸闷、胸痛发作。

（2）急性心肌梗死患者的疼痛性质和部位与心绞痛相似，但程度更剧烈，多伴有大汗、烦躁不安、恐惧及濒死感，持续时间可达数小时甚至更长，休息和服用硝酸甘油不能缓解。可有胃肠道症状、全身症状、心律失常、心力衰竭、低血压甚至休克。

（3）急性心肌梗死的诊断标准，必须至少具备下列 3 条标准中的 2 条：①缺血性胸痛的临床病史；②心电图的动态演变；③血清心肌坏死标记物浓度的动态改变。一般还应根据不同导联心电图的特征性改变给出心梗部位的诊断，如前间壁心梗：$V_1 \sim V_3$ 导联；局限前壁：$V_3 \sim V_5$ 导联；下壁心梗：Ⅱ、Ⅲ、aVF 导联；高侧壁心梗：Ⅰ、aVL 导联；右室：$V_{3R} \sim V_{5R}$ 导联。该患者有胸痛发作，发作时心电图显示 $V_3 \sim V_5$ 导联 ST 段弓背向上抬高，心肌标记物升高，应诊断为急性前壁心肌梗死。

4. 急诊转科交接注意事项、PCI 术前准备

（1）心脏科医生会诊决定转科后，办公护士应立即与管床医生、责任护士确认患者需紧急办理转科，医生撰写转科小结，责任护士撰写转科护理记录，办公护士分别通知导管室和 CCU 病房，以便于提前做好相关准备。整理病历，查看是否有退药、退费等，办理转科手续。同时，做好转运准备，该患者初步诊断发生了急性心肌梗死，需关注患者血压、心率，确保静脉通道通畅，遵医嘱及时用药，评估转运风险，转运过程中必须有专业的医护人员陪同，准备转运床、途中使用的心电监护设施、输液泵、氧气等，备用除颤器。应将患者直接转运至导管室，而不是先转运至病房。时间就是心肌，应尽可能缩短转运时间，通知电梯工作人员提前控制电梯，转运过程中需注意观察静脉输液通畅，密切观察心电监护情况。

（2）PCI 术前准备：术前评估患者对手术的了解程度、心理状态。配合实验室及其他检查如血常规、生化检查、凝血功能、心肌标记物、肝炎病毒病原学检测、超声心动图、胸片等。术前指导：介绍手术目的、手术大致过程及配合注意事项、手术安全性。做好心理护理。更换病员服；遵医嘱备齐术中带药；留置静脉针；测血压；填写术前评估交接单；核对患者身份，携带病历与术中带药由医生一起护送至导管室。

5. 与导管室工作人员之间的术后交接 参考附录 20 的内容进行交接，可以按照一定的顺序进行，以避免漏掉交接项目。有不清楚的及时询问医生。

6. 冠状动脉介入治疗术后护理要点

（1）安置患者至床上，询问患者术后有无不适，了解术中大致手术情况，常规予心电

监护。

(2)24小时内禁止于术肢测血压及输液等，术后输液、测量血压均在另一侧上肢。

(3)遵医嘱用药(抗生素、抗凝、抗血小板药物等)。

(4)术后指导

1)饮食指导：进食清淡、易消化、低脂、低盐饮食(避免牛奶、豆浆等胀气食物)。进食不可过饱，少量多餐以免增加心脏负担。

2)饮水指导：因术中应用造影剂，体内蓄积时间长会损害肾脏，故在术后鼓励患者多饮水，术后24小时总入量1 500~2 000ml，注意观察尿量。肾功能不全者遵医嘱予水化治疗，以加速造影剂代谢。

3)活动指导：术后无需卧床、无体位限制。如平卧，穿刺侧上肢应适当抬高于身体平面，勿下垂；如取坐位，上肢前臂抬高至胸部以上，以利于静脉回流。指导患者指端活动，术侧腕关节制动4~6小时，24小时内避免屈曲、用力、提重物。

(5)心理护理：耐心倾听患者的主诉，消除紧张、焦虑等情绪的影响，防止患者出现血压升高而加重局部出血、血肿。对精神过度紧张者，可用适量镇静剂。

【课后作业】

以小组为单位，设计一份心脏急症患者转运护理流程图，通过即时通讯工具(如微信群、QQ群)或课程网络平台进行讨论，确定一份最终版提交。

第四节　PCI术后并发症护理与出院指导

【学习目标】

1. 理解

(1)PCI术后抗凝治疗原则。

(2)ACS患者药物治疗的注意事项。

2. 应用

(1)PCI术后桡动脉减压技巧。

(2)能运用所学知识观察PCI术后并发症。

(3)ACS患者PCI术后出院指导。

课前学习清单

1. 术后桡动脉压迫减压注意事项。

2. PCI术后用药注意事项。

3. PCI术后并发症的观察与护理。

4. 冠心病患者二级预防指导。

5. 模拟术后桡动脉压迫器减压操作、护患沟通、出院指导等场景。

一、案例情境

患者术后2小时诉桡动脉压迫处疼痛难忍,要求放松压迫器。护士检查术侧发现手部肿胀、发绀明显,桡动脉触诊搏动弱,于是给予压迫器放气2ml,在放气过程中出现伤口少量渗血,又注入少量气体直至不再渗血为止,患者及家属都非常紧张,家属抱怨护士应该让手术医生来处理,经护士长出面解释后才取得患者及家属的理解。术后继续予欣维宁、低分子肝素、拜阿司匹林抗凝抗血小板治疗,予立普妥、美托洛尔、欣康、二甲双胍等药物治疗,患者未再有胸痛发作,血糖降至7.2mmol/L。于术后第5天顺利出院,但患者认为"已经放过支架了而且也不疼了,为什么还要吃那么多药?",经医生护士讲解后患者及家属基本理解。

二、课堂学习流程

1. 角色扮演 根据场景可分别设置患者、家属、责任护士、护士长等角色,模拟以下场景。

(1)护士给予桡动脉压迫器减压。

(2)患者及家属不理解时实行恰当的沟通技巧解决疑惑。

(3)责任护士对患者及家属进行出院指导。

2. 小组讨论

(1)讨论角色扮演中出现的不足,解决产生的疑问。

(2)讨论课前学习清单的内容,并将其注入案例中进行分析。

3. 模拟练习 3~4人一小组,练习桡动脉压迫器减压、护患沟通、出院指导等。

4. 总结反馈

(1)学生进行自评和互评。

(2)教师就角色扮演、课前学习的效果、模拟练习等进行反馈。

三、案例学习导引

(一)案例分析思路

1. 根据"患者术后2小时诉桡动脉压迫处疼痛难忍,要求放松压迫器,护士检查术侧发现手部肿胀、发绀明显,桡动脉触诊搏动弱,于是给予压迫器放气2ml,在放气过程中出现伤口少量渗血,又注入少量气体直至不再渗血为止",讨论桡动脉压迫器减压的护理流程、减压技巧、如何个体化实施减压。

2. 根据"在放气过程中患者出现伤口少量渗血,又注入少量气体直至不再渗血为止,患者及家属都非常紧张,家属抱怨护士应该让手术医生来处理",可见患者和家属对并发症的担心,而且更相信医生。应安抚患者,说明是按流程实施桡动脉减压的,另一方面应喊医生或护士长来看望患者以消除其心中的疑虑。

3. 患者与其儿子关系不够融洽,在沟通时还要注意评估其父子关系不和谐的原因,协调父子关系,告知ACS患者保持情绪稳定的重要性。

4. PCI 术后患者用药种类较多,但患者有困惑,认为“已经放过支架了而且也不疼了,为什么还要吃那么多药?”,用药指导时应纠正其错误理念,告诉患者每种药物的目的。

5. 根据该患者危险因素较多但控制不理想,应强调坚持二级预防的重要性,坚持定期随访,以评估患者高血压、糖尿病是否得到了良好的控制。建议患者购买家用血糖仪和血压计,学会自我监测。

(二) 案例学习注意事项

1. 本节学习重点之一是 PCI 术后并发症的观察与护理,专科性很强,需事先预习并查阅相关文献。

2. PCI 术后患者用药较多,学习之前应复习每一种药物的作用与副作用,以更好地进行用药指导。

3. 从本案例可以判断该患者治疗依从性差,出院指导时应让患者及家属真正理解坚持治疗的意义。

4. 本节为最后一节,学习时应回顾整个案例过程,总结学习收获与尚未解决的问题,进一步寻求答案。

(三) 学习清单问题解析

1. 术后桡动脉压迫减压注意事项　目前临床上最常采用经桡动脉路径 PCI 手术,该患者术后于穿刺处用气囊压迫器加压。无渗血、血肿等并发症者一般术后 2 小时开始逐步减压,每 2 小时放气 2ml,直至完全松解,放气时注意适当用力抵住注射器活塞,防止一次放气过多造成出血,边减压边观察穿刺口。如患者主诉手腕部疼痛难忍,应及时检查是否压迫力度太大,必要时请手术医生评估是否可以提前减压,以减轻压迫力度。如发生出血、血肿,则应适当延长压迫止血的时间。

2. PCI 术后用药注意事项　PCI 术后常用抗凝、抗血小板药物包括拜阿司匹林、波立维、低分子肝素、欣维宁等,联合使用三种以上药物时应特别注意观察出血副作用;使用调脂药时需注意肝功能损害,定期复查肝功能;美托洛尔为 β 受体阻滞剂,有预防心律失常、减轻心脏负荷、改善心肌重构等作用,应观察有无心动过缓、乏力等副作用;硝酸酯类药物有扩血管作用,需注意观察有无头痛、血压下降等副作用。

3. PCI 术后并发症的观察与护理

(1)仔细评估穿刺处有无渗血、血肿,注意观察穿刺肢端皮肤的颜色、张力、温度、感觉,桡动脉搏动,手指活动度等情况,判断远端血液循环状况。若发现皮肤淤青或血肿,应标记其范围,以便于动态观察,同时注意局部有无波动感或硬结。

(2)术后应密切观察患者的生命体征,观察有无胸闷、胸痛、出汗、恶心和呕吐、气急等症状,给予心电监护,及时发现低血压、心律失常、有无支架血栓形成等并发症。发现异常及时汇报医生并协助处理,如给予升压药、抗心律失常药、急诊再次手术等。

(3)观察用药期间的不良反应:使用血管活性药物或抗心律失常药物者须严密监测心率、心律、血压的变化。使用抗凝药者观察出血倾向:有无口腔、鼻黏膜、牙龈出血,有无血尿、血便等症状。使用造影剂后有无变态反应如皮疹、荨麻疹、瘙痒、皮肤黏膜红疹、发热、面部水肿等,必要时遵医嘱予抗过敏药物;观察尿量,警惕造影剂肾病,给予水化预防措施,必要时复查肾功能。

(4)前臂血肿处理:用血压计的袖带绑扎肿胀处或弹力绷带加压包扎压迫止血,观察患者舒适度、手背肿胀与上肢疼痛、静脉回流障碍情况，注意观察局部伤口、肢体远端供血、动脉搏动情况及皮肤颜色、温度，防止加压包扎过紧引起动脉血栓形成。

4. 冠心病患者二级预防指导 冠心病患者虽然给予了 PCI 手术，术后仍需坚持终生药物治疗，控制各种危险因素，做好二级预防，防止再狭窄及粥样硬化病变加重。冠心病二级预防 ABCDE 原则见表 9-1。

表 9-1 冠心病二级预防 ABCDE 原则

代号	释义
A	aspirin 阿司匹林，或联合使用氯吡格雷等抗血小板聚集 anti-anginal therapy 抗心绞痛治疗，如硝酸酯类制剂
B	β 受体阻滞剂 blood pressure control，控制血压
C	cholesterol lowing，控制血脂水平 cigarette quitting，戒烟
D	diet control，控制饮食 diabetes treatment，治疗糖尿病
E	exercise，鼓励有计划的、适当的运动锻炼 education，患者及其家属教育，普及有关冠心病的知识

【课后作业】

1. 整理回顾第九章案例，完成第九章的案例思维导图。
2. 拓展阅读：中国经皮冠状动脉介入治疗指南(2016)。

（孙国珍 徐晶晶）

第十章

子宫颈癌患者腹腔镜手术治疗的护理

案例简介

何女士,47岁,因"月经量增多一个月余,外院病理报告CINⅢ级"门诊就诊,经诊查后拟"子宫颈上皮内瘤变CINⅢ级,宫颈癌?"收治妇科病房。入院完善术前准备后予以宫颈锥形切除术,术后病理报告示"宫颈鳞状细胞癌",进一步完善术前准备后在全麻下行腹腔镜下广泛性全子宫切除术+双侧附件切除术+盆腔淋巴结根治性切除术+盆腔粘连松解术。手术顺利,术后恢复过程基本顺利,术后病理报告示:宫颈鳞状细胞癌Ⅱa1期。患者于术后第9天保留尿管出院。

第一节　妇科健康史采集与身体评估

【学习目标】

1. 识记

(1)女性生殖系统解剖。

(2)月经史和婚育史。

(3)盆腔检查基本要求。

2. 理解

(1)阴道流血的特点和病因。

(2)妇科患者健康史的采集方法和内容。

(3)妇科患者身体评估的方法和内容。

3. 应用

(1)能运用恰当的沟通技巧采集妇科患者健康史,重点:月经史和婚育史。

(2)能按照盆腔检查基本要求模拟进行外阴部检查和阴道窥器检查。

(3)能根据盆腔检查结果进行规范记录。

课前学习清单

1. 学习内容

(1)复习女性生殖系统解剖。

(2)复习妇科常见症状阴道流血的特点和病因。

(3)复习妇科患者健康史、身体评估的方法和内容。

(4)观看视频《妇产科体格检查》。

(5)结合案例,模拟健康史采集与身体评估。

2. 学习要求

(1)课前提交:视频观看笔记。

(2)课堂汇报:分组 ppt 汇报女性生殖系统解剖特点、阴道流血的特点和病因。

(3)课堂模拟:结合案例,分组进行健康史采集与身体评估(重点盆腔检查)。

(4)分工:每组 3~4 人,任务明确并标示。

一、案例情境

患者,何女士,47 岁,已婚,职员,汉族。江苏徐州人,初中文化程度。患者因“月经量增多一个月余,外院病理报告 CINⅢ级”于 2016 年 12 月 20 日门诊就诊,经门诊医生诊查评估后拟诊“子宫颈上皮内瘤变 CINⅢ级,宫颈癌?”收治妇科病房。

(一) 健康史评估

患者自诉 2016 年 11 月 4 日出现月经量增多,伴有血块,无腹痛,予以口服药物止血治疗一周(具体不详),出血量稍减少,仍不止。外院 B 超检查提示“子宫小型肌瘤”,于 12 月 5 日行宫颈活检+分段诊刮术,术后病理提示:宫颈鳞状上皮内瘤变 CINⅢ级,累及腺体,疑有浸润癌。患者既往月经周期 30 天左右,周期规律,经期 5~6 天,经量中等,每次月经需用卫生巾 10 片左右,无痛经,初潮 15 岁,$15\frac{5-6}{30}$,LMP:2016 年 11 月 4 日,PMP:2016 年 10 月 5 日。婚育史:G_3P_1,末次妊娠为 16 年前,行人工流产术,IUD 避孕,2015 年取环。

患病以来无头晕,无心慌、胸闷,体重无明显减轻,精神可,睡眠一般,大小便正常。既往体健,否认生殖系统疾病史,否认血液系统病史,否认“糖尿病、高血压”等慢性病史,否认“肝炎、结核”等传染病史,否认重大外伤、手术史,否认输血史,否认药物食物过敏史,否认家族遗传性疾病史。

患者自诉在十余年间断续出现过“同房后阴道流血”,量少,色暗红。无腹痛、腹胀及腰骶坠胀,一直未予重视。未常规妇科体检。此次就诊非常紧张,情绪也较低落,担心是不治之症,反复责怪自己不早点看病,愿意配合治疗。丈夫陪同来院,对患者关心。有医保,无经济负担。

(二) 身体评估

患者神志清楚,精神可,正常体型,自主体位,查体合作。皮肤黏膜无淤血和瘀斑,结膜苍白。T 36.5℃,P 90 次/min,R 18 次/min,BP 115/84mmHg,身高 160cm,体重 52kg。胸腹检查无异常发现。

妇科检查:外阴:阴毛女性分布,外阴已婚已产型,大小阴唇无红肿及溃疡,尿道口正常,前庭大腺未触及。阴道:通畅,黏膜色泽弹性正常,少量淡红色分泌物,穹隆无硬结,阴道后壁上 1/3 处可及直径约 1.5cm 质硬结节,边界清晰。宫颈:已产型,宫颈Ⅲ度糜烂样改变,表面见结节样增生病灶 3cm×2cm，有接触性出血，质地柔韧。宫体：呈前屈，正常大小，质地中，活动度可，无压痛。附件：双侧附件未及异常，宫旁组织软，无明显增厚及结节。

（三）实验室及其他检查

2016 年 12 月 5 日 B 超（外院）：子宫小型肌瘤。

2016 年 12 月 12 日宫颈活检+分段诊刮术后病理报告（外院）：（宫颈活组织）鳞状上皮内病变（CINⅢ级）原位癌变，浸润不能除外。（宫颈管内容物）鳞状上皮高级别上皮内病变（CINⅢ级）原位癌变，浸润不能除外。（宫腔内容物）子宫内膜腺体呈分泌期改变。

2016 年 12 月 20 日阴道镜下检查示：宫颈癌？HSIL？

2016 年 12 月 20 日病理科会诊病理示：宫颈 1 号片：鳞状上皮内瘤变 CINⅢ级，累及腺体，疑有浸润癌。宫颈管 2 号片：鳞形上皮内瘤变 CINⅡ～Ⅲ级。宫腔 3 号片：早泌期内膜。

二、课堂学习流程

1. 教师点评视频、查阅笔记。

2. 学生汇报课前学习清单，教师澄清学生模糊与错误理解，巩固专业知识。

3. 学生结合所给案例，根据场景分别设置患者、医生、护士及观察员等角色，模拟以下操作，教师在学生进行模拟操作时做观察和记录。

（1）采集妇科患者健康史。

（2）进行身体评估，重点盆腔检查。

4. 讨论分析

（1）首先由角色扮演者回顾采集健康史及身体评估过程和感受。

（2）结合课前学习清单内容，师生共同梳理和分析场景模拟过程中亮点并加以肯定和表扬，捕捉不足之处，鼓励学生提出改进看法和做法。

（3）结合课前学习清单内容，将其注入案例进行分析，重新梳理护理评估的思路。

5. 分组练习　根据梳理后的评估思路，3～4 人一小组，练习妇科患者健康史采集与身体评估等内容，教师巡回观察和指导。

6. 总结反馈

（1）学生进行自评和互评。

（2）教师根据观察对学生在健康史采集、身体评估、妇科护患沟通技巧等方面进行反馈。

三、案例学习导引

（一）案例分析思路及学习注意事项

妇科患者护理评估是妇科护理人员开展护理活动的重要组成部分，主要包括健康史采集、身体评估和社会心理状况评估，可通过观察、会谈、体格检查、心理测试等方法获得患者的生理、心理、社会、精神和文化等方面的资料。采集健康史与身体评估是为患者提供护理的主要依据，也是妇科护理临床实践的基本技能，因其操作实践性较强，需要反复多次练习方能熟悉，故在开展教学活动时需注意以下几点。

1. 女性生殖系统是患者隐私部位，疾病常常涉及与性生活有关的内容，收集资料时会使患者感到害羞和不适，甚至不愿说出真情，所以妇科患者的医护患沟通十分重要。在护理评估的过程中，要做到态度和蔼、语言亲切并通俗易懂，关心体贴和尊重患者，耐心细致地询问，涉及体格检查尤其是盆腔检查时一定要注意保护患者隐私，给患者以责任感和安全感，并给予保守秘密的承诺，在可能的情况下要避免第三者在场，这样才能收集到患者真实的病情资料。

2. 采集健康史时除了要注意护患沟通技巧之外，还要注意患者症状、体征与年龄、月经史、生育史的相关性。如不同年龄女性可能均述阴道流血同一症状，但因年龄不同，其原因可能不同（具体分析详见"学习清单问题解析 2"）。

3. 身体评估中的盆腔检查无法进行真人模拟，教师可充分利用学生已经历的临床见习或教学视频或实验室模型等多种形式多时段开展教学，不拘泥于某一次课堂，可通过既往相关见习日志回顾、观看视频、记录笔记、教师示范、实验室模拟操作等方式引发学生思考，建立直观感受，了解操作流程，为学生进入真正的妇科护理实践奠定良好基础。

4. 妇科患者的心理社会状况往往难以通过一次简单的交流而全面获得，护士自身的性别、年龄及生活和工作经验等因素也会影响妇科患者的信任程度。建议学生平时注意观察妇科各级临床医生和护士如何与患者沟通交流，学习关于沟通交流的理论知识，并在实践中不断摸索总结；自己与患者及家属开展互动时注意捕捉细节，学习通过观察、倾听、追问、共情等多种沟通技巧动态评估患者对健康问题及医院环境的感知、患者对疾病的反应以及患者的精神心理状态。

5. 教师课前要充分评估学生的先备知识和技能，精心设计课堂流程，并在课堂中做好观察记录，鼓励所有的学生积极参与和表达。课堂结束前教师最好结合课前学习清单要点针对学生课堂汇报及模拟情况给予及时反馈，必要时需澄清错误认知，指导学生不一味机械模仿，鼓励学而思，思而行，行而进。最后指导学生做好下节课的预习与本次课后作业要求。

（二）学习清单问题解析

1. 女性生殖系统解剖特点　女性生殖系统包括外生殖器和内生殖器。外生殖器是女性生殖器官的外露部分，前为耻骨联合，后为会阴，包括阴阜、大阴唇、小阴唇、阴蒂和阴道前庭，统称为外阴。内生殖器包括阴道、子宫、输卵管及卵巢，后两者合称为子宫附件。

子宫位于骨盆腔中央，上部较宽为宫体，下部较窄的圆柱状部分为宫颈，宫颈下端伸入阴道的部分称宫颈阴道部，在阴道以上的部分称宫颈阴道上部。宫颈主要由结缔组织构成，其内腔呈梭形，称子宫颈管，其下端称为宫颈外口，开口于阴道。

宫颈上皮由宫颈阴道部的复层鳞状上皮和宫颈管内高柱状单层上皮组成。宫颈鳞状上皮与柱状上皮交界部，又称为鳞-柱交界部，会随着女性年龄、性激素分泌状态、分娩情况和避孕药使用等情况而发生移位，故胎儿期的原始鳞-柱交接部和后天各种获得性鳞-柱交界部之间形成转化区域，该区域是宫颈癌及癌前病变的好发部位。

2. 妇科常见症状　阴道流血是指除外正常月经的阴道流血，是指来自生殖道任何部位的出血，如阴道、宫颈、子宫等处，是女性生殖器疾病最常见的一种症状，也可是凝血功能障碍性疾病的一种临床表现。

（1）根据患者年龄及其性生活等情况，鉴别阴道流血的病因。

1）如为性成熟期女性，且性生活正常，首先排除与病理性妊娠相关性疾病。

2）如为绝经过渡期和绝经后期女性，则首先排除内生殖器肿瘤。

3）如为青春期女性，则首先排除排卵障碍性异常子宫出血以及雌激素水平短暂下降所致的子宫出血。

4)如为儿童期女性,则首先排除外伤、异物等因素。

(2)根据阴道流血有无周期规律来鉴别其病因

1)有周期性规律的阴道流血:有经量增多、月经间期出血和经前或经后点滴出血三种情况,需分别考虑病因。

2)无周期规律的阴道流血:有接触性出血、停经后阴道流血、绝经后阴道流血和外伤后阴道流血四种情况,需分别考虑病因。接触性出血是指性交后或阴道检查后立即出现的阴道流血,色鲜红,量可多可少,常见于急性宫颈炎、早期宫颈癌、宫颈息肉或子宫黏膜下肌瘤。

3. 妇科健康史的采集内容和方法 妇科健康史采集是妇科患者护理评估的重要组成部分,可以通过观察、会谈等方法获得。健康史采集内容一般包括患者的一般项目、主诉、现病史、月经史、婚育史、既往史、个人史和家族史八个方面。其中月经史和婚育史具备妇产科专科特色,需要掌握其采集方法和记录。

(1)月经史:询问初潮年龄、月经周期、经期持续时间(如13岁初潮,月经周期28~30天,经期持续4天,可简写为 $13\frac{4}{28\sim30}$)。了解经量多少(询问每天更换卫生巾次数)、有无血块、经前期有无不适、有无痛经和疼痛的部位、性质、程度、起始时间和消失时间;常规询问末次月经(last menstrual period,LMP)及其经量和持续时间。若其流血情况不同于以往正常月经时,还应问再前次月经(previous menstrual period,PMP)起始日期。绝经后患者应询问绝经年龄、绝经后有无阴道流血、分泌物增多或其他不适。

(2)婚育史:包括结婚年龄、婚次、男方健康情况、是否近亲结婚(直系血亲及3代旁系)、同居情况、双方性功能、性病史。生育情况包括足月产、早产、流产次数以及现存子女数,以4个阿拉伯数字顺序表示,可简写为:足-早-流-存,如足月产1次,无早产,流产1次,现存子女1人,可记录为1-0-1-1。也可用孕X产X方式表示,可记录为孕2产1(G_2P_1)。同时询问分娩方式、有无难产史、新生儿出生情况、有无产后大量出血或产褥感染史、末次分娩或流产时间,以及采用的计划生育措施及效果。

4. 妇科患者身体评估的内容及方法 身体评估常常在采集健康史后进行,主要包括全身检查、腹部检查和盆腔检查。盆腔检查为妇科所特有,也称为妇科检查,包括外阴、阴道、宫颈、宫体及双侧附件部位的检查。在进行妇科检查时需要注意:

(1)基本要求

1)无性生活患者禁做阴道窥器检查和双合诊检查,一般仅限于直肠-腹部诊。如确有检查的必要,应先征得患者及其家属同意后方可进行。

2)检查者关心体贴患者,态度严肃,语言亲切,检查前向患者做好解释工作,检查时仔细认真,动作轻柔。

3)若男性医务人员为患者进行妇科检查时,应有一名女性医护人员在场,以减轻患者紧张心理,并避免不必要的误会。

4)正常月经期避免检查,如为异常阴道流血则必须检查。检查前先消毒外阴,并使用无菌手套及器械,以防发生感染。

5)除尿失禁患者,检查前嘱咐患者排空膀胱,必要时导尿。大便充盈者应在排便或灌肠后进行。

6)一般检查步骤为:外阴部检查-阴道窥器检查-双合诊/三合诊/直肠-腹部诊。

7)每检查一人,更换臀部垫单、无菌手套和检查器械,一人一换,一次性使用,避免交叉感染。

8)除尿瘘患者有时采用膝胸卧位外,一般妇科检查均取膀胱截石位,患者臀部置于台缘,头部略抬高,双手平放于身旁,腹肌放松。检查者面对患者,立在患者两腿之间。不宜搬动的危重患者不能上检查台,可在病床上进行。

(2)阴道窥器使用要点:阴道窥器是妇科常用的一种鸭嘴形器械,用于暴露宫颈和阴道,可以固定,可方便阴道内检查、治疗操作。

1)放置前:评估患者是否适合使用窥器;窥器规格合适;根据检查目的选择润滑方法(无性生活者未经本人同意,严禁使用。根据阴道长度和阴道壁宽窄情况,选用适当大小的阴道窥器。检查前用润滑剂润滑窥器两叶前端。做宫颈细胞学检查或取阴道分泌物做涂片时用生理盐水湿润,不宜用润滑剂,以免影响涂片质量和检查结果。)

2)放置时:检查者左手拇指和示指分开两侧小阴唇,暴露阴道口,右手持两叶合拢的阴道窥器,避开敏感的尿道周围区,斜行沿阴道侧后壁缓慢插入阴道内,边推进边旋转,将窥器两叶转正并逐渐张开两叶,直至完全暴露宫颈、阴道壁及穹隆部,进行宫颈和阴道视诊;然后旋转窥器,充分暴露阴道各壁,再次进行暴露部位的视诊。

3)取出时:将两叶合拢退出,以免小阴唇和阴道壁黏膜被夹入两叶侧壁而引起疼痛或不适。

(3)双合诊检查要点:双合诊检查是盆腔检查中最重要的项目,一般由医师执行,检查者一手示指和中指涂擦润滑剂后伸入阴道内,另一手放在腹部配合检查。

1)检查目的:检查阴道、宫颈、宫体、输卵管、卵巢及宫旁结缔组织和韧带,以及盆腔内壁情况。

2)检查顺序:①阴道。检查者戴无菌手套,一手示指和中指蘸润滑剂,沿阴道后壁插入,检查阴道通畅度、深度、弹性,有无先天畸形、瘢痕、结节、肿块及阴道穹隆情况。②宫颈。触诊宫颈的大小、形状、硬度及宫颈外口情况,有无接触性出血和宫颈举痛。③宫体。将阴道内两指放在宫颈后方,另手掌心朝下,手指平放在患者腹部平脐处,当阴道内手指向上向前方抬举宫颈时,腹部手指往下往后按压腹壁,并逐渐向耻骨联合部位移动,通过内、外手指同时抬举和按压,相互协调,扪诊子宫体位置、大小、形状、软硬度、活动度及有无压痛。④附件。扪清子宫后,将阴道内两指由宫颈后方移至一侧穹隆部,尽可能往上向盆腔深部扪触;与此同时,另一手从同侧下腹壁髂嵴水平开始,由上往下按压腹壁,与阴道内手指相互对合,以触摸该侧子宫附件区有无肿块、增厚或压痛。若扪及肿块,应查清位置、大小、形状、软硬度、活动度、与子宫的关系以及有无压痛等。正常卵巢偶可扪及,触后稍有酸胀感。正常输卵管不能扪及。

3)注意点:①若患者腹肌紧张,可边检查边与患者交谈,使其张口呼吸而使腹肌放松;②当检查者无法查明盆腔内解剖关系时,应停止检查,勿强行扪诊。

(4)记录:盆腔检查结束后将检查结果按解剖部位先后顺序记录。

1)外阴:发育情况及婚产式(未婚、已婚未产或经产)。有异常发现时,应详加描述。

2)阴道:是否通畅,黏膜情况,分泌物量、色、性状及有无气味。

3)宫颈:大小、硬度,有无糜烂样改变、撕裂、息肉、腺囊肿,有无接触性出血、举痛及摇摆痛等。

4)宫体:位置、大小、硬度、活动度,表面是否平整、有无突起,有无压痛等。

5)附件:有无块物、增厚或压痛。若扪及块物,记录其位置、大小、硬度,表面光滑与否,活动度,有无压痛以及与子宫及盆壁关系。左右两侧情况分别记录。

5. 妇科患者的心理-社会状况(内容分析见"案例分析思路及学习注意事项4")

(三)本节学习导引

课前学习清单中的学习内容如女性生殖系统解剖特点、月经史和婚育史、阴道流血的特点和病因等是护理评估必须具备的专业理论基础;妇科患者健康史采集,妇科患者身体评估尤其是盆腔检查基本要求和方法是护理评估必须具备的专科操作基础;妇科患者真实的心理-社会状况的掌握则需要妇科医护人员不断探索积累良好的人际沟通技巧。护理人员能否深刻理解专业理论基础知识,能否熟练掌握必备的专科操作技能,能否理解由医生执行的专科操作技能内涵,是否具备良好的沟通技巧等均是护理工作能否深入开展、护患之间能否有效沟通、护理学科能否向纵深发展的点滴基础。

1. 评估思路 本案例中患者是一位47岁已婚育女性,就诊主诉既包含妇科最常见的阴道流血这一症状,又有外院宫颈管鳞状上皮内瘤变的病理结果,所以护理角度收集患者的病情资料时应联系其年龄、性生活和婚育状况,将评估重点聚焦在患者的阴道流血特点、诊治经过、结果及判断、进一步诊治建议、患者对此认知及需求。

2. 评估重点

(1)患者的阴道流血特点:患者47岁,为绝经过渡期;询问与性生活关系,回答"10余年间断续出现过同房后阴道流血",妇科检查记录结果"有接触性出血",二者均提示接触性出血这一阴道流血特点。

(2)诊治经过结果及建议:患者经历B超、宫颈活检+分段诊刮、阴道镜等检查,结果最后指向病因是宫颈病变,但不能确定病变范围,故需进一步住院诊治。

(3)患者认知及需求:"同房后阴道流血一直未予重视,未常规妇科体检","此次就诊非常紧张,情绪也较低落,担心是不治之症,反复责怪自己不早点看病,愿意配合治疗。丈夫陪同来院,对患者关心。有医保,无经济负担",这些收集的资料提示患者认知上缺乏女性保健知识,有积极配合治疗的心愿,有良好的家庭和经济等外部支持,可为入院后进一步护理提供指引和方向。

【课后作业】

1. 反思自己知识存量不足之处,及时巩固。
2. 通过绘制护理评估思维导图方式,寻找自身存在问题或薄弱之处,列出改进措施。

第二节 入院护理与宫颈锥形切除围手术期护理

【学习目标】

1. 识记 相关术语名称:宫颈病变、宫颈上皮内瘤变、宫颈癌、人乳头瘤病毒、宫颈细胞学检查、阴道镜检查、宫颈锥形切除术。

2. 理解

(1)上述相关术语的涵义。

(2)宫颈病变的预防、筛查和诊断。

(3)宫颈上皮内瘤变的处理。

(4)宫颈锥形切除术围手术期护理。

3. 应用

(1)根据患者情况进行入院护理。

(2)结合案例情境进一步练习妇科患者护理评估技能。

(3)结合案例情境围绕宫颈锥形切除术开展围手术期护理实践活动。

课前学习清单

1. 学习内容

(1)第一节案例评估结果中出现的疾病相关术语名称及涵义:宫颈病变、宫颈上皮内瘤变、宫颈癌、人乳头瘤病毒、宫颈细胞学检查、阴道镜检查、宫颈锥形切除术(简称宫颈锥切术)。

(2)宫颈病变的预防、筛查和诊断。

(3)宫颈上皮内瘤变的处理。

(4)本案例情境中医生开立的各项检查和化验的目的及注意事项。

(5)宫颈锥切术术前准备。

(6)宫颈锥切术术后护理。

2. 学习要求

(1)课堂汇报:结合学习清单内容分组汇报。

(2)课堂模拟:结合案例,分组进行妇科入院接待、入院护理评估、宫颈锥切术术前指导及术后护理活动。

(3)分工:每组 3~4 人,任务明确并标示。

一、案例情境

患者入院后,病房护士妥善做好入院接待和护理,并通知了管床医生。管床医生完成了入院病情评估后开立了各项检查检验项目:血尿便常规、血型、血凝六项、肝肾功能、免疫四项,肝胆胰脾 B 超、双肾输尿管 B 超、双下肢深静脉 B 超、心电图、全胸片、肿瘤标记物等,检查结果排除手术禁忌证,于 12 月 22 日在全麻下行宫颈锥切术+阴道壁肿瘤结节切除术。12 月 27 日,锥切手术病理报告示:1. “部分宫颈组织”宫颈鳞形细胞癌,中分化,癌组织浸润所取组织全层,最深处达 0.9cm,脉管内见癌栓,水平切缘及垂直切缘均见癌组织累及;2. “阴道壁囊肿”鳞形细胞癌,中分化,脉管内见癌栓。

二、课堂学习流程

1. 学生汇报课前学习清单，教师澄清学生模糊与错误理解，巩固专业知识。

2. 学生结合所给案例情境，根据场景分别设置患者、医生、护士、家属及观察员等角色，模拟以下操作，教师在学生进行模拟操作时做观察和记录。

(1)入院接诊与入院护理评估。

(2)宫颈锥切术前准备指导。

(3)宫颈锥切术后护理活动。

3. 讨论分析

(1)首先由角色扮演者回顾模拟过程和感受。

(2)结合课前学习清单内容，师生共同梳理和分析场景模拟过程中亮点并加以肯定和表扬，捕捉不足之处，鼓励学生提出改进看法和做法。

(3)结合课前学习清单内容，将其注入案例进行分析。

4. 分组练习　根据梳理后的评估思路，3~4 人一小组，练习护理评估、入院护理、宫颈锥切术前准备指导和术后护理活动等内容，教师巡回观察和指导。

5. 总结反馈

(1)学生进行自评和互评。

(2)教师根据观察对学生在沟通技巧、模拟操作细节、专科知识认知等方面进行反馈。

三、案例学习导引

(一) 案例分析思路

1. 根据“患者入院后，病房护士妥善做好入院接待和护理”，可以思考入院接待流程和如何进行护理评估。

2. 根据案例中开立的各项检查检验项目，可以思考这些检查检验的目的、具体内容及执行注意点。

3. 根据“全麻下行宫颈锥切术+阴道壁肿瘤结节切除术”可以思考围术期护理措施。

4. 根据“锥切手术病理报告”，可以思考该病理报告如何解读，对进一步治疗有何指导。

(二) 案例学习注意事项

本节侧重于患者入院接待流程、巩固妇科护理评估过程、宫颈锥切术围术期护理以及术后病理报告的解读及意义。

1. 入院接待流程非专科特有，是日常护理常规工作，可参考其他章节，重点是复习巩固妇科护理评估过程。

2. 妇科护理评估过程在第一节中已经详细叙述，已经具备妇科护理评估的整体轮廓，也有过初次实践的体会，本节模拟环节可以再次练习护理评估的应用，强化焦点评估意识。

3.“宫颈锥切术围术期护理”概念性较强，若没有临床工作经验会感觉无从下手，或把握不准具体内容。如术前准备和指导可逐条分析、识别各项医嘱的目的和执行要点，以多元视角(患者、家属、医生、护士)的方式换位思考不同角色会提出什么问题，希望得到什么回答，如何回答，是否能让听众听懂等，然后不断进行问-答-点评-改进循环模拟练习来学习在临床实际工作中如何向患者进行解释和指导；还可通过观察阴道流血、体温等情况，判断有无影响手术顺利进行的异常情况；关于术后护理可从麻醉方式、手术部位解剖特点等思考患者术后需要进行的护理操作，有条件者还可结合手术视频，思考围术期需要开展的护理操作。

4. 术后病理报告虽然不是由护士负责解读，但术后病理结果是决定患者进一步治疗的依据，护士有必要理解病理报告中的术语涵义，既可以在患者提出疑问时予以合理准确的解答，减少避免因无知造成的误会甚至纠纷，又可以提高自己专业素质，提升专业形象。有条件者可参考一份临床病理报告并进行解读，建立直观印象，需要注意保护该病理报告的患者隐私。

5. 本节与第一节联系紧密，通过第一节的回顾，自然进行到第二节内容，以保证本节与第一节的连续性，如上一节中在采集健康史时获知患者“未常规妇科体检”，在采集健康史时不要立即对患者的某些行为予以评价，以免增加患者自责感。通过此案例该患者的经历可加深对社会现状的认识，理解加强宫颈疾病筛查的紧迫性和重要性。

（三）学习清单问题解析

1. 宫颈病变　宫颈病变狭义上是指宫颈的癌前期病变，包括经组织学确诊的宫颈鳞状上皮内病变和腺上皮内病变，是浸润性宫颈癌的前驱病变。

2. 宫颈上皮内瘤变（cervical intraepithelial neoplasia，CIN）　CIN是与宫颈浸润癌密切相关的一组宫颈病变，被视为宫颈癌的癌前病变，以往称子宫颈上皮不典型增生，根据不典型细胞在上皮内所占的范围和病变程度分为三级，即CINⅠ级、Ⅱ级和Ⅲ级。它反映了子宫颈癌发生发展中的连续病理过程。该病变具有不同的转归，它可以自然消退，亦可发展为子宫颈癌，后者一般需要5~10年的时间。

3. 宫颈癌（cervical cancer）　起源于子宫颈鳞状上皮或腺上皮细胞的恶性肿瘤，专指子宫颈浸润癌，包括微小浸润癌。其主要组织学类型为鳞状细胞癌（70%~80%）、腺癌和腺鳞癌（15%~20%），其余为透明细胞癌、神经内分泌癌、小细胞癌等少见特殊类型。

4. 人乳头瘤病毒（human papilloma virus，HPV）　一种环状双链DNA病毒，具有宿主和组织特异性，只感染人的皮肤和黏膜组织。共有100多种亚型，根据致癌的危险性分为低危型和高危型两类，6、11等低危型常引起外生殖器湿疣病变，16、18等高危型的持续感染是宫颈上皮内瘤变和宫颈癌的主要病因。

5. 宫颈病变的预防、筛查和诊断

（1）预防：由于HPV的持续感染是导致宫颈病变的主要因素，而宫颈病变早期无特殊症状，所以目前全球范围内已在开展宫颈癌和癌前病变的预防，包括一级预防和二级预防。一级预防的主要措施是对青少年接种预防性HPV疫苗，从源头控制疾病发生。二级预防，即开展宫颈病变的筛查，目的是早期发现，及时治疗高级别病变，从而阻断宫颈癌的发生。

（2）筛查：目前各个国家和地区根据当地具体情况有各自的筛查年龄、频率和方法。实践证明宫颈细胞学检查是目前宫颈癌筛查首选的初筛方法。

（3）诊断：宫颈病变早期病例的诊断一般遵循“三阶梯”诊断程序，即宫颈/阴道细胞学检查和（或）高危HPV DNA分子检测、阴道镜检查及组织病理学诊断。

1）宫颈/阴道细胞学检查：不论采用传统的巴氏制片还是液基薄层制片，建议采用宫颈/阴道细胞病理学诊断的报告形式为TBS（The Bethesda System）报告系统（表10-1）。根据细胞学异常的结果，决定何时及是否必须进一步HPVDNA检测、阴道镜检查、颈管和内膜检查和诊断性锥切等。

2)阴道镜检查:阴道镜检查是针对宫颈筛查结果阳性女性的专项检查,该检查的重要特征是将宫颈放大5~40倍,用数字化图像检查记录宫颈和阴道被覆上皮,检查目的是尽快为受检者确诊有无宫颈浸润癌或癌前病变。在阴道镜的指导下,对所有可疑癌前病变区取活检组织学标本,进行组织病理学检查。

3)组织病理学诊断:当细胞学异常而阴道镜检查阴性或为不满意阴道镜检查,应常规做宫颈活检及颈管内膜刮取术(endocervical curettage,ECC)。

表10-1　Bethesda 2001 宫颈细胞学报告(部分内容)

异常上皮细胞
鳞状细胞
不典型鳞状细胞(ASC)又分两类:意义未明的不典型鳞状细胞(atypical squamous cells of undetermined significance ,ASC-US)与不能排除高级别上皮内病变的不典型鳞状细胞(HSIL,ASC-H)
低级别鳞状上皮细胞内病变(LSIL),包括HPV感染/CINI
高级别鳞状上皮细胞内病变(HSIL),包括CINⅡ和CINⅢ
腺上皮
不典型(AGC),倾向于瘤变
原位腺癌(宫颈管)
腺癌(宫颈管,子宫内膜,子宫外)

6. 宫颈上皮内瘤变的处理

(1)高危型HPV感染不伴宫颈病变的处理:6个月后复查细胞学,1年以后复查细胞学和HPV。

(2)CINⅠ的处理:因有转为正常的较高比例,目前对其处理趋于保守。若病变持续2年,可进行处理。阴道镜检查满意,需要治疗者可采用冷冻、激光等物理治疗;阴道镜检查不满意者采用宫颈锥切治疗。治疗6个月后复查细胞学,视检查结果确定进一步诊治方案。

(3)CINⅡ/Ⅲ的处理:仅妊娠期的CIN2/3可按要求观察,其余病例均需要治疗。阴道镜检查满意的CINⅡ可选择宫颈锥切术或物理治疗,但之前必须行ECC排除宫颈管内病变。CINⅢ应进行宫颈锥切术,子宫切除术一般不作为CINⅡ/Ⅲ的首选。

7. 子宫颈锥切术　指切除宫颈鳞-柱交界移行带与部分宫颈管的一种术式,因切除的宫颈标本呈圆锥形而得名,锥体底面为宫颈外口。临床常采用宫颈环状电切术(loop electrosurgical excison procedure, LEEP)与冷刀锥切术(cold knife conization,CKC)两种方法。宫颈锥切术有诊断和治疗双重价值。本案例中该患者进行宫颈锥切术的目的是明确诊断,因为宫颈病变存在多中心性及不同步性,活检取材局限,有宫颈癌漏诊可能;另外术后根据病理结果可决定进一步治疗方式。

8. 宫颈锥切术前护理要点

(1)手术时间:一般选择月经干净3~7天,以利术后创面愈合。

(2)术前协助患者做好各项检查,观察有无影响手术的异常表现:如白带常规的结果以判断阴道清洁度;有无阴道流血。

(3)术前心理护理:倾听、解释及答疑手术相关内容。

(4)其他:按医生所需准备,做好相应的手术及抢救物品准备。

9. 术中护理

(1)密切观察患者生命体征、反应,随时询问患者感受,关心并引导放松。

(2)及时吸除手术中产生的烟雾,以免影响手术视野,并减少异味吸入。

(3)切除标本定位标记,防腐固定,做好标记送检。

10. 术后护理

(1)麻醉清醒者可平卧,头偏一侧,待4~6小时后如无自觉头晕,可在陪伴下下床适当活动;如无恶心等不适,可在术后4~6小时进流食,次日可进普食,食物以温热、高营养为主。

(2)病情观察:观察疼痛、阴道出血、排尿、体温等情况。

1)疼痛:术后可有子宫轻微收缩所致的宫缩痛,一般不需要处理,1~2天可自行缓解。

2)阴道出血:术后严密观察阴道出血情况。若止血不好,手术数小时后易出血,且出血较多,应及早处理。术后远期出血多发生在术后7~14天,由于肠线松脱或结痂脱落导致出血。因此注意适当活动,避免劳累。

3)预防尿潴留:未留置尿管者术后4~6小时需排尿1次,排尿困难者采取措施帮助排尿。

4)预防感染:注意观察阴道分泌物情况,每天会阴冲洗,保持外阴清洁,注意个人卫生。

【知识拓展】

关于HPV疫苗

自从2006年美国FDA相继批准HPV四价疫苗Gardasil(抗HPV6、11、16、18亚型,Merck公司,2006年),两价疫苗Cervarix(抗HPV16、18亚型,GSK公司,2007年)和九价疫苗(抗HPV6、11、16、18、31、33、45、52、58亚型,Merck公司,2014年)上市以来,子宫颈癌预防性疫苗的使用和推广进入到子宫颈癌防治体系。2016年7月中国国家药监局(CFDA)已批准两价疫苗(Cervarix)上市。四价疫苗(Gardasil)也已完成了三期临床试验,正在接受CFDA审批。目前厦门大学自主研发的HPV16/18二价疫苗也已完成Ⅰ期和Ⅱ期临床试验,正在进行Ⅲ期临床试验。

WHO免疫接种咨询委员会(ACIP,2015)对HPV疫苗接种提出以下建议:①常规HPV接种应从11或12岁开始,接种系列可提前至9岁开始;二价、四价或九价疫苗推荐用于女性接种。四价和九价疫苗推荐用于男性接种。②常规年龄接种的推荐:对13~26岁的女性以及13~21岁的男性,如果既往没有接种过或没有完成3剂接种,也推荐接种;22~26岁的男性可以接种。③对于男-男性接触者,以及HPV感染在内的免疫缺陷患者,如果既往没有接种过也推荐接种至26岁。

中国HPV疫苗接种的适宜年龄,根据一项全国性流行病学调查显示我国15~24岁女性发生初始性行为的平均年龄在17岁(Zhao FH,2012)。因此多数专家认为中国要接种适宜年龄放在初中阶段女生,13~15岁。

HPV疫苗在我国获上市批准,是医学和公共卫生领域的重大突破,其可能改变半个多世纪以来形成的以二级预防(子宫颈癌筛查)为主的子宫颈癌预防模式,使子宫颈癌一级预防(疫苗接种)成为现实,将促成全新的子宫颈癌预防体系的构建。

资料来源：

1. 魏丽惠.中国迎来HPV疫苗时代[J].中国妇产科临床杂志,2017,18(1):1-2.

2. 吴婵,周怀君,李梅.关于美国妇产科医师协会“HPV疫苗接种的委员会意见”的解读[J].中华妇产科杂志,2017,52(5):354-357.

【课后作业】

查阅CIN诊治预防等相关资料,就感兴趣的部分设计一份CIN相关的健康教育海报。

第三节　腹腔镜宫颈癌根治手术术前准备与护理

【学习目标】

1. 理解

(1)宫颈癌的临床分期及处理原则。

(2)妇科腹腔镜手术前准备目的及内容。

2. 应用

(1)为患者进行各项术前准备和指导。

(2)能与手术室人员接诊人员顺利进行交接并做好回室准备。

(3)能在术前配合医生与患者有效沟通,帮助其顺利配合治疗。

课前学习清单

1. 学习内容

(1)宫颈癌的临床分期。

(2)宫颈癌的处理原则。

(3)妇科腹腔镜手术知识。

(4)妇科腹腔镜手术的术前准备。

(5)对何女士和(或)家属进行各项术前准备和指导。

(6)模拟术前知识宣教、皮肤准备、饮食与肠道准备指导、与手术室接诊人员交接、回室准备等场景

(7)针对案例中何女士表述“我这个病怎么越查越重,小刀没开好,大刀能开好吗?会不会开了刀后更重啊?”,思考沟通思路。

2. 学习要求　参考前两节。

一、案例情境

结合锥切术后的病理结果，何女士临床诊断修正为“宫颈鳞状细胞癌Ⅱa1期”，管床医生经过术前讨论，决定完善术前准备后行宫颈癌根治性手术。护士在给何女士进行术前准备时，她忧心忡忡，反复念叨“我这个病怎么越查越重，小刀没开好，大刀能开好吗？会不会开了刀后更重啊？”。护士将该情况汇报了管床医生，管床医生在签署术前知情同意书时认真详细地倾听了何女士和家属的想法，并做了详细的术前沟通，何女士和家属表示理解并配合治疗。12月28日医生在全麻下为何女士进行了腹腔镜下广泛性全子宫切除术+双侧附件切除术+盆腔淋巴结根治性切除术+盆腔粘连松解术，手术过程顺利，出血约100ml。

二、课堂学习流程

1. 学生汇报　课前学习清单和第一、二节内容，教师澄清学生模糊与错误理解，巩固专业知识。

2. 学生结合所给案例情境，根据场景分别设置患者、医生、护士、家属及观察员等角色，模拟以下操作，教师观察记录。

（1）术前知识宣教。

（2）术前饮食指导。

（3）术前活动指导。

（4）与手术室接诊人员交接。

（5）回室准备。

（6）医患沟通。

3. 讨论分析

（1）首先由角色扮演者回顾模拟过程和感受。

（2）结合课前学习清单内容，师生共同梳理和分析场景模拟过程中亮点并加以肯定和表扬，捕捉不足之处，鼓励学生提出改进看法和做法。

4. 分组练习　3~4人一小组，练习上述活动，教师巡回观察和指导。

5. 总结反馈

（1）学生进行自评和互评。

（2）教师根据观察对学生在沟通技巧、模拟操作细节、专科知识认知等方面进行反馈。

三、案例学习导引

（一）案例分析思路

1. 根据“结合锥切术后的病理结果，何女士临床诊断修正为‘宫颈鳞状细胞癌Ⅱa1期’，管床医生经过术前讨论，决定完善术前准备后行宫颈癌根治性手术”，可以思考宫颈癌临床分期及处理原则。

2. 根据“护士给何女士进行术前准备”，可以思考腹腔镜手术的术前准备有哪些？

3. 根据“她忧心忡忡，反复念叨……，护士将该情况汇报了管床医生……并做了详细的术前沟通，何女士和家属表示理解并配合治疗”，可以思考护士遇到这样的情况如何处理，如何进行有效沟通。

4. 根据“全麻腹腔镜下行广泛性全子宫切除术+双侧附件切除术+盆腔淋巴结根治性切除术+盆腔粘连松解术”,可以思考这样的麻醉和手术方式对于护理有什么要求,护士应该如何配合以保证患者安全顺利渡过手术。

(二)案例学习注意事项

本节侧重于宫颈癌的临床分期及处理、妇科腹腔镜手术相关知识以及术前准备、护理人员如何执行这些术前准备达到帮助患者安全顺利渡过手术,护理工作中如何进行沟通问题。

1. 宫颈癌的临床分期及处理、妇科腹腔镜手术属于临床医生工作研究范畴,同之前讨论的术后病理报告一样,虽然不属于护理工作研究范围,但和护理工作有密切联系,具体落实离不开护理的配合。护士理解了临床医生给患者确定临床分期的依据及治疗方案,甚至临床医生个人的水平、经验及倾向,这样在开展护理活动时能做到心中有数,既可以在患者提出疑问时予以合理准确的解答,避免因无知造成的误会甚至纠纷,又可以提高护理人员素质,提升护理专业形象,深化护理专业内涵。

2. 为帮助患者安全顺利渡过手术,护士有必要全面了解手术的过程,包括腹腔镜手术各项术前准备与手术的关系,麻醉方式、手术方式以及医生对护理的配合要求等,这样既有利于护士向患者进行与其手术相关的健康教育和具体指导,又有利于护士有目的地观察病情,开展针对性的护理活动,做到知其然,更知其所以然。此处也提示,护理人员因为工作场所和工作内容不同而存在认知盲区,所以相互之间要经常交流,如有条件,妇科护士可以赴手术室参观本科室开展的腹腔镜手术,向手术医生、麻醉医生及手术室护士全面了解手术过程,知晓患者的全程经历,最终达到能为患者提供更恰当护理,帮助患者安全康复的目的。开展教学时,教师可提供妇科腹腔镜教学视频供学生观看,有助于学生更直观地感受和思考。

3. “妇科腹腔镜术前准备”知识性较强,学生若没有临床工作经验会感觉无从下手,或把握不准具体内容。教学时可引导学生逐条分析、识别各项医嘱的目的和执行要点,也可借助手术视频引导学生从腹腔镜手术操作特点、手术部位涉及的解剖特点及麻醉方式来思考有无特殊术前准备,从手术范围、手术难度甚至手术者本身特点来思考术后如何护理,术后容易出现哪些并发症,如何观察和处理等。

4. 术前准备具体如何落实,学生如何进行角色扮演,需要教师和学生充分开动脑筋。对于可在真人开展的技术性操作如深呼吸和有效咳嗽、踝泵运动、翻身、下床等活动,教师可以亲自示范或提供教学视频,供学生观看模仿,学生需反复练习揣摩和体会,只有自己会做后才能教会患者如何做。对于无法真人练习的技术性操作如阴道擦洗/冲洗、大量不保留灌肠、留置尿管等则可以先在模型上练习流程,在临床见习中多观察带教老师的操作,珍惜每一次实践机会,用心揣摩和总结经验。对于口头指导性准备工作如饮食指导、口服洗肠溶液等可以借助食物图片、实物模型、流程图及各种工具帮助患者及家属理解如何执行,并向患者提供可反复答疑的途径。

5. 关于沟通的重要性是不言而喻的,但如何开展沟通教学并非易事。此案例中设置了沟通场景,护士关注到了患者存在的问题,没有轻率地回答,而是向管床医生反馈,管床医生在签署手术知情同意书时给予了详细沟通解释,解决了患者的疑虑。可以看出,该案例中护士的做法是可取的,如果时机允许的话,护士可以与管床医生沟通,争取旁听术前谈话,获得更多的专业信息。此环节在课堂开展时，教师需要仔细观察和记录学生在进行角色扮演时是如何互动交流，效果如何，组织所有参与者与观察员对角色扮演过程进行反馈，帮助学生在交流反馈中体会医护患沟通既需要尊重和倾听等技巧，也需要换位思考，更需要专业内涵为支撑，从而激发学生重视沟通，不断练习沟通技能，增强沟通能力的愿望。

（三）学习清单问题解析

1. 宫颈癌的诊断和临床分期　根据病史和临床表现，尤其有接触性出血者，通过"三阶梯"诊断程序，或对宫颈肿物直接进行活体组织检查可以明确诊断。病理检查确诊为宫颈癌后，应由两名有经验的妇科肿瘤医生通过详细全身检查和妇科检查，确定临床分期。根据患者具体情况进行X线胸片检查、静脉肾盂造影、膀胱镜及直肠镜检查、超声检查和MRI等影像学检查评估病情。

宫颈癌的临床分期目前采用国际妇产科联盟（Federation International of Gynecology and Obstetrics，FIGO）2009年的分期标准（表10-2），临床分期在治疗前根据盆腔检查结果确定，治疗后不再更改。

表10-2　宫颈癌的临床分期（FIGO 2009）

期别	肿瘤范围
Ⅰ期	肿瘤局限于宫颈（包括累及宫体）
ⅠA	肉眼未见病变，仅在显微镜下可见浸润癌
ⅠA1	间质浸润深度≤3mm，宽度≤7mm
ⅠA2	间质浸润深度>3mm，但≤5mm，宽度≤7mm
ⅠB	肉眼可见病灶局限于宫颈，或显微镜下可见病灶大于ⅠA2期
ⅠB1	肉眼可见病灶最大径线≤4cm
ⅠB2	肉眼可见病灶最大径线>4cm
Ⅱ期	肿瘤已经超出宫颈，但未达盆壁。累及阴道，但未达阴道下1/3
ⅡA	无宫旁组织浸润
ⅡA1	肉眼可见病灶最大径线≤4cm
ⅡA2	肉眼可见病灶最大径线>4cm
ⅡB	有宫旁组织浸润，但未扩展至盆壁
Ⅲ期	肿瘤侵及盆壁和（或）侵及阴道下1/3，导致肾盂积水或无功能肾
ⅢA	肿瘤侵及阴道下1/3，未侵及盆壁
ⅢB	肿瘤侵及盆壁和（或）导致肾盂积水或无功能肾
Ⅳ期	肿瘤超出真骨盆或（活检证实）侵及膀胱黏膜或直肠黏膜
ⅣA	肿瘤侵及邻近盆腔器官
ⅣB	肿瘤有远处转移

2. 宫颈癌的处理原则　一般根据临床分期、年龄、生育要求、全身情况、医院医疗技术水平及设备条件综合考虑，制订适当的个体化治疗方案。总原则为采用手术和放疗为主、化

疗为辅的综合治疗。

(1)手术治疗:主要用于早期宫颈癌(ⅠA~ⅡA)患者。

(2)放射治疗:早期病例以局部腔内照射为主,体外照射为辅;晚期以体外照射为主,腔内注射为辅。

(3)化疗:主要用于晚期或复发转移患者和同期放化疗。

3. 妇科腹腔镜手术基本知识

(1)腹腔镜手术是通过腹壁微小的穿刺孔道,将 CO_2 注入腹腔内膨隆腹腔,借助于连接腹壁内外的带孔道的器械,置入光学镜体,由摄像系统将盆腹腔脏器显示在监视屏幕上,经腹壁孔道放入腹腔镜手术用的特殊器械进行手术操作的手术方法。

(2)腹腔镜手术有专门的设备,包括腹腔镜系统、电视摄像系统、光学系统、冲洗系统等,也有专用的器械,包括穿刺套管、转换器、各种钳类、剪刀、电凝装置、能源器械等,妇科腹腔镜手术还有特殊的配备器械,如子宫粉碎器、子宫颈旋切器、举宫杯(器)、子宫肌瘤挖出器、扇形耙、推结器等。这些复杂的腹腔镜设备和器械对于消毒、维护及术中配合有专门的要求,对于护理人员也提出了更高的要求。

(3)全身麻醉是腹腔镜手术最常用、最安全的麻醉方法。由于妇科腹腔镜手术特殊体位,所以通常采用气管内插管全身麻醉,这样能最大限度减轻腹内压升高和 CO_2 吸收所带来的不利影响,有效预防和降低误吸的发生率,更有利于 CO_2 的排泄。

(4)腹腔镜下宫颈癌根治术一般是先做盆腔淋巴结清扫,再进行广泛全子宫切除,双附件是否保留视患者年龄及术中探查情况具体而定。该手术是妇科镜下操作难度最大的手术,手术范围广,并发症风险高。

4. 妇科腹腔镜术前准备　从护理角度来看,充分的术前准备目的在于协助医生帮助患者以最佳的身心状况适应并安全顺利渡过手术,避免因术前准备不充分给手术带来不利影响以及给患者健康带来潜在风险。

妇科腹腔镜手术的术前准备既有与外科腹部手术术前准备相同的部分(详见相关章节),也有其特别之处,如手术部位涉及女性生殖系统,会给患者及家庭带来生育、性生活等影响的顾虑;腹腔镜手术本身、手术范围及难度不同均对患者身体状况、麻醉手术护理组人员的技术及配合有不同于开腹手术的特别要求。

(1)患者心理准备与沟通:患者及家属依然是谈癌色变,主要依靠手术医生在术前进行充分详细的沟通,告知患者及家属临床诊断、手术方式、可能出现的并发症及手术预后、术中出现大出血或重要脏器损伤是否愿意中转开腹等,让患者及家属充分了解并签署手术同意书。依前所述,管床护士非常有必要知晓相关情况,把握患者及家属心理,给予针对性的心理支持。

(2)重要脏器功能良好状态:术前全身体格检查、妇科检查及各种辅助检查的结果凡有异常者均须在术前予以处理,如出现肝肾功能、血压、血糖等异常、贫血、阴道感染等,则须术前先治疗,再安排手术。所以护士在术前须配合做好各种检查,学会识别异常结果,积极落实各种治疗措施。

(3)皮肤准备:部分学者认为,对不需要进行阴道操作的腹腔镜手术可不进行手术区域的皮肤准备,但要指导患者术前保持个人清洁卫生,如沐浴、洗头、更衣、修剪指(趾)甲等,必要时进行妇科皮肤准备。需要特别注意的是,脐部因为组织薄、血管少,是腹腔镜手术时进镜的理想部位，一般手术其中一个切口在脐轮下0.5cm或脐底部，故在术前需要进行清洁消毒。而患者的脐部形态各异，清洁处理难度差异性大，所以在清洗消毒脐孔时既要清洁彻底，又要注意避免损伤脐部皮肤。脐部的清洁状况可作为护理工作交接班观察的重点内容，如果有异常须向管床医生反馈并处理。

妇科皮肤准备

【操作目的】

去除手术区毛发和污垢，为手术时皮肤消毒做好准备，预防切口感染。

【操作准备】

1. 患者评估　年龄、意识、病情、手术范围、皮肤准备的范围、皮肤准备范围内的皮肤完整情况、合作程度等。

2. 用物准备　治疗车、一次性尿垫、备皮刀、络合碘、手套、纱布、冲洗钳1把、消毒海绵块1块。

3. 护士准备　洗手，戴口罩。

4. 环境准备　整洁、安静、注意保暖、遮挡患者。

【操作要点】

1. 携用物至床旁，核对患者，充分解释。

2. 协助患者取膀胱截石位，脱下一侧裤腿，充分暴露备皮区域，将一次性尿垫垫于患者臀下。

3. 用洗钳夹取海绵块，蘸取络合碘涂擦备皮区域。

4. 一手绷紧皮肤，一手持备皮刀，分区剃净毛发，先腹部后会阴部。

5. 用棉签蘸取络合碘溶液清除脐部污垢，并用棉签蘸清水清洗干净。

6. 备皮后清洁局部毛发，擦净皮肤，检查是否剃净，有无皮肤损伤。

7. 协助患者穿好衣裤下床。

【重点提示】

使用备皮刀备皮时，备皮刀与皮肤保持45°，与毛发生长方向顺行，不可逆行剃除，以免损伤毛囊。

(4)阴道准备：腹腔镜下宫颈癌根治术涉及阴道内操作，因此要对阴道进行消毒。可在术前1~3天用聚维酮碘或安尔碘皮肤黏膜消毒剂擦洗清洁阴道，在清洁过程中注意观察阴道分泌物情况，发现异常及时报告并处理。如行阴道冲洗可参见以下步骤。

妇科阴道冲洗

【操作目的】

清洁阴道及宫颈，避免当子宫切除过程中阴道与盆腔相通时，病原体进入盆腔引起感染，减少术后阴道残端感染等并发症。

【禁忌证】

1. 月经期、产后或人工流产术后宫颈口未闭或有阴道出血者。

2. 宫颈癌患者有活动性出血者，绒癌患者有阴道转移者，为防止大出血，禁止冲洗。

3. 未婚无性生活者原则上不能冲洗，如需冲洗可用导尿管进行冲洗，但不能使用阴道窥器。

【操作准备】

1. 患者评估与准备　询问有无禁忌情况；病情、意识、患者自理及合作程度；嘱排尿，备干净卫生纸。

2. 用物准备　治疗车、输液架、水温计、一次性尿垫、便盆、手套、纱布若干、冲洗钳2把、消毒海绵块2块、阴道窥器1个、络合碘、冲洗头1个、橡皮管1根、冲洗桶1个，或一次性妇科阴道冲洗器1个(带有控制冲洗压力和流量的调节开关)。

3. 护士准备　洗手，戴口罩。

4. 环境准备　整洁、安静、注意保暖、遮挡患者。

【操作要点】

1. 配冲洗液，调节水温41~43℃，按1∶40比例配络合碘溶液500~1 000ml。

2. 将冲洗桶挂于输液架上，液面高度距离床沿60~70cm。

3. 协助患者取膀胱截石位，脱下一侧裤腿，将一次性尿垫垫于患者臀下。

4. 冲洗钳夹一块蘸取络合碘溶液的海绵块擦拭外阴，由上至下，由外向内，再用另一把冲洗钳夹海绵块蘸络合碘溶液消毒阴道各壁。

5. 排净冲洗桶连接的橡皮管内的空气，在患者大腿内侧试水温适宜后备用。

6. 阴道窥器打开阴道，先冲洗外阴部，再将冲洗头送进阴道深部，由内向外冲洗，并缓慢转动阴道窥器，以保证充分冲洗阴道穹隆及阴道侧壁。

7. 待冲洗液剩余100ml左右时，夹闭橡皮管，轻轻下压阴道窥器，使阴道内残留液体流出，取出阴道窥器及冲洗头。

8. 协助患者坐起，待阴道内残存液体流尽后，用干净卫生纸擦干外阴。

9. 协助患者穿好衣裤，回床单位，协助取舒适卧位。

【重点提示】

1. 冲洗动作轻柔，勿损伤阴道壁和宫颈组织。

2. 冲洗液温度过高会烫伤阴道黏膜，温度过低患者不舒适。

3. 冲洗桶距离过高会造成压力过大、水流过速，使液体或污物进入宫腔；距离过低则压力不足，冲洗效果不佳。

4. 冲洗头不宜插入过深，避免刺激后穹隆引起不适，或损伤局部组织引起出血。

5. 老年女性阴道干涩，冲洗后自觉阴道不适，偶有少量阴道出血，严密观察患者有无阴道不适感觉，做好解释工作。

(5)肠道准备：目前大部分妇科腹腔镜手术使用的肠道清洁方法有灌肠法和口服法两种。①手术前一天晚上8点及手术当天晨5点分别用0.1%肥皂水1 000ml行大量不保留灌肠，以清洁结肠下段，保证有足够的时间排空灌肠液。②术前一天口服洗肠液。无论采用哪种肠道清洁方法，都必须有效观察患者的排便情况，以便及时采取补救措施。饮食指导等可参见外科腹部手术术前准备。

(6)膀胱准备：术前排空膀胱，在病室或手术室留置尿管。具体操作参见《护理学基础》。

(7)术前管理：术前取下活动义齿、发夹、首饰及贵重物品等。术前1天及手术当天监测体温，有发热、上呼吸道感染、月经来潮等，及时通知医生处理。术前晚必要时口服适量安眠药促进睡眠。手术当天护理：评估患者是否做好所有术前准备，与手术室做好交接工作，做好接台患者观察护理。

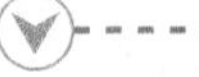

【课后作业】

拓展阅读：

张军花，侯晓敏，周萍．腹腔镜手术配合[M]．北京：科学出版社，2018.

第四节　腹腔镜宫颈癌根治手术后护理

【学习目标】

1. 理解

(1)腹腔镜下宫颈癌根治术后护理评估重点。

(2)腹腔镜下宫颈癌根治术后常见不适及处理。

(3)腹腔镜下宫颈癌根治术后常见并发症及护理。

(4)腹腔镜下宫颈癌根治术后促进早期康复指导内容。

2. 应用

(1)能安全、节力地将患者从平车转移至病床，并与手术室送诊人员做好交接。

(2)能识别术后常见不适和并发症的表现。

(3)能指导患者及家属开展术后早期康复活动。

(4)能协助医生做好出院指导。

课前学习清单

1. 患者术毕回室时责任护士与手术室人员的床边交接。
2. 手术患者搬运的安全。
3. 腹腔镜下宫颈癌根治术后患者常见不适及并发症。
4. 腹腔镜下宫颈癌根治术后患者护理重点。
5. 该患者目前主要的护理问题及护理措施。
6. 模拟搬运患者、床边交接、腹腔镜康复操、活动指导、保留尿管护理等场景。

一、案例情境

12 月 28 日下午 3 点，患者术后由手术室人员送回病房，众人安全将患者搬运至病床，妥善安置好患者并完成交接。患者术后神志清，心电监护显示 HR 88 次/min，R 20 次/min，BP 103/69mmHg，SPO_2 99%，腹部切口敷料干燥，腹腔引流管、留置尿管、输液管各一根，在位通畅。

12 月 29 日，晨间护理查房：T 38.9℃，无阴道流血，腹腔引流管通畅，引流袋内暗红色液体约 300ml，尿管在位通畅，尿色清，询问其有无按照术前指导进行床上活动，患者表示咽喉部不适，腹部、肩背部都疼痛，变换体位时尤为明显，所以不敢也不愿活动。经过管床护士耐心解释、指导、示范及不断巡视鼓励后，患者终于解除心理压力，白天在家属、护士协助下完成了翻身和坐起，并在下午 5 点尝试在床边站立挪动了数分钟。下午 4 点血常规结果示：白细胞 9.54×10^9/L，血红蛋白 109g/L，淋巴细胞 0.05，中性细胞比率 0.93；C-反应蛋白 21mg/L，肝肾功能、电解质未见明显异常。医嘱继续抗感染、补液治疗。

12 月 30 日，T 37.3℃，患者肛门已排气，恢复顺利。

12 月 31 日，体温正常，考虑 24 小时腹腔引流液淡红色，量少于 100ml，予以拔除腹腔引流管，保留尿管通畅、尿色清，大便已解。术后手术病理切片报告示：宫颈鳞状细胞癌Ⅱa1 期，患者恢复良好，于 2017 年 1 月 3 日保留尿管出院。

二、课堂学习流程

1. 学生汇报课前学习清单，回顾前三节内容，教师澄清学生模糊与错误理解，巩固专业知识。

2. 学生结合所给案例情境，根据场景分别设置患者、家属、手术室人员、责任护士、观察员等角色，模拟以下操作。

(1)患者以平车运送回室，将患者由平车搬运至病床。

(2)病房护士接诊患者，并与手术室送诊人员进行交接，完成交接记录单。

(3)病房护士对患者及家属进行健康指导：腹腔镜康复操、活动指导、保留尿管护理。

3. 讨论分析

(1)首先由角色扮演者回顾模拟过程和感受。

(2)师生共同梳理和分析场景模拟过程中亮点并加以肯定和表扬，捕捉不足之处，鼓励学生提出改进看法和做法。

(3)结合课前学习清单内容，将其注入案例进行分析。

4. 分组练习 3~4 人一小组，练习搬运、交接、腹腔镜康复操、活动指导、保留尿管护理等，教师巡回观察和指导。

5. 总结反馈

(1)学生进行自评和互评。

(2)教师根据观察对学生在沟通技巧、模拟操作细节、专科知识认知等方面进行反馈。

三、案例学习导引

(一) 案例分析思路

1. 根据“患者术后由手术室人员送回病房，众人安全将患者搬运至病床，妥善安置好患者并完成交接”,思考手术后患者床边交接的要点,以及患者回室后如何确保搬运的安全。

2. 根据案例中描述的术后返室的情况,思考患者术后当日护理评估重点有哪些。

3. 根据12月29日至31日的情况描述,可以思考患者存在的护理问题有哪些,如何护理,患者术后病情观察的要点有哪些,如何促进患者术后早日康复。

4. 根据“2017年1月3日保留尿管出院”,可以思考出院指导,包括院外保留尿管的护理指导。

(二)案例学习注意事项

本节侧重于患者术后的安全转移、术后恢复过程中的观察、恢复过程中问题的解决以及康复促进等问题。

1. 将患者由平车转移到病床涉及患者安全问题,应思考需在哪些方面确保患者安全,以及在确保安全的前提下如何尽量省力、方便地将患者转移到病床上。教学时可借助视频、师生共同实践,通过切身体会理解和把握安全细节。

2. 为方便学生理解,可将术后恢复过程划分为两处场所、三个时段。第一时段:复苏期,即手术结束至患者从麻醉中复苏的阶段。此时段一般在麻醉复苏室监护,内有麻醉医生和麻醉护士。第二时段:术后返室交接监护期,即患者清醒后由麻醉医生或麻醉护士送回病房,与病房护士交接安置后至生命体征稳定撤离监护装置。第三时段:自生命体征平稳至出院的恢复期。每个时段均有相同及不同的观察重点,如何将上一时段的患者状况与观察重点告诉下一时段的接班人,接班人如何接班等都是学生在进行角色扮演时值得思考和关注的重要学习内容。学生角色扮演时可按照附录21进行观察记录。

3. 本案例情境涉及返室交接时,病房护士扮演者并不清楚患者术中情况,教学时可以引导学生思考是否有必要及有哪些途径可以获得患者术中情况,思考需要评估患者术中哪些情况。还可以引导学生观察梳理临床工作中的手术患者核对交接记录单(参考附录8)上面列出的条目,思考交接项目。学生在进行角色扮演时可按照此交接记录单有序执行,有助于避免遗漏交接项目。需要注意的是,各交接项目不能仅停留在口头的交接,交接双方应配合完成各交接项目的落实,如生命体征应实际测出,所有引流管情况、皮肤完整性情况、切口及敷料情况等均应逐项实际确认核查。

4. 本案例患者经历了全麻腹腔镜下宫颈癌根治手术,该手术是妇科镜下操作难度最大的手术,手术范围广,手术时间长,手术并发症风险也高。教学时可借助手术视频,引导学生从麻醉特点、腹腔镜手术特点及手术切除范围等角度思考患者术后可能会出现哪些不适和并发症,如何指导患者应对必然出现的不适,哪些并发症可以预防,哪些可以在护理职责范围内采取措施预防,如何预防,术后如何早期识别并发症和处理等问题,从而引出术后观察及护理的重点,也能促进学生对术前指导重要性的理解。当然这些问题背后的分析思路及解决问题的能力非一朝一夕之功练成,需要以深厚的专业基础和实践为背景,教师可以抓住此案例中某些细节(本案例中患者术后咽喉不适、腹部及肩部疼痛)引导学生抽丝剥茧的层层分析,帮助学生逐步养成理论联系实际、理论指导实践的思维习惯。

5. 本节除了需要熟悉患者交接和术后观察、指导的理论内容之外,在实践时还需考虑到沟通对方的专业背景,对语言的理解和接受程度,例如在面对专业人员时可使用术语体现专业性,而面对患者及家属时则应尽量使用通俗易懂的语言,且应确认所指导的内容被患者和(或)家属准确、无歧义的接受。

(三)学习清单问题解析

1. 患者回室床边交接要点　在交接时应该详细了解手术范围大小、麻醉方式、手术时间、术中有无输血及量、有无特殊用药、手术过程是否顺利、术后回病房有无特殊护理要求等情况,评估患者术中情况的途径既可以询问手术室陪护人员,也可以翻阅病历或者向手术医生组了解情况。

2. 手术患者搬运的安全(参见第六章第四节)。

3. 腹腔镜下宫颈癌根治术后患者常见不适及处理

(1)疼痛:术后患者均会有不同程度的疼痛,通常发生在麻醉作用消失后,术后 24 小时内最为剧烈,2~3 天后自然缓解。任何增加切口张力的动作,如咳嗽、翻身、腹胀、尿潴留、呃逆等都能引起或加剧疼痛。需要注意的是妇科腹腔镜手术因为术中需要形成 CO_2 气腹以及手术头低臀高使用肩托,部分患者会在术后出现肩部、肋间等部位不适或疼痛。

处理:①评估疼痛程度(疼痛评估方法参见相关章节);②寻找疼痛原因;③妥善固定引流管,防止因其移动引起牵拉痛;④指导患者在翻身、深呼吸或咳嗽时保护切口,减少因切口张力增加引起的疼痛,必要时使用腹带以减轻切口张力;⑤指导患者及陪护者正确使用镇痛泵,如镇痛泵各按钮的使用及注意事项,观察使用效果;⑥因 CO_2 气腹引起的双肋或肩部疼痛,可指导患者练习腹腔镜术后康复操,使 CO_2 气体向盆腔聚集,以减轻对膈肌的刺激,亦可以适当延长术后吸氧时间以缓解症状。

腹腔镜术后康复操

【练习目的】

减轻腹腔镜术后导致的肌肉酸痛、腹胀等不适。

【练习时机】

术后 6h 开始进行,每天上下午各一次。

【练习步骤】

1. 深呼吸,4 次。
2. 左右翻身,4 次。
3. 屈伸髋、膝关节,4 次。
4. 左手捏拿右侧肩关节,右手捏拿左侧肩关节,4 次。
5. 双手分别握持肩关节,顺时针和逆时针做肩关节环绕运动,各 4 次。
6. 双肩外展,扩胸运动,4 次。
7. 手臂平举,分别向上和向下抬举与落下,与身体纵轴平行,各 4 次。

【注意事项】

1. 循序渐进,量力而行。
2. 出现明显疼痛,停止运动。
3. 不影响治疗和护理操作。

(2)恶心、呕吐:恶心、呕吐是腹腔镜术后常见的不适,多与 CO_2 气腹压力及麻醉镇痛有关,此外,糖尿病、酸中毒、低钾、低钠、低血糖、缺氧等也可引起呕吐。

处理:①稳定患者情绪;②判断寻找原因;③观察恶心、呕吐时间,呕吐物量、内容及性质等,并做好记录;④协助患者取舒适卧位,头偏一侧,予以温开水漱口;⑤必要时按医嘱使用止吐药物。

(3)咽喉部不适：由于气管插管全麻损伤气管黏膜，患者咳嗽反射较弱，易发生咽喉部疼痛、咳嗽、痰多等不适。

处理：鼓励患者多做深呼吸，协助翻身、拍背，及时咳出呼吸道分泌物，必要时予以雾化吸入。

(4)腹胀：手术时间较长的腹腔镜手术，由于术中长时间气腹，较高的腹内压力对胃肠道静脉回流造成影响，CO_2 经腹膜或末梢肠管静脉吸收，造成胃肠道静脉高碳酸血症和酸中毒，血液黏稠度增高，虽然术后能解除气腹，但静脉回流不畅不能马上缓解，因此，一定程度上造成术后腹胀的发生。

处理：①鼓励或协助患者早期床上活动，如踝泵运动、翻身等；②指导患者做腹腔镜术后康复操、深呼吸运动等；③腹部热敷及按摩；④追踪观察患者症状缓解情况。

4. 腹腔镜下宫颈癌根治术后患者常见并发症及处理

(1)皮下气肿：为腹腔镜特有的并发症，偶见于体重特别轻或手术时间长的患者。由于腹腔充气时，腹腔内压力升高，气体从气腹针穿刺部位或套管穿刺部位渗透到皮下组织引起。

处理：病房接班护士认真细致检查全身情况，如面色、皮温、皮下有无捻雪音。一般能自行消退，无需特殊处理。

(2)输尿管、膀胱和直肠损伤：腹腔镜广泛全子宫切除术最容易损伤的是膀胱、输尿管及直肠。损伤可在术中被及时发现并处理，也有术中难以发现，而在术后出现损伤症状和体征。

处理：病房护士向手术医生详细了解手术情况，如术中脏器损伤情况及处理等。需要明确的是，无论有无损伤，术后患者均需严密观察尿色、量等尿液引流情况，并做好留置尿管的护理；密切观察阴道流血和流液情况；密切观察肛门排气及排便情况。

(3)闭孔神经和血管损伤：腹腔镜下盆腔淋巴结清扫术时偶尔会发生闭孔神经及血管损伤，一般能在术中发现并修补。

处理：病房护士向手术医生详细了解术中情况，如有无损伤及损伤后的处理等。术后严密观察患者生命体征、腹部体征，观察患者有无两下肢交叉困难、大腿外展受限、髋关节屈伸异常等表现。如有闭孔神经损伤后修补，则术后需理疗并使用营养神经药物。一般闭孔神经吻合术后3~6个月功能逐渐恢复。

5. 腹腔镜下宫颈癌根治术后患者护理重点

(1)监测生命体征及血氧饱和度：按医嘱要求严密监护，如有异常及时汇报并处理。

(2)吸氧：吸氧可改善 CO_2 残留带来的身体影响，一般术后至少吸氧2小时，吸氧期间密切关注氧饱和度。

(3)观察尿液及留置尿管的护理：观察尿液的量、色及性状，做好留置尿管期间的尿管及会阴部护理。一般每天消毒导尿管与尿道口接触部2次，7天后改为4小时开放一次，并协助留取尿标本检查，10~14天后拔除尿管。拔除尿管后，指导患者诱导排尿的方法，观察排尿频率及排尿量，如残余尿>100ml，则需再次留置尿管。

若患者保留尿管出院需指导患者：①保持尿管通畅，不可扭曲折叠；②尿袋位置切不可高于膀胱位置，严防尿液反流；③按无菌原则更换尿袋，严防感染；④多饮水；⑤注意外阴清洁；⑥观察尿液性状及量，有尿液异常或发热、腹痛及腰痛等及时来院复诊。

会阴护理

【操作目的】

消除外阴分泌物、去除异味、保持外阴清洁、增进患者舒适。

【操作准备】

1. 患者评估与准备 病情、意识、患者自理及合作程度,有无大小便失禁及留置导尿管,会阴部清洁程度,会阴皮肤黏膜完整性,会阴部有无伤口,阴道流血、流液情况。

2. 用物准备 治疗盘内放治疗碗、血管钳、0.01%碘伏棉球若干、弯盘,一次性尿垫、手套,必要时带屏风。

3. 护士准备 洗手,戴口罩。

4. 环境准备 整洁、安静、注意保暖、遮挡患者。

【操作要点】

1. 向患者解释会阴护理的目的和配合要点,准备用物。

2. 协助患者仰卧位,脱对侧裤腿盖在近侧下肢,盖被覆盖腹部及对侧下肢,患者双下肢稍弯曲外展,充分暴露会阴部。

3. 将一次性尿垫垫于患者臀下。弯盘置于会阴部。

4. 操作者戴手套,用血管钳夹持消毒棉球由内向外、自上而下擦洗会阴,先清洁尿道口周围,后清洁肛门。

5. 留置尿管者,由尿道口处向远端依次用消毒棉球擦洗。

6. 擦洗完后擦干皮肤,皮肤黏膜有红肿、破溃或分泌物异常时需及时给予处理。

7. 协助患者穿好衣裤,回床单位,协助取舒适卧位。

8. 整理床单位,处理用物。

9. 洗手,记录。

【重点提示】

1. 为患者保暖,保护隐私。

2. 避免牵拉引流管、尿管。

3. 告知患者自我观察阴道分泌物的性状和有无异味等。

(4)腹腔引流管的观察与管理:遵循引流管护理的总原则:妥善固定,标识清楚,有效引流,预防感染,观察记录。指导患者翻身及执行护理操作时,避免牵拉,防止滑脱。妇科腹腔镜手术放置引流管主要用于引出盆腹腔液体(渗血、渗液及冲洗液),需随时观察引流液的性质和量,若引流液≥100ml/h,且为鲜红色,应考虑有内出血,若引流液量多且为粉红色或淡黄色,要警惕有无输尿管或膀胱损伤,及时报告医生。引流管拔除由医生视病情及引流情况予以拔管。拔管后仍然密切注意观察阴道分泌物情况,尽早发现膀胱瘘或输尿管瘘。

(5)切口观察及护理:妇科腹腔镜手术切口一般≤10mm,大多不需缝合。术后需观察切口有无渗血、渗液,局部有无红肿热痛,敷料是否清洁干燥、有无脱落等。一般情况下术后一周,切口敷料可去除,可淋浴。

(6)鼓励早期活动:鼓励患者早期活动或穿着弹力袜,可减少或避免术后下肢深静脉血栓的发生,亦可促进肠功能及早恢复。术后 24 小时内在床上进行踝泵运动、髋关节和膝关节屈伸运动、翻身等活动;24 小时后可带尿管下床活动,下床遵循循序渐进原则,预防跌倒。早期活动具体操作流程可参考相关章节。

(7)盆底肌肉锻炼:盆底肌肉锻炼可以增强盆底肌肉群的张力,有利于患者术后盆底功能的复健,尤其是控尿能力的锻炼。

【知识拓展】

盆底肌肉锻炼

盆底肌肉锻炼(pelvic floor muscle training ,PFMT),又称为凯格尔运动(Kegel exercises),是指患者有意识地对以耻骨-尾骨肌肉群为主的盆底肌肉群进行自主性收缩锻炼,以增强尿道的阻力,从而加强控尿能力。PFMT 于 1948 年由德国医生 Arnold Kegel 提出,半个多世纪以来一直在尿失禁的治疗中占据重要地位,目前仍然是压力性尿失禁(stress urinary incontinence,SUI)最常用和有效的非手术治疗方法。

PFMT 的主要内容是反复进行缩紧肛门的动作,每次收紧不少于 3 秒,然后放松,连续做 15~30 分钟为一组锻炼,每天进行 2~3 组锻炼;或者可以不分组,自择时段每天做 150~200 次,6~8 周为一疗程。2011 年国际妇科泌尿协会提出新锻炼方案:要求患者每天 3 组,每组收缩肛门(或憋尿动作)8~12 次,每次都尽力达到自身最长的收缩时间,3~6 周后患者即能发现膀胱的控制能力得到提高,此时鼓励患者继续坚持练习,训练实践至少为 6 个月。

锻炼时要正确、规律、维持一定时间。教会患者如何进行 PFMT 非常重要,注意以下几点:

1. 让患者理解耻骨-尾骨肌肉群的位置。让患者将两只手指放入阴道内,感觉上述肌群的收缩,如果指尖受到来自侧方的压力,则说明收缩有效。同时将另一只手放于腹部,感知腹部肌肉是否处于放松状态。
2. 正确的收缩。较有力的收缩更重要。盆底肌肉位置较深,患者难以感知肌肉收缩是否正确。可借助生物反馈方法提高阴道的触觉敏感性。
3. 运用不同姿势(躺、坐、站)练习,找出最容易操作的姿势,并持续地加以训练。
4. 即使症状已经改善,仍需坚持锻炼。

资料来源:

朱兰,郎景和. 女性盆底学. 2 版[M]. 北京:人民卫生出版社,2014.

(8)随访指导:患者出院后定期回院复查,一般半年内每月复查一次,3 年内每 3 个月复查一次,以后每年复查一次。期间如有特殊医嘱,按医嘱执行。

【课后作业】

整理回顾第十章案例,完成第十章的案例思维导图。

(汪 璐)

附　　录

附录1　学习日志

上课时间：　　　年　　月　　日

<table>
<tr><td colspan="2">班级：</td><td>学号：</td><td>姓名：</td></tr>
<tr><td colspan="3">案例名称：</td><td>第　　　节</td></tr>
<tr><td rowspan="4">学
习
体
会</td><td colspan="3">学习内容总结：</td></tr>
<tr><td colspan="3">收获：</td></tr>
<tr><td colspan="3">主要困难：</td></tr>
<tr><td colspan="3">意见和建议：</td></tr>
</table>

附录2 产科入院护理评估单

病区　　床号　　住院号　　入院日期　　入院诊断

一、一般资料及病史评估
姓名：　性别：　年龄：　岁　民族：　籍贯：
婚姻状况：□已婚　□未婚　□离异　□丧偶　职业：　联系电话：
教育程度：□文盲　□中专及以下　□大专及以上　□其他：
资料来源：□患者　□家属　□朋友　□其他
入住科室时间：　年　月　日　时　分
入院处置：□沐浴　□更衣　□未处理
入院方式：□步行　□扶行　□轮椅　□平车　□其他
入院介绍：□环境　□安全　□饮食　□作息　□探陪　□工作人员　□对症宣教
月经史：□初潮年龄　岁　□每次月经持续时间　d　□月经周期　d
□末次月经：　年　月　日
孕周：　周　预产期：　年　月　日　产褥期：　d
孕产史：孕　产　既往分娩方式：□无　□顺产　□剖宫产　□阴道助产　□其他：
既往史：□高血压　□心脏病　□糖尿病　□精神病　□肿瘤：　□其他：
传染病史：□肝炎　□结核　□梅毒　□艾滋病　□其他：
过敏史：□无　□有(□青霉素　□头孢类　□其他：　)
家族史：□无　□有(□高血压　□心脏病　□糖尿病　□精神病　□肿瘤：　□其他：
二、生活习惯及自理程度
饮食习惯：□正常　□偏食(　)　□忌食(　)
食欲：□正常　□亢进　d　□下降/厌食　d
咀嚼困难：□无　□有　吞咽困难：□无　□有
饮食：□自行进食　□协助进食　□经鼻肠管　□经胃肠造漏管
睡眠：□正常　□难入睡　□多梦　□早醒　□易醒　□需辅助药物
排泄：大便：□正常　□便秘(　次/d)　□腹泻(　次/d)　其他
小便：□正常　□尿频　□尿急　□尿痛　□血尿　□多尿　□少尿 □尿潴留　□尿失禁　□留置尿管
四肢活动：□自如　□乏力　□偏瘫(□左上肢　□左下肢　□右上肢　□右下肢)□截瘫　□全瘫
自理能力：□完全自理(评分：分)　□部分自理(评分：分)　□完全不能自理(评分：分)
健康意识：□良好　□一般　□差　吸烟：□无　□有　饮酒：□无　□有
三、心理与社会状况
心理状态：□情绪稳定　□焦虑　□抑郁　□其他：

续表

家庭社会支持:□良好　　　□有困难(□经济　□家庭　□其他:　　　　　)
四、护理体检
T　℃　P/HR　次/min　R　次/min　Bp　mmHg　身高　m　体重　kg
意识状态:□清醒　□模糊　□谵妄　□嗜睡　□昏睡　□昏迷
胎心率:　次/min　　　　胎方位:　　　　　　先露:
宫口情况:□未开　□开大　cm　　　□未查
宫缩:□无　□有(□不规则　□规则:每次持续　　分钟/间歇期　　分钟)
胎膜:□未破　□已破(时间:　　　　羊水性质:□清　　□浑浊:　　　度)
阴道流血:□无　□有(□少许　　□月经量　　□多于月经量)
阴道异常分泌物:□无　□有(□血性　□脓性　□水样　□其他:　　　　　)
营养状况:□良好　□肥胖　□消瘦　□恶病质　乳房发育:□正常　□异常
皮肤黏膜:□完整　□压疮(风险评分:　分)□破损　□潮红　□水肿　□皮疹　□其他:
五官功能:□正常　□视力下降(左/右)　□失明　□听力下降(左/右)　□失聪(左/右)　□失语
口腔:□正常　□异常(□溃疡　□舌偏斜　□牙龈红肿　□牙龈出血　□假牙　□其他:　　　)
五、住院告知
□住院须知　□介绍主管医生　□责任护士　□病房环境　□膳食安排
□心理疏导　术前宣教:□已做　□未做　□不需要　母乳喂养宣教:□已做　□未做

记录时间:　年　月　日　时　分　责任护士签名:　　　　　　护士长审核签名:

附录 3　孕产妇保健卡

档案编号：□□□□ □□□□□□□□□□□□
高危妊娠：□是　　　　　　□否

×× 省孕产妇保健(部分)

孕妇姓名＿＿＿＿＿＿＿＿＿＿＿＿年龄＿＿＿＿＿＿＿＿＿＿＿＿

联系电话＿＿＿＿＿＿＿＿＿＿＿＿＿＿＿＿＿＿＿＿＿＿＿＿＿＿

家庭住址＿＿＿＿＿＿＿＿＿＿＿＿＿＿＿＿＿＿＿＿＿＿＿＿＿＿

××妇幼保健所　设计/印制

孕产期保健信息卡

孕妇姓名:__________年龄:__________职业:__________文化程度:________________
身份证号:_________________________孕妇联系方式:_________________________
本次妊娠:第___胎 第__________产次

丈夫姓名:__________年龄:____职业:__________文化程度:______________________
身份证号:_________________________丈夫联系方式:_________________________

户籍住址:________省________市________县/区________街道/乡/镇________小区/村________幢________号/户

现住地址:________省________市________县/区________街道/乡/镇________小区/村________幢________号/户

建卡机构:____________________________联系电话:____________________________

建卡日期:______年 ______月______日　　建卡时孕______周

第1次产前检查服务记录表

检查日期:____年____月____日　孕____周

主诉	
既往史	1 无　2 心脏病　3 肾脏疾病______　4 肝脏疾病______　5 高血压　6 贫血　7 糖尿病　8 其他________
家族史	1 无　2 遗传性疾病史______　3 精神疾病史______　4 传染病______　5 其他______
个人史	1 无　2 吸烟　3 饮酒　4 服用药物______　5 接触有毒有害物质______　6 接触放射线(__次,时间____)　7 其他______
疫苗接种史	1 无　2 乙肝疫苗　3 风疹疫苗　4 麻疹疫苗　5 破伤风疫苗　6 其他________　7 不详
药物过敏史	1 无　2 有__________ 妇科手术史：1 无　2 有__________
既往生育史	孕___次,人工流产___次,阴道分娩___次,剖宫产___次,早产___次,过期产___次,现有子女:___男___女 不良孕产史:1 自然流产 ___次　2 死胎___次　3 死产 ___次　4 新生儿死亡___次　5 出生缺陷__________次,缺陷类型 __________
月经史	初潮____岁,周期____天,经期____天,末次月经:____年 ____月____日或不详 预产期
服用叶酸	1 无　2 有(孕前:1 个月　2 个月　3 个月;孕早期:1 个月　2 个月　3 个月)
一般情况	血压 ______ mmHg 身高______ cm 体重______ kg 体质指数(BMI)________
听诊	心脏:1 未见异常　2 异常 肺部:1 未见异常　2 异常
触诊	肝脾:1 未见异常　2 异常:增大 ____压痛____ 乳房:1 未见异常　2 异常:增生　肿块　3 其他________ 甲状腺:1 未见异常　2 异常:肿大　结节
妇科检查	外阴:1 未见异常　2 异常 阴道:1 未见异常　2 异常 宫颈:1 未见异常　2 异常 子宫:1 位置　2 大小 附件:1 未见异常　2 异常 备注:
实验室检查	血常规:血红蛋白____ g/L,白细胞计数____ 10^9/L,血小板计数____ 10^9/L,其他 尿常规:尿蛋白________尿糖________尿酮体________尿潜血________ HCG ________ 其他________ 阴道分泌物:1 正常　2 滴虫　3 阴道假丝酵母菌　4 清洁度异常(ⅢⅣ)　5 其他 *宫颈涂片(必要时): ABO 血型:1 A 型　2 B 型　3 AB 型　4 O 型 Rh 血型:1 Rh 阳性　2 Rh 阴性 肝功能:谷丙转氨酶____ U/L,谷草转氨酶____ U/L,白蛋白____ g/L,总胆红素____ μmol/L,结合胆红素____ μmol/L 肾功能:尿素氮____ mmol/L,肌酐____ μmol/L *需要时检查血糖:空腹____ mmol/L,餐后____小时____ mmol/L 乙肝表面抗原:1 阴性　2 阳性 *需要时检查:乙肝表面抗体________　乙肝 e 抗原________　乙肝 e 抗体________　乙肝核心抗体________　乙肝 DNA ________

续表

<table>
<tr><td rowspan="2">实验室检查</td><td colspan="2">梅毒检测:1 初筛阴性 2 初筛阳性
3 确认阴性 4 确认阳性(RPR 滴度 /)</td><td colspan="2">HIV 检测:1 初筛阴性 2 初筛阳性
3 确认阴性 4 确认阳性</td></tr>
<tr><td colspan="4">＊甲状腺功能检查:T3 ______ pmol/L,T4 ______ pmol/L,TSH ______ mIU/L</td></tr>
<tr><td>B 超</td><td>1 未见异常 2 异常__________</td><td colspan="3">高危评分:</td></tr>
<tr><td>诊断</td><td>1 未见异常 2 异常__________</td><td colspan="3">处理:</td></tr>
<tr><td>保健指导</td><td colspan="4">1 个人卫生 2 心理 3 营养 4 避免致畸因素和疾病对胚胎的不良影响 5 产前筛查宣传告知 6 其他</td></tr>
<tr><td>转诊</td><td colspan="2">1 无 2 有(原因:________)转入________
医院________科</td><td colspan="2">预约检查日期:________年____月____日</td></tr>
<tr><td colspan="3">检查机构:</td><td colspan="2">医生签名:</td></tr>
</table>

孕中、晚期产前检查服务记录表(1)

项目	第 2 次	第 3 次	第 4 次	第 5 次	第 6 次
检查日期					
孕周					
主诉					
血压(mmHg)					
体重(kg)					
水肿					
宫底高度(cm)					
腹围(cm)					
胎位					
胎心率(次/分)					
血红蛋白(g/L)					
尿蛋白					
其他化验检查					
B 超					
高危因素					
高危评分					
诊断	1 未见异常 2 异常______	1 未见异常 2 异常______	1 未见异常 2 异常______	1 未见异常 2 异常______	1 未见异常 2 异常______
指导	1. 个人卫生 2. 膳食 3. 心理 4. 运动 5. 其他	1. 个人卫生 2. 膳食 3. 心理 4. 运动 5. 自我监护 6. 母乳喂养 7. 其他	1. 个人卫生 2. 膳食 3. 心理 4. 运动 5. 自我检测 6. 分娩准备 7. 母乳喂养 8. 其他	1. 个人卫生 2. 膳食 3. 心理 4. 运动 5. 自我检测 6. 分娩准备 7. 母乳喂养 8. 其他	1. 个人卫生 2. 膳食 3. 心理 4. 运动 5. 自我检测 6. 分娩准备 7. 母乳喂养 8. 其他
转诊	1 无 2 有原因: 机构及科室:	1 无 2 有原因: 机构及科室:	1 无 2 有原因: 机构及科室:	1 无 2 有原因: 机构及科室:	1 无 2 有原因: 机构及科室:
预约下次检查日期					
检查医院机构					
医生签名					

孕 28 周后可进行骨盆外测量:髂棘间径____ cm,髂嵴间径____ cm,骶耻外径____ cm,坐骨结节间径____ cm

附录4 待产护理记录单

姓 名　　　　　　　　病 区　　　　　　　　床 号　　　　　　　　住 院 号

日期	时间	血压 mmHg	宫底	胎方位	胎先露	胎心		胎动	衔接	宫缩		宫口		先露高度	胎膜	催产素点滴		处理	签 名
						位置	次数			持续间歇	强度	质地	大小			浓度	滴数		

附录5 缩宫素引产记录单

姓 名　　　　年 龄　　　　胎 次　　　　产 次　　　　住 院 号

日期	时间	缩宫素静滴		催产素累计量	宫缩		宫口		胎心率（次/min）	先露高度	血压（mmHg）	备注	签 名
		浓度	滴数/min		持续间歇	强度	质地	大小					

附录6 产程进展图

预产期
床号
住院号
姓名
年龄
孕产次
日期
宫口开大cm（o红色标记）
胎头下降（×蓝色标记）
10
9
8
7
6
5
4
3
2
1
5
4
3
2
1
0
-1
-2
-3
-4
-5
0 1 2 3 4 5 6 7 8 9 10 11 12 13 14 15 16 17 18 19 20 21 22 23 24
规则宫缩开始于:
产程(h)
检查时间
血压
胎心
宫缩
异常情况
处理记录
签名
⊙胎儿娩出标记

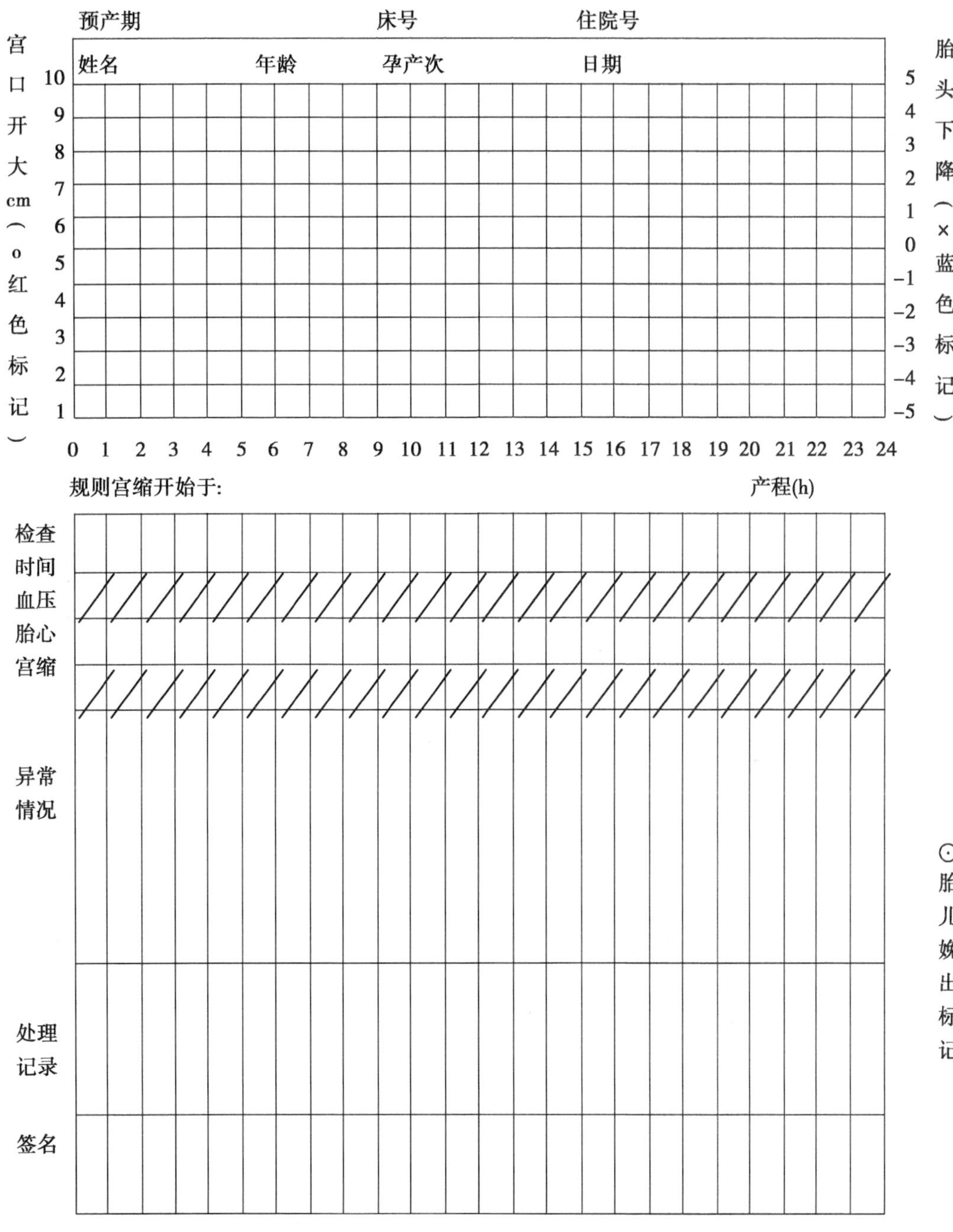

第 页

附录7　新生儿评估记录单(含 Apgar 评分表)

住院号

<table>
<tr><td colspan="3">母亲姓名　　　　出生日期　　年　月　日　时　分　出生证号码</td></tr>
<tr><td colspan="3">产后诊断　　　　　　　　　　母孕期伴发疾病</td></tr>
<tr><td colspan="3">新生儿性别　　　　　　　　　分娩方式</td></tr>
<tr><td colspan="3">分娩过程:破膜时间　　月　　日　　时　　分　　　　Apgar 评分:1′　5′</td></tr>
<tr><td colspan="3">出生时处理抢救方法　　　　　　脐带处理　　　　　眼睛滴药</td></tr>
<tr><td colspan="2">体格检查</td><td rowspan="2">新生儿右足印

产妇左拇指印

取印者:</td></tr>
<tr><td>一般情况:□强　□中　□弱
皮肤:
胎脂:
头部产伤:□无　□变形　□水肿　□血肿
唇:　　口腔:　　五官:
胸部:　　发育:□正常　□异常
心:　　肺:
腹部:　　脐出血:□有　□无
肝:　　脾:　　包块:
四肢:　　指:　　趾:
生殖器:　　睾丸:□已降　□未降
肛门:</td><td>体重　　g
身长　　cm
坐高　　cm
胸围　　cm
枕颏径　　cm
枕颏周径　　cm
双肩径　　cm
双顶径　　cm

检查者:</td></tr>
</table>

新生儿阿普加(Apgar)评分表

评分时间	呼吸	心率	肤色	肌张力	喉反射	备注
1min						
5min						
10min						
20min						

签名:

附录 8 手术患者核对、交接记录单

科别________姓名________床号________住院号________诊断________

手术名称____________________手术日期________

手术患者核对项目：

内容	完成情况	内容	完成情况
禁饮、禁食	□已执行 □未执行	术前检测 8 项	□已做 □未做 阳性项目（ ）
术前针	□已执行 □未执行		
术前血压	（ ）mmHg	女患者是否经期	□是 □否
贵重物品	□无 □有（名 称： ）	其他	
假牙	□无 □有(□已取下)		

病区护士：

手术患者交接项目：

术前交接内容	完成情况	术后交接内容	完成情况
术中用药	□无 □有(名称)	血压	（ ）mmHg
术中用药执行单	□无 □有	病历	□带回 □未带回
病历	□已带 □未带	放射片	□无 □有(名称 张)
放射片	□无 □有(名称 张)	病员服	（ ）件 □未穿
病员服	（ ）件 □未穿	鞋子	（ ）双 □未穿
鞋子	（ ）双 □未穿	带血回室	□无 □有（ 袋）
皮肤完整情况	□完整 □有破损( )	药品	□无 □有(支/袋)
其他		输液情况	□通畅 □不通畅
		引流管	□有(根) □无
		引流管标识	□有 □无
		敷料干燥	□是 □否
		皮肤完整情况	□完整 □有破损( )
		其他	
病区护士__________交 手术室卫生员__________接 手术室护士__________接		手术室护士__________交 手术室卫生员__________接 病区护士__________接	

附录9 新生儿入室交接单

姓名　　　　　　病区　　　　　　　床号　　　　　　　住院号：

时间	头部		五官				十指(趾)		会阴		Apgar 评分	签名
	产瘤	变形	眼	耳	鼻	口腔	手	足	外生殖器	肛门		
												助产士：
												护士：
备注												

附录 10　新生儿每天护理记录单

姓名：　　病区：　　床号：　　住院号：　　出生日期：　　页码：

日期	时间	头部情况			乳汁分泌	婴儿吸吮	喂哺次数	大便	小便	皮肤	病情摘要	签名
		产瘤	变形	血肿								

附录 11　产科护理记录单

姓名：　年龄：　科室：　床号：　住院号：　入院日期：　诊断：

日期时间	评估与观察																护理措施						病情、护理措施及效果	签名
	血压(mmHg)	脉搏(次/min)	血氧饱和度(%)	吸氧(L/min)	血糖(mmol/L)	胎动(次/h)	宫底高度(cm)	阴道出血(ml)	入量(ml)	尿量(ml)	乳房		切口		膝反射		会阴护理	乳房护理	母乳喂养	心理护理	健康教育			
											正常	肿胀	正常	红肿	正常	异常					内容	效果评价		

附录12　儿童入院流程

1. 热情接待,自我介绍,引导患儿至病房,放下护栏,备用床改为暂空床,协助患儿坐或卧于病床上,拉上护栏(同时指导家长护栏的使用方法)。

2. 核对患儿姓名、年龄,插好床头卡,佩戴腕带,告知腕带佩戴目的、注意事项;

3. 测生命体征和指脉氧,选择正确的测量方式腋下或直肠测量(5岁以上能配合可以选择测口腔温度),安睡中的患儿可以测耳温。

4. 介绍病室环境、设施使用、物品管理、安全管理(水瓶、跌倒、坠床、呼叫铃、救护铃)、作息时间、探视陪护制度、外出请假制度,介绍管床医生、主任、病区护士长,陪同家属巡视病区,介绍医生办公室、护士站、穿刺室、标本放置处、配餐间、微波炉使用注意事项、安全出口。

5. 正确评估患儿,有无惊厥史,决定床边是否备惊厥急救箱。病情危重患儿行早期预警评分。

6. 通知医生接诊。

附录 13 儿童入院护理评估单(儿科)

科别　　床号　　住院号　　入院日期　　　　诊断

一般资料
姓名　　性别　　年龄　　民族　　籍贯　　　　资料收集时间
文化程度:未入学　幼儿园　小学　初中　　　联系电话
入院处置:沐浴　更衣　未处理
入院方式:步行　抱(背)入　扶走　轮椅　平车　担架
入院介绍:环境　安全　饮食　作息　探陪　工作人员　规章制度　对症宣教
过敏史:无　有(药物食物其他　)
家族史:无　有(惊厥史　高血压　冠心病　糖尿病　精神病　肿瘤　其他　　)
接种史:按时接种　未按时接种　有无接种禁忌
主要照护人:父母　(外)祖父母　亲戚　福利院　其他
生活习惯及自理程度
饮食习惯:正常　偏食(　　　　)忌食(　　　　)
食　欲:正常　亢进　d　　下降/厌食　d
咀嚼困难:无　有　　　吞咽困难:无　有　呛咳
睡　眠:正常　入睡困难　易醒　多梦　失眠　　睡眠习惯:独睡伴睡
辅助睡眠:无　药物　其他
排　泄:大便:正常　便秘(1 次/　d)　腹泻(　次/d)　失禁　其他
小便:正常　尿频　尿急　尿痛　失禁　留置导尿　其他
自理程度:基本自理　需要帮助　依赖明显　完全依赖　未形成　　陪护:无　有(家人　护理员)
活动能力:自主活动　活动受限(　　　)　卧床(自行翻身、辅助翻身)15
健康意识:良好　一般　差　未形成
心理与社会
心理状态:怕陌生　怕离开父母　怕影响学习　不能评估
情绪反应:放松　紧张　焦虑　恐惧　哭闹　不能评估
家庭社会支持:良好　有困难(经济　家庭　其他　　　)
护理体检
T　℃　P　次/min　R　次/min　BP　/　mmHg　体重　kg
意识状态:清醒　模糊　谵妄　嗜睡　昏睡　昏迷　　表情:正常　淡漠　痛苦
瞳　孔:左、右等大　不等大　散大　缩小　　　对光反射:存在　迟钝　消失
营养状况:良好　肥胖　消瘦　恶病质
皮肤粘膜:正常　异常(　　　　)　　　囟　门:已闭　未闭　膨隆 凹陷
五官功能:正常　视力下降(左/右)　失明(左/右)　听力下降(左/右)　失聪(左/右)　失语
口　腔:正常　异常(疱疹　溃疡　鹅口疮　舌偏斜　牙龈红肿　牙龈出血　义齿　其他　　)
各种导管情况:无　留置针 PICC　Port-A　胃管　导尿管　气管切开导管　其他
伤口情况:
其　他:

签名

附录 14 跌倒/坠床、压疮评估表

	评估内容				
跌倒/坠床危险因素	活动	□不能自主活动或移动(0分)	□自主活动而没有步态不稳(0分)	□能自主活动但有不稳定的步态，没有辅助设施(1分)	□自主活动或移动时，需要辅助(1分)
	生理	□昏迷，无反应(0分)	□生长发育正常并反应灵敏，能判断目标和方向(0分)	□生长发育迟缓，贫血、血小板减少(1分)	□分不清方向/目标，无判断力(2分)
	排泄	□独立完成(0分)	□用尿布/留置导尿(0分)	□如厕时需要协助(1分)	□能独立完成，但有频繁上厕所或有腹泻(1分)
	跌落史	□没有(0分)	□在住院前有跌倒/坠床史(近一年内)(1分)	□在这次住院期间有过跌倒/坠床(2分)	
	用药	□无特殊用药(0分)	□特殊用药：如抗癫痫/阿片类/抗惊厥/泻剂/利尿剂(1分)		
	其他	□患儿≤3岁(3分)			
	总分(　　　　分)				
压疮危险因素	评估内容	1分	2分	3分	4分
	年龄	□<3月	□3月~3岁	□3~8岁	□8~18岁
	体重	□恶病质(<标准体重的30%)	□消瘦(<标准体重的20%)	□肥胖(>标准体重的20%)	□正常(按标准体重浮动±10%均属正常)
	神志状态	□深昏迷(对强烈刺激没有反应)	□浅昏迷(指认错误。对强烈痛刺激有反应)	□嗜睡(指认正确，但反应不积极，或需提示)	□清醒(对时间、地点、人物指认正确)
	活动能力	□长期卧床(长期卧床不能起坐)	□能够坐起(能够起床坐椅或床上坐起)	□步行需扶助(需要人或物辅助下行走)	□活动自如(可起床到处行走)
	活动度	□不能活动(四肢完全没有活动能力)	□极度限制(四肢有微细活动，但不能自行翻身)	□有些限制(四肢活动有些限制，可自行翻身)	□完全能动(完全自主活动四肢)

续表

压疮危险因素	饮食	□不能进食或禁食(没有进食,只有静脉营养)	□少量饮食(每餐进食少量的正常餐或鼻饲或流质或静脉营养)	□饮食不足(每餐只进食 1/2 份量正常餐)	□饮食正常(每餐都能进食全份正常餐)
	排便	□失禁(大小便失禁)	□经常失禁(一般情况下尿失禁)	□偶尔失禁(每天皮肤受湿 1~2 次,如失禁、渗液)	□二便正常(能控制)
	皮肤	□水肿(局部或全身水肿、缺乏弹性、皮肤变薄)	□脱水(皮肤缺乏弹性、干燥)	□颜色温度异常(皮肤苍白、潮红,皮肤感觉冷或热)	□完整(皮肤有弹性,湿度、颜色正常)
	总分(　　　　分)				

备注:

1. 在选择的项目前面的方框内打勾,计算出总分填入"总分"栏内。

2. "跌倒/坠床危险因素"中,当患儿总分≥3 分,在电子病历《入院跌倒/坠床、压疮护理评估单》中填写总分,并使用《预防跌倒/坠床护理记录单》。

3. "压疮危险因素"中,当患儿总分≤20 分,在电子病历《入院跌倒/坠床、压疮护理评估单》中填写总分;压疮危险因素评分≤20 分或有压疮时,使用《压疮护理记录单》

签名

附录15 健康教育记录单

床号： 姓名： 年龄： 诊断：

项目	健康指导内容	日期	指导内容	指导方式	指导者签名	家长签名	效果评价	日期	评价者签名
入院介绍	A 床位医生、护士、病区护士长，自我介绍。 B 病区环境、呼叫铃用法、就餐方式、便民措施。 C 相关制度（作息、探视、陪客、安全、物品保管）餐桌上严禁摆放：热汤，热饮，防止烫伤事故。 D 疾病相关知识宣教。 E 标本留取注意事项、空腹抽血。 F 防坠床、外出等风险告知。 G 患儿住院期间不得擅自离院，否则后果自负。 H 微波炉禁用于煮生食								
检验检查	检查地点、检查时间 检查注意事项（饮食、药物、陪护等） A 检验 B 检查								
饮食宣教	A 普食　D 半流质 B 低脂饮食　E 禁食 C 流质　F 其他______								
活动指导	A 常规活动　D 约束 B 卧床休息　E 其他______ C 局部制动								
药物指导	A 抗生素______ B 化疗药物______ ______ C 血制品______ D 其他______								
症状护理	A 白细胞降低　E 肛周炎 B 贫血　F 发热 C 血小板降低　G 咳嗽 D 口腔炎　H 其他______								
导管护理	A 外周留置浅静脉　D port-A B 外周留置深静脉　E 短效 CVC C PICC　F 其他______								
出院指导	A 饮食、营养宣教 B 药物宣教 C 活动、休息宣教 D 疾病预防、保健知识、心理指导 E 复诊宣教 F 其他______								

健康教育方式：O＝口头教育，D＝演示，P＝书面材料，X＝宣教栏，V＝录像，H＝幻灯片

效果评价：1＝理解，2＝一般，3＝有待加强

附录 16　患者营养异常评估记录单

患者营养异常评估记录单(STAMP)	姓名：　　　　页码： 性别： 出生日期： 科室/床位： 住院号：
诊断：　　入院日期：　　手术日期：　　出院日期： 转归：□1. 好转　□2. 未改善　□3. 恶化　日期：	
营养异常风险评估(STAMP)	

项目	日期												
项目	评估时机：A-入院；T-转入；F-禁食禁水 3d 及以上、Po-大手术(开腔)后 3d 及以上、O-其他												
营养不良	(0)不存在(详见附表)												
	(2)可能存在(详见附表)												
	(3)肯定存在(详见附表)												
营养摄入	(0)饮食无变化且营养摄入良好												
	(2)最近摄入减少一半以上												
	(3)无营养摄入												
生长情况	(0)相似的百分位数/栏												
	(1)>2 个百分位数/栏												
	(3)>3 个百分位数/栏(或体重<第 2 百分位)												
总分													
护士签名													

注：1. 请对上面三项进行评估，每项根据患者情况在对应日期栏内"√"最符合的一项，总分为三项勾取分数的总和。2. 评估时机(请填入相应的代码)：入院—A、转入—T、禁食禁水 3d 及以上—F、大手术(开腔)后 3d 及以上—Po；以及其他基于的临床判断可能存在风险改变的(如体重急剧下降、肝/肾等严重器质性疾病等)—O。3. 若评分≥4 分，则为高风险，请于反面在相应日期栏内上"√"实施的营养异常高风险预防措施。

营养异常高风险预防措施										
项目内容	日期									
告知床位医生 STAMP 评分										
根据医嘱/营养师建议给予饮食										
根据医嘱/营养师建议给予鼻饲										
根据医嘱/营养师建议给予肠外营养										
协助患儿进食										
营养和饮食指导										
鼓励家属提供患儿喜欢的饮食										
鼓励/协助患儿两餐间是适当活动										
根据医嘱抽取营养检测检验指标										
检测患儿营养摄入										
检测患儿出入量										
使用 STAMP 量表复评估										
其他(请注明)										
护士签名										

附录 17 急诊患者入院护理流程

项目	操作流程
接待患者	1. 办公护士接到入院通知,立即通知管床/值班医生、管床护士准备接诊
	2. 管床护士备好暂空床、病员服、体温表、护理记录单、吸氧装置、吸痰设备、心电监护仪等,检查性能,确保处于功能状态
	3. 管床护士迅速将患者安全转接到备用床,注意保暖及保护隐私
	4. 管床护士评估患者病情及生命体征
	5. 协助患者佩戴腕带
	6. 办公护士收下医院门诊病历(相关检查单)、住院通知单、病员知情同意签名表,收取优质护理服务费的护理单元,须签署知情同意书
	7. 办公护士同时将患者带入的院内药品,交于治疗护士,核对药品准确性和有效性
	8. 急诊抢救室、急诊观察室收住入院的患者记录"急诊患者入院交接记录单",Ⅰ类、Ⅱ类患者安排医生、护士、绿色通道人员护送,Ⅲ类、Ⅳ类患者安排绿色通道人员护送
	9. 办公护士与患者家属核对基本信息维护单,正确录入。患者姓名有误时,办公护士填写更改姓名申请单交予家属,督促尽快办理更改手续
患者处置	1. 通知管床医生或值班医生
	2. 做好早期救治
	2.1 保持呼吸道通畅,吸氧、吸痰
	2.2 建立静脉通道,采血、输液,确保无外渗
	2.3 及时准确执行医嘱,口头医嘱护士复述一遍,抢救结束后,督促医生立即补记医嘱
	3. 严格三查七对,遵医嘱准确及时执行各项治疗
	4. 为烦躁患者拉上床栏,做好安全防护措施、必要时使用约束带
	5. 办公护士填写、管床护士核对后插好床头牌、等级护理卡、饮食卡、药物过敏卡等,为患者佩戴腕带,执行身份识别制度
	6. 管床护士详细记录患者的相关资料、抢救过程及转归,抢救记录必须在抢救结束 6h 内完成
	7. 做好书面、口头、床边交接班
病情稳定后处置	1. 管床护士主动自我介绍
	2. 做好入院介绍
	2.1 介绍病区环境,包括呼叫系统的使用方法(床头和卫生间)、卫生间、配餐间等
	2.2 完整详尽地介绍病区规章制度(探陪、作息、饮食、安全等),指导患者及家属自行阅读相关材料
	2.3 告知患者及家属管床医生、护士长
	3. 根据患者生活自理能力实施生活护理
	4. 按需协助或指导患者更换病员服
	5. 为患者安排好饮食
健康教育	1. 向患者及家属介绍入院后有关注意事项
	2. 评估患者饮食、活动、检查、用药等方面知识,了解患者心理,及时给予健康指导与心理护理
	3. 记录健康教育相关内容
护理记录	1. 记录相关护理记录单及评估单
	2. 本班内完成护理记录

附录 18　急诊患者入院交接记录单

<table>
<tr><td colspan="2">姓名：</td><td>性别　☐男　☐女</td><td>年龄</td></tr>
<tr><td colspan="3">医疗诊断：</td><td>交接时间 ______年___月___日___时</td></tr>
<tr><td colspan="2">交接项目</td><td colspan="2">交接内容</td></tr>
<tr><td colspan="2">病历资料</td><td colspan="2">☐急诊病历
☐门诊病历(辅助检查单：心电图、血气分析、血常规、X 线报告单、CT 检查报告单、超声检查报告单)☐X 片　☐ CT 片　☐其他</td></tr>
<tr><td colspan="2">管道</td><td colspan="2">☐尿管
☐胃管　☐胸腔闭式引流管　☐T 管
☐腹引管　☐膀胱造瘘管　☐人工气道　☐其他</td></tr>
<tr><td colspan="2">药物交接</td><td colspan="2">☐口服　☐静脉　☐其他</td></tr>
<tr><td colspan="2">全身皮肤情况</td><td colspan="2">压疮　☐无
☐有　大小　部位</td></tr>
<tr><td rowspan="2">静脉输液</td><td>穿刺部位</td><td colspan="2">☐外周静脉(☐头皮针　☐留置针　☐其他)
(部位：　　　　　)
☐中心静脉 (部位：　　　　　　　)</td></tr>
<tr><td>局部情况</td><td colspan="2">☐红、肿
☐无异常</td></tr>
<tr><td rowspan="2">患者病情</td><td>神志</td><td colspan="2">☐嗜睡　☐昏睡　☐浅昏迷　☐中昏迷　☐深昏迷</td></tr>
<tr><td>生命体征</td><td colspan="2">T　P　R　BP</td></tr>
<tr><td colspan="2">其他交接</td><td colspan="2">☐配血　☐洗胃　☐导泻　☐动脉止血带</td></tr>
<tr><td colspan="2">备注：</td><td colspan="2"></td></tr>
<tr><td colspan="3">急诊科护士签名：</td><td>入住科室护士签名：</td></tr>
</table>

填表说明：凡在备注栏说明情况者必须签名。

附录 19 术前宣教单

尊敬的手术病员及家属：

你们好！我是明天为您配合手术的护士。为了使您顺利渡过手术关，减少并发症，早日康复，特向您进行术前宣教。望您能做好充分准备，给予最佳配合。

一、术前准备

1. 心理准备 消除紧张恐惧心理，以平静、良好的心态迎接手术。

2. 手术前一日请沐浴更衣，更换宽松、开襟的薄衣服，保持皮肤清洁，避免感染的发生。

3. 成人病员需术前 12 小时禁食、6 小时禁饮，以防麻醉后呕吐物呛入气管引起窒息。术前一日晚餐可进清淡、易消化的食物，晚上 10 点以后不要再吃饭，12 点以后避免喝水，术日晨也需禁食，请在病房安心等待，我们会按时接您去手术。

4. 请您将贵重物品及现金交给家属妥善保管。

5. 因为术中要使用一些仪器，为了避免电磁干扰及您的安全，请取下义齿、假发、发卡、戒指、耳环、手表等物品，请不要涂唇膏及指甲油。

6. 请您准备好您的摄片，以便同时带进手术室。

7. 术日晨请排尽大、小便。

8. 病员家属术日晨请一并在病房等待，以便病员能按时进入手术室。

9. 女性患者如在月经期，请如实告知医生。

10. 如有特殊需要，请提前与医生沟通。

二、进入手术室

1. 我们将为您提供一个舒适、安全、温馨的手术环境，请放松。

2. 进入手术室后，我们将再次核查您的姓名、科室、手术部位等，请配合。

3. 请配合我们摆好麻醉及手术体位，如有不适，请及时告知我们。

4. 为防止坠床，需进行适当的肢体约束，请您理解。

5. 家属请在家属等候区安心等待，保持安静，勿大声喧哗及抽烟，如有特殊情况我们会和您保持联系。请保管好您的物品。

三、手术结束后

1. 手术结束后我们的医护人员会护送您回到您的亲人身边。

2. 回到病房后，病房医护人员首先会对您的手术情况及病情进行熟悉及交接，我们很理解您的家属迫切想见到您的心情，但请先配合，好吗？

3. 如果您的麻醉为硬膜外麻醉，需去枕平卧 6 小时，如为腰硬联合麻醉，需去枕平卧 12h；如为全麻，请去枕平卧，头偏向一侧。

4. 术后须禁食，待胃肠通气以后方可进食。

5. 如果您的手术部位置有引流管，翻身及活动时请妥善放置，避免脱出。

感谢您的大力协助，愿您或您的家人早日康复！

附录 20　心血管介入诊疗患者核对、交接记录单

病区　　　　　　　　姓名　　　　　　　　床号　　　　　　　　住院号　　　　　　　　诊断

手术名称　　　　　　手术日期

核对项目	完成情况	交接项目	完成情况
禁饮、禁食	□已执行　□不需要	术中带药	□无　□有
术前血压	(　)mmHg		□与用药执行单符合
贵重物品	□无　□有(名称：　)	病历	□已带　□未带
义齿	□无　□有(□已取下)	穿病员服	□是　□否
术前口服抗凝药	□无　□已执行	核对姓名与腕带	□是　□否
术前抗凝针剂	□无　□已执行	皮肤完整性	□是　□否
女患者是否经期	□是　□否	病区医生陪送	□是　□否
交接人员签名 病区护士：交　　导管室护理员：接　　导管室护士：接			

术前核查、交接项目

医护双方核查项目

手术开始前核查内容	完成情况	手术结束后核查内容	完成情况
核对手术间号	□是　□否	患者姓名住院号	□是　□否
患者姓名住院号	□是　□否	手术方式确认	□是　□否
手术方式确认	□是　□否	手术用药核查	□是　□否
麻醉方式确认	□是　□否	皮肤完整性	□是　□否
皮肤完整性	□是　□否	留置鞘管	□动脉　□静脉　□无
手术知情同意	□是　□否	其他	
核查人签名　　手术医生：　　导管室护士：			

术后交接项目

内容	完成情况	内容	完成情况
血压	(　)mmHg	管道	□无　□有：
手术名称		输液	□无　□有：
术中肝素用量		皮肤完整性	□完整 □有破损：
术中对比剂用量		术中病情变化	□无　□有：
术中其他用药			
穿刺血管	□动脉　□静脉		
需退药品	□无　□有		
其他		手术开始时间	手术结束时间
交接人员签名：　导管室护士：交　手术医生：□送　□不送 导管室护理员：送　病区护士：接			

附录 21　妇科患者术后 48 小时护理记录单

床号		姓名		住院号		手术名称	
术后回室		麻醉方式:		①全麻②静脉麻醉③连续硬膜外麻醉④腰麻		术后回室时体位:①平卧位②去枕平卧位③自由体位	
术后首次饮水时间		协助首次床边坐起/下床时间				肛门排气时间	

日期时间 项目												
引流倾倒尿液量(ml)												
引流液颜色及量(ml)												
切口敷料干燥、渗液、渗血												
眩晕												
咽部不适评分												
咳嗽												
下肢胀痛												
跌倒/坠床风险评估												
压疮风险评估												
床上被动活动												
指导床上活动												
辅助下床活动												
排尿异常												
其他												
签名												

注:1. 回室患者安置后立即全面评估一次,之后每天至少全面评估一次,有异常随时评估。

2. 在项目相应栏内标记,有打“√”,无打“×”。

3. 存在跌倒/坠床、压疮风险评估按规范另建表单。

4. 引流液颜色:a. 鲜红色　b. 暗红色　c. 淡红色

参考文献

1. 安力彬,陆虹.妇产科护理学.6版.北京:人民卫生出版社,2017.
2. 崔焱,仰曙芬.儿科护理学.6版.北京:人民卫生出版社,2017.
3. 曹泽毅.中华妇产科学.3版.北京:人民卫生出版社,2014.
4. 董志.药理学.4版.北京:人民卫生出版社,2017.
5. 丁玥,徐波等.生物治疗与生物治疗实践指南及建议.北京:北京大学医学出版社,2013.
6. 桂永浩,薛辛东.儿科学.3版.北京:人民卫生出版社,2015.
7. 李乐之,路潜.外科护理学6版.北京:人民卫生出版社,2017.
8. 李小寒,尚少梅.护理学基础.6版.北京:人民卫生出版社,2017.
9. 李光仪.实用妇科腹腔镜手术学.2版.北京:人民卫生出版社,2014.
10. 郎景和.中华妇产科学临床指南荟萃:2015版.北京:人民卫生出版社,2015.
11. 林仲秋,汪无云.中山大学孙逸仙纪念医院逸仙妇瘤病例精解.北京:科学技术文献出版社,2018.
12. 齐国海.白血病.北京:中国医药科技出版社,2016.
13. 秦瑛.北京协和医院妇产科护理工作指南.北京:人民卫生出版社,2016.
14. 沈铿,马丁.妇产科学.3版.北京:人民卫生出版社,2015.
15. 吴铁,臧林泉.药理学.2版.北京:科学出版社,2017.
16. 尤黎明,吴瑛.内科护理学.6版.北京:人民卫生出版社,2017.
17. 朱兰.女性盆底学.3版.北京:人民卫生出版社,2014.
18. 张军花,侯晓敏,周萍.腹腔镜手术配合.北京:科学出版社,2016.
19. 成人急性心力衰竭护理实践指南,中国护理管理,2016,16(9):1179-1188.
20. 黄科,方建培,周敦华等.造血干细胞移植治疗儿童高危及复发急性淋巴细胞白血病的临床研究.中华妇幼临床医学杂志(电子版),2015,11(4):485-491.
21. 贾灵芝,李小丽,王凤然.2015版"MASCC/ISOO/EBMT放化疗及造血干细胞移植者口腔护理专家共识"解读.护理研究,2018,32(2):167-168.
22. 江志伟,余佩武.胃癌切除手术加速康复外科专家共识(2016版).中华消化外科杂志,2017,16(01):14-18.
23. 李茂军,吴青,阳倩等.Apgar评分的再评价——美国儿科学会和妇产科学会"Apgar评分"最新声明简介.中华实用儿科临床杂志,2016,31(14):1063-1065.
24. 李婕,漆洪波.美国妇产科医师学会(ACOG)新生儿脐带结扎的时间要点解读.中国实用妇科与产科杂志,2015,31(6):481-484.
25. 刘玲,王晓桃.急性淋巴细胞白血病的诊断治疗新进展.医学综述,2014,20(17):3148-3150.
26. 林亚红,郎维雅,张艳艳.整体护理干预在学龄前儿童骨髓穿刺术中的应用.现代实用医学,2017,4(29):546-548.
27. 刘勤.护理干预对小儿腰穿术后舒适度的影响.心理医生,2017,23(28):242-243.
28. 李杰.风险沟通理论及其在医疗风险沟通中的运用.中国医学伦理学,2015,28(3):396-398.
29. 李水琴,欧妍.等速运动锻炼对老年脑卒中偏瘫患者下肢肌力学及步行能力的影响.中国老年学杂志,2017,37(9):4613-4614.
30. 郎景和,王辰,瞿红等.妇科手术后深静脉血栓形成及肺栓塞预防专家共识.中华妇产科杂志,2017,(10):649-653.

参考文献

31. 漆洪波,杨慧霞,段涛.关注和采纳正常产程和产程异常的新标准.中华妇产科杂志,2014,49(7):487-489.
32. 漆洪波.新产程标准的推广.中华医学杂志,2015,95(1):12-14.
33. 石汉平.胃癌患者营养治疗指南.全科医学临床与教育,2015,113(5):37-40.
34. 吴敏媛,李志刚.儿童急性淋巴细胞白血病诊疗建议(第四次修订)解读.中华儿科杂志,2014,52(9):645-648.
35. 王春生.《2014 心脏瓣膜病患者管理指南》外科治疗更新解读.中华外科杂志,2014,52(10):726-728.
36. 魏丽惠.中国迎来 HPV 疫苗时代.中国妇产科临床杂志,2017,18(01):1-2.
37. 吴婵,周怀君,李梅.关于美国妇产科医师协会"HPV 疫苗接种的委员会意见"的解读.中华妇产科杂志,2017,(5):354-357.
38. 夏红梅,牟海波,孟晓蓉等.不同分娩方式对产妇产后出血及新生儿免疫功能的影响.中国医药导报,2013,10(15):69-70,73.
39. 尹正录,朱小云,范章岭等.等速肌力训练对脑卒中偏瘫患者上肢运动功能及日常生活活动能力的影响.中国康复理论与实践,2017,23(9):1086-1090.
40. 张滨,李晓玲.儿童化疗所致恶心呕吐预防方案的研究进展.实用药物与临床,2018,21(3):339-344.
41. 朱云飞,叶增杰,全小明.化疗后恶心呕吐防治的研究进展.护理管理杂志,2017,17(1):35-37.
42. 赵新玲,郝彩琴,禹春爽等.健康教育在造血干细胞移植患者及家属心理护理中的应用.中国医学伦理学,2018,31(6):758-761.
43. 张雯,江玉军,孙媛等.孕晚期妇女胎动监测行为及其影响因素的质性研究.解放军护理杂志,2017,34(6):22-25.
44. 赵海蓉,张瑞丽,史静云等.异基因外周血造血干细胞移植并发症及护理.当代护士(上旬刊),2017(5):23-25.
45. 中华医学会妇产科学分会产科学组.孕前和孕期保健指南(2018).中华围产医学杂志,2018,21(3):145-152.
46. 中华医学会妇产科学分会妊娠期高血压疾病学组.妊娠期高血压疾病诊治指南(2015).中华围产医学杂志,2016,19(3):161-169.
47. 中华医学会妇产科学分会产科学组.妊娠晚期促子宫颈成熟与引产指南(2014).中华妇产科杂志,2014,49(12):881-885.
48. 中华医学会妇产科学分会产科学组.新产程标准及处理的专家共识(2014).中华妇产科杂志,2014,49(7):486.
49. 中华医学会妇产科学分会产科学组,中华医学会围产医学分会.对"新产程标准及处理的专家共识(2014)"的理解和说明.中华妇产科杂志,2018,53(2):143-144.
50. 中华医学会妇产科学分会产科学组.剖宫产手术的专家共识(2014).中华妇产科杂志,2014,49(10):721-724.
51. 中华医学会妇产科学分会产科学组.产后出血预防与处理指南(2014).中华妇产科杂志,2014,49(9):641-646.
52. 中国急性心力衰竭急诊临床实践指南(2017),中华急诊医学杂志,2017,26(12):1347-1357.
53. 中华医学会心血管病学分会,中国老年学学会心脑血管病专业委员会. 华法林抗凝治疗中国专家共识.中华内科杂志,2013,52(1):76-82.
54. 中华医学会麻醉学分会. 成人手术后疼痛处理专家共识.临床麻醉学杂志,2017,33(9):911-917.
55. 中华医学会神经病学分会,中华医学会神经病学分会脑血管病学组.中国脑出血诊治指南(2014).中华神经科杂志,2015,48(6):435-444.
56. 中国 2 型糖尿病防治指南(2017 年版),中国实用内科杂志,2018,38(04):292-344.
57. 中国经皮冠状动脉介入治疗指南(2016),中华心血管病杂志,2016,44(05):382-400.
58. 中华人民共和国卫生行业标准 WS334-2011《子宫颈癌诊断 Diagnosis criteria for cervical cancer》.
59. World Health Organization. WHO recommendations for augmentation of labour. 2014.
60. Mangesi L,Hofmeyr G J,Smith V,et al. Fetal movement counting for assessment of fetal wellbeing. Cochrane Database Syst Rev,2015,(10):CD004909.